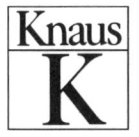

Zum Buch

Das neue Wissen über gesunde Ernährung,
verborgenen Hunger und gesundes Übergewicht:

- Was und wie viel wir essen, ist kein Zufall. Und was das Essen mit uns macht, auch nicht. Jeder hat eine individuelle Ernährungsbiografie.
- Es gibt fertige Kapitel in unserer Ernährungsbiografie und solche, die wir bis ins hohe Alter verändern können.
- Die ersten 1000 Tage prägen: Jene Kapitel am Beginn unserer Ernährungsbiografie schreiben Mutter, Vater und zum Teil sogar unsere Großeltern.
- Doch wir essen ein Leben lang – mehr oder weniger bewusst. Nur wer seine Ernährungsbiografie kennt, kann sie gezielt beeinflussen.
- Schluss mit dem Ernährungsstress: Denn kaum etwas ist so ungesund wie die Verbindung von Essen und Stress.

Zum Autor

Hans Konrad Biesalski, 1949 in Marburg geboren, studierte zunächst Physik und absolvierte anschließend das Medizinstudium an den Universitäten Bonn und Mainz. Seit 1995 leitet er als Ernährungsmediziner das Institut für Biologische Chemie und Ernährungswissenschaft der Universität Hohenheim. Seit 2014 ist er Direktor des Food Security Center. Biesalski forscht seit 30 Jahren über die Bedeutung von Mikronährstoffen für die Gesundheit und hat zahlreiche Lehrbücher veröffentlicht, u. a. den »Taschenatlas Ernährung«.

Weitere Informationen zu unserem Programm und Leseproben ausgewählter Titel unter www.knaus-verlag.de

Prof. Dr. Hans Konrad Biesalski

UNSERE ERNÄHRUNGS-BIOGRAFIE

Wer sie kennt, lebt gesünder

Unter Mitarbeit von
Susanne Warmuth und
Oliver Domzalski

Knaus

Der Verlag weist ausdrücklich darauf hin, dass im Text enthaltene externe Links nur bis zum Zeitpunkt der Buchveröffentlichung eingesehen werden konnten. Auf spätere Veränderungen hat der Verlag keinerlei Einfluss. Eine Haftung des Verlags für externe Links ist stets ausgeschlossen.

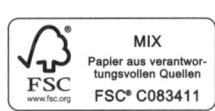

Verlagsgruppe Random House FSC® N001967

1. Auflage
Copyright © der Originalausgabe 2017
beim Albrecht Knaus Verlag, München,
in der Verlagsgruppe Random House GmbH,
Neumarkter Straße 28, 81673 München
Satz: Buch-Werkstatt GmbH, Bad Aibling
Druck und Einband: CPI books GmbH, Leck
Printed in Germany
ISBN 978-3-8135-0764-5

www.knaus-verlag.de

Inhalt

Vorwort 7

Kapitel 1:
Das 1000-Tage-Fenster 13
    Wie unser Ernährungstyp geprägt wird 13
    Das 1000-Tage-Fenster und die »Wettervorhersage« 16
    Klein geboren und stattlich gewachsen: Die Rolle des Geburtsgewichts ... 34

Kapitel 2:
Nachträgliche Veränderung des Genoms – wie geht das? 47
    Das Phänomen der Epigenetik 47
    Epigenetik: Das Nachjustieren des genetischen Programms ... 49
    Was uns Väter, Mütter und Großeltern unter der Hand vererben ... 56

Kapitel 3:
Makro und Mikro: Die Nährstoffe 61
    Was sind Mikronährstoffe? 63
    Wozu brauche ich Mikronährstoffe? 65
    Wo bekommen wir unsere Mikronährstoffe her? 68
    Woran erkenne ich einen Mangel? 73

Kapitel 4:
Von Hunger, Appetit und Sättigung 89
    Von Hungermachern und Appetitbremsen 90
    Das egoistische Gehirn 94
    Hormone und Hunger 99

Zuckerbrot und Salami: Unser Belohnungssystem
als Mittel zum Zweck 119
Wie schmeckt's? 127

Kapitel 5:
Übergewicht – na und? 139
Übergewicht – Wahrheit und Mythos 140
Das Fettgewebe – ein unterschätztes Organ. 153
Abnehmen im Alter? 168
Was soll ich, was kann ich tun? 171

Kapitel 6:
Was tun? 173
Wenn es ein »Set« gibt, sollte es auch ein Reset geben 175
Was heißt gesunde Ernährung? 178
Wie soll ich mich denn nun ernähren? 194
Noch mal: Was ist gesunde Ernährung ? 219
Welche Rolle spielt die Fitness? 227
Schwangerschaft. 232

Schlusswort. 243

Anhang. 247
Quellen 247

Vorwort

Liebe Leserinnen und Leser,

zu Beginn hier einmal vier seit Jahrzehnten feststehende Wahrheiten zum Thema Ernährung:

- Wer dick ist, bekommt verschiedene Stoffwechsel-/Zivilisationskrankheiten und stirbt früher.
- Wer schlank ist, ist gesund und lebt länger.
- Dicke müssen abnehmen.
- Abnehmen (und Gewicht halten) ist nur eine Frage des Willens.

Leider ist allen vier Weisheiten gemeinsam, dass sie sich mittlerweile als falsch entpuppt haben.

Das ist dramatisch, weil sich zumindest die Bewohner der reichen Nationen ja seit einigen Jahrzehnten erstmals in der Menschheitsgeschichte nicht mehr fragen müssen »Wie verhindere ich, dass ich verhungere?«, sondern »Wie ernähre ich mich richtig?«. Ausgerechnet in dem Moment, in dem unsere Ernährung erstmals keine existentielle Überlebensfrage mehr ist, haben wir sie zu einem hoch komplizierten Puzzle aus Gesundheitsfragen, Halbwissen und Lifestyle und religionsähnlichen Überzeugungen gemacht. Die Menschen beschäftigen sich massenhaft mit ihrer (meist inexistenten) Gluten- und Laktose-Unverträglichkeit, ernähren sich vegan oder kämpfen – meist vergeblich – gegen vermeintliches oder tatsächliches Übergewicht. Deshalb ist es so wichtig, neue, teilweise verblüffende Erkenntnisse der Wissenschaft bekannt zu machen.

Die neueste Forschung ermöglicht ein ganz neues Bild davon, was in den Zellen unseres Körpers vor sich geht, wenn wir Nahrung aufnehmen und verarbeiten – und was das mit unseren Genen zu tun hat.

In den vergangenen Jahren sind vor allem das Phänomen der **Epigenetik** und die **Ernährungsbiografie** in den Fokus gerückt. Was bedeutet »Biografie« in diesem Zusammenhang? Nun, wir sind bekanntlich geprägt durch die Umstände, in die wir hineingeboren wurden, sowie durch das, was seit der Geburt passiert ist. Und je besser wir wissen und verstehen, was bisher geschehen ist, desto eher können wir beeinflussen, wie es weitergeht. Ein Beispiel: Nur, wer sich darüber bewusst ist, dass er unter seinem dominanten Vater gelitten hat, versteht auch, warum er bei bestimmten Aussagen seines Chefs oder seines Partners schier aus der Haut fährt. Und er kann daran arbeiten, sich im Griff zu haben. Ähnlich ist es mit unserer Ernährungsbiografie. Wir haben natürlich eine genetische Prägung – wir gehören der Spezies »Homo sapiens« an, deren genetischer »Bauplan« sich allenfalls unmerklich langsam verändert. Unsere »Grundausstattung« ist seit Hunderttausenden von Jahren fast gleich – obwohl unsere Lebensumstände sich in den letzten Jahrzehnten und Jahrhunderten dramatisch verändert haben. Wäre unser Genom, also unsere genetische »Grundausstattung« allerdings vollkommen unflexibel, wären wir längst ausgestorben. Hier kommt die erst in jüngster Zeit allmählich verstandene Epigenetik ins Spiel: Damit ist das Phänomen gemeint, dass das Genom eines entstehenden Organismus auf Umwelteinflüsse reagiert, auch wenn das Erbgut sich dadurch nicht verändert. So »erfährt« der Fötus im Mutterleib durch die Ernährung der Mutter, ob er in eine Situation des Nahrungsmangels oder des Überflusses hineingeboren wird. Durch flexibles »An- und Abschalten« der entsprechenden Gene stellt der Organismus sich auf das zu erwartende Leben ein und wird entweder zu einem »guten Kostverwerter«, der trotz verzweifelter Diätanstrengungen um jeden Preis Fett speichert und wenig Energie verbraucht, oder zu einem eher schlanken »Energieverschwender« – einem dieser Menschen, die regelmäßig drei Portionen Tiramisù verdrücken können und trotzdem nicht zunehmen.

Unsere individuelle Ernährungsbiografie wirkt sich auf vieles aus: z. B. den Appetit, die Anfälligkeit für Krankheiten, die Figur, das Belohnungssystem im Gehirn und die Reaktion auf Stress. Und sie hängt nicht nur mit der Prägung im wichtigen »1000-Tage-Fenster«, also der Schwangerschaft und den ersten beiden Lebensjahren zusammen. Entscheidend ist auch, wie gut wir versorgt werden mit den wichtigen Bestandteilen der Nahrung. Und dazu gehören nicht nur die »Grundbausteine«, also Kohlenhydrate, Eiweiß und Fett, sondern auch die entscheidend wichtigen **Mikronährstoffe** wie Vitamine, Minerale etc. Die Frage, wie die Versorgung mit Mikronährstoffen sichergestellt werden kann, ist in der Vergangenheit vielfach zu kurz gekommen. So birgt der vollständige Verzicht auf Fleisch das Risiko einer Unterversorgung mit lebenswichtigen Substanzen – gerade bei Schwangeren und Säuglingen.

Dieses Buch erklärt die verblüffenden Zusammenhänge und Erkenntnisse rund um unsere Ernährungsbiografie und gibt Hinweise, wie wir klug mit unseren Anlagen umgehen und diese sogar noch nachträglich beeinflussen können. Es beantwortet die Frage, in welchen Fällen Übergewicht tatsächlich ein Problem ist, mit wie vergleichsweise geringen Anstrengungen wir die Fitness unseres Organismus verbessern können – aber auch, was sich hinter dem »verborgenen Hunger« verbirgt und welche ungeahnten Probleme wir uns und unseren Kindern durch Diäten und Ernährungsmoden einhandeln können.

Nicht alle Ernährungsmoden können allerdings in diesem Buch behandelt werden. Vieles entbehrt jeder wissenschaftlichen Grundlage – beispielsweise die Vorstellung einer »Übersäuerung« des Organismus und die angeblich dagegen helfende Trennkost. Oder die Vorstellung, der Körper müsse regelmäßig durch Fasten »entschlackt« und »entgiftet« werden. Oder die Idee einer »Blutgruppendiät«.

Die im Buch behandelten biochemischen Prozesse und Phänomene sind teilweise ziemlich kompliziert, und manche werden gerade erst verstanden. Wir werden uns auf das konzentrieren, was für wissenschaftliche Laien nachvollziehbar und relevant ist. Wer trotzdem mal einen oder mehrere Abschnitte überblättert, weil er oder sie es so genau nicht wissen möchte, hat unser Verständnis. Und wer es noch genauer wissen will, sei auf Fachliteratur verwiesen.

Im 1. Kapitel schauen wir uns an, was während des **1000-Tage-Fensters** geschieht und unsere Ernährungsbiografie prägt.

Im 2. Kapitel betrachten wir das faszinierende Phänomen der **Epigenetik**, das unsere seit Darwin bestehende Vorstellung von Vererbung entscheidend ergänzt hat.

Im 3. Kapitel widmen wir uns den Bestandteilen unserer Nahrung und ihren besten Quellen: den energiespendenden **Makronährstoffen** (Fett, Kohlenhydrate und Eiweiß) und den ebenso lebenswichtigen **Mikronährstoffen**, also Vitaminen, Mineralen und sonstigen Verbindungen.

Im 4. Kapitel gehen wir dem **Hunger** und dem **Sättigungsgefühl** auf den Grund – hier hat der moderne, mit dauerndem Nahrungsüberfluss »gesegnete« Mensch am meisten zu kämpfen mit seinen genetischen Wurzeln, die noch aus Zeiten der Knappheit kommen und ihn zu einem meisterhaften Speicherer von Energie gemacht haben. Und wir entlarven unser Gehirn als ausgesprochen egoistischen Regisseur unseres Essverhaltens.

Im 5. Kapitel werfen wir die heikle Frage auf, wie es eigentlich um das **Übergewicht** steht. Ist es tatsächlich der Übeltäter, der uns krank macht? Oder muss man etwas genauer hinschauen?

Im 6. Kapitel schließlich beantworten wir die Frage »**Was tun?**«: Wie kann ich als Mensch des 21. Jahrhunderts, der nicht mehr für jeden Bissen durch den Wald oder die Savanne toben muss, mich vernünftig ernähren und einen gesunden Lebensstil pflegen? Sie werden merken: So kompliziert und entbehrungsreich, wie manche behaupten, ist eine gesunde Ernährung keineswegs.

Am Ende des 6. Kapitels geben wir außerdem ein paar gezielte Hinweise für die Zeit der **Schwangerschaft** – während der die Mutter ja nicht nur für sich selbst, sondern auch für die Versorgung des heranwachsenden neuen Lebewesens verantwortlich ist.

Mein besonderer Dank gilt dem Knaus Verlag, der sich vom Thema »1000-Tage-Fenster« hat anstecken lassen. Die fachliche Betreuung durch das Lektorat von Frau Dr. Susanne Warmuth hat viele Stolpersteine beseitigt und in anregenden Diskussionen zum Verständnis komplexer Inhalte beigetragen. Nicht zuletzt ist es dem Lektorat von Dr. Oliver Domzalski zu verdanken, dass manches Fragezeichen in ein Ausrufezeichen gewandelt werden konnte und der Leser so weniger ins Grübeln kommen muss.

Ich wünsche Ihnen eine anregende Lektüre – und als Ergebnis ein möglichst entspanntes Verhältnis zum Essen. Denn Stress und Ernährung sind keine gesunde Kombination.

Hans Konrad Biesalski
Stuttgart, im Februar 2017

Kapitel 1:
Das 1000-Tage-Fenster

Wie unser Ernährungstyp geprägt wird

Wenn wir auf die Welt kommen, sind wir zwar klein und unschuldig, aber keineswegs unbeschriebene Blätter: Zum einen haben wir in der Regel bereits neun Monate im Körper eines anderen Lebewesens zugebracht, das wir schon bald »Mama« nennen werden und das uns via Nabelschnur bereits erste Vorgaben mit auf den Lebensweg gegeben hat. Zum anderen ist in jeder unserer Körperzellen das Erbe von sechs Millionen Jahren Menschheitsgeschichte hinterlegt (genau genommen sind es sogar vier Milliarden Jahre Geschichte des Lebens auf der Erde, denn manche elementaren Lebensprozesse teilen wir mit allen anderen Organismen dieses Planeten). Unser genetisches Programm hat sich im Laufe der Evolution entwickelt (und entwickelt sich immer weiter), um das Überleben unserer Art zu gewährleisten. Die Gene, die Reproduktion und Überleben sichern, haben sich dabei in einer sich immer wieder verändernden Umwelt durchgesetzt. Dies gilt auch für die Ernährung, die ja ein Teil der Umwelt ist. Wir wissen heute, dass unter den frühen Menschen sowohl reine Pflanzenfresser als auch Allesfresser (Omnivore) waren. Die reinen Pflanzenfresser aus der Reihe der Homonini sind jedoch vor etwa 1,5 Millionen Jahren ausgestorben, während die Omnivoren überlebt haben. Was wir in uns tragen, ist das Erbe der überlebenden Spezies: der omnivoren Frühmenschen.

Mithilfe der Genetik konnte man feststellen, dass der menschliche Stoffwechsel und auch der der meisten Tiere darauf eingestellt ist, längere Hungerperioden zu überstehen. In einer Zeit, in der man von dem leben musste, was die Natur aktuell im Angebot hatte, war das ein unschätzbarer Vorteil. In unsicheren Zeiten gilt bekanntlich die Maxime: Hamstern, Bunkern, Sparen. Und über den allergrößten Teil der menschlichen Evolution waren die Zeiten vorwiegend unsicher. Unser Organismus ist daher eher auf wiederkehrende Energieknappheit als auf dauerhaften Überfluss eingestellt. Damit die Stoffwechselmaschinerie aber trotzdem immer einigermaßen gleichmäßig arbeitet, muss der Körper mit Schwankungen in der Energieversorgung zurechtkommen und den vorhandenen Brennstoff so »verwalten«, dass stets die richtige Menge für den aktuellen Bedarf in Umlauf ist. Diese »Verwaltung« (= Regulation) der Energieversorgung erfolgt im Wesentlichen über drei Hebel:

- Nahrungsaufnahme: erhöhen oder vermindern
- Fettspeicher: anlegen oder anzapfen
- Energieverbrauch: erhöhen oder senken

Heute verkehrt sich der Vorteil des in unseren Genen verankerten Umgangs mit Nahrungsmangel für viele Menschen jedoch in einen Nachteil, da Nahrung – zumindest in den Industrienationen – immer und überall mehr als ausreichend verfügbar ist und wir uns dafür nicht einmal groß anstrengen müssen. Daran sind wir noch nicht angepasst, denn die Mühlen der Evolution mahlen langsam. Dass unser Erbgut noch auf Steinzeit optimiert ist, während sich unser Körper im digitalen Zeitalter befindet, gilt als ein Grund für die Zunahme bestimmter gesundheitlicher Probleme. (Allerdings hilft die sogenannte Steinzeit- oder Paleodiät wenig dabei, dieses Problem zu beheben, wie ich im Kapitel 6 erläutern werde.)

Bei der Geburt sind wir also zweifach vorgeprägt: individuell durch unsere Eltern, insbesondere unsere Mutter, und allgemein durch unsere Zugehörigkeit zur Spezies »Mensch«. Aber woher wissen wir eigentlich, was genau unsere Ernährungsbiografie prägt? Schließlich können weder unsere Vorfahren noch Neugeborene uns direkt Auskunft geben.

Forscher sehr unterschiedlicher Disziplinen haben in den letzten Jahren unglaublich viele neue, spannende Erkenntnisse gewonnen und zusammengetragen. Mit der fernen Vergangenheit beschäftigen sich **Evolutionsbiologen** und **Anthropologen**. Sie erforschen die Ernährung unserer Ahnen und betrachten dabei mit den unterschiedlichsten Methoden den Zeitraum von vor sieben Millionen Jahren bis zur Ankunft der modernen Menschen im heutigen Europa. Als wichtigstes Beweismaterial dienen ihnen Zähne dieser entfernten Vorfahren. Knochen und Zähne bleiben selbst nach so langer Zeit erhalten – und sie tragen die »Signatur« der Nahrung in sich. Wie ist das zu verstehen? In der Natur gibt es von allen chemischen Elementen verschiedene Varianten, die sogenannten Isotope – so auch für Kohlenstoff und Stickstoff, zwei der wichtigsten Bausteine für alles Lebendige. Die Mengenverhältnisse dieser vom Körper aufgenommenen und in die Zähne und Knochen eingebauten Isotope verraten uns auch Millionen Jahre später, welche Art Nahrung ein Lebewesen bevorzugt hat. Auf diese Weise lässt sich beispielsweise eine grobe Unterscheidung zwischen Liebhabern einer pflanzlichen oder einer tierischen Kost treffen. Auch aus dem Aufbau des Kiefers und aus der Form und den Abriebspuren der Zähne können Rückschlüsse gezogen werden, was ihr früherer Besitzer damit einmal gekaut hat. Breite Mahlflächen etwa sprechen für pflanzliche, ausgeprägte Reißzähne für fleischliche Nahrung.

Molekularbiologen können dank moderner Methoden aus den Genen vieles über die besonderen Anlagen eines Lebewesens herauslesen – etwa, ob es in der Lage ist, Milch oder Fruchtzucker zu verdauen. Und diese Methoden ermöglichen es auch, weit in die Vergangenheit zu blicken: Durch DNA-Analysen und den Vergleich des Erbmaterials verschiedener Arten konnte man beispielsweise feststellen, dass unsere sehr frühen Vorfahren vor etwa 40 Millionen Jahren die Fähigkeit zur Vitamin-C-Synthese verloren haben, also die Möglichkeit, diesen überlebenswichtigen Mikronährstoff selbst aus Glukose (Traubenzucker) zu erzeugen.

Die Zusammenhänge zwischen den Lebensumständen von Müttern (aber auch Vätern und sogar Großvätern) und der späteren Gesundheit der Kinder schließlich untersuchen **Epidemiologen,** also Wissenschaftler, die sich mit der Häufigkeit und der Verbreitung von Krankheiten beschäftigen. Sie erfassen zunächst einmal rein statistisch, ob z. B. Kinder, deren Väter rauchen, häufiger an Asthma erkranken als Kinder von Nichtrauchern, oder ob Kinder von adipösen, also stark übergewichtigen Müttern später im Leben häufiger Diabetes bekommen als die Kinder normalgewichtiger Mütter. Aus solchen Erhebungen und dem Vergleich verschiedener Umstände und Bevölkerungsgruppen zeichnet sich immer deutlicher ab, dass nicht nur die Ernährung der Mutter vor und während der Schwangerschaft, sondern auch die Ernährung des Kindes selbst während seiner ersten beiden Lebensjahre entscheidenden Einfluss auf seine Gesundheit im Erwachsenenalter hat. Bekannt wurde dieses Phänomen unter dem Schlagwort »1000-Tage-Fenster«. In dieser Zeit wird ganz ohne unser Zutun das erste Kapitel unserer Ernährungsbiografie geschrieben.

Das 1000-Tage-Fenster und die »Wettervorhersage«

Warum sollen ausgerechnet die ersten 1000 Tage im Leben so wichtig sein? Diese griffige, gerundete Zahl ergibt sich aus 266 Tagen Schwangerschaft (durchschnittlicher Zeitraum zwischen Zeugung und Geburt) plus 365 Tage im 1. Lebensjahr plus 365 Tage im 2. Lebensjahr.

Auf die Spur kam man dem prägenden Einfluss dieses Zeitraums bereits in den 1960er Jahren durch Untersuchungen an mangelernährten und häufig kleinwüchsigen Kindern in Mittelamerika und in Afrika. Programme, mit denen die Kinder gesünder ernährt werden sollten, wirkten sich nur dann positiv auf die Entwicklung und das Längenwachstum der Kinder aus, wenn sie gleich nach der Geburt (über die Versorgung der stillenden Mutter) oder spätestens vor dem Ende des zweiten Lebensjahres einsetzten. Noch besser für die Entwicklung des Kindes war es, wenn bereits die Mutter während der Schwangerschaft gesunde, das heißt für den besonderen Bedarf ausreichende Ernährung bekam. Begann die bessere Ernährung des Kindes erst nach dem Ende des zweiten Lebensjahrs, ließen sich die Entwicklungsstörungen nicht mehr vollständig rückgängig machen (obwohl gewisse Korrekturen auch später noch möglich sind).

Wie genau sich die Ernährung während der Schwangerschaft und der Stillzeit auf die Entwicklung des Kindes auswirkt und warum sich Fehlentwicklungen nur innerhalb eines begrenzten Zeitraums, bis zum Ende des zweiten Lebensjahres, rückgängig machen lassen, war allerdings bis vor Kurzem völlig rätselhaft. Erst in den letzten Jahren konnten mehr und mehr Fragen beantwortet werden – auch wenn weiterhin viele offen sind.

Generell kennt der im Mutterleib heranwachsende Organismus zwei Möglichkeiten, auf Nahrungsmangel zu reagieren: Zum einen gibt es die sofortige Antwort, die in einer kritischen Situation zunächst einmal das schiere Überleben von Mutter und Kind sichert. So wird der Fötus bei plötzlicher Nahrungsknappheit vorrangig Gehirn und Herz versorgen – notfalls auch auf Kosten des Längenwachstums und der Entwicklung anderer Organe. Wenn die Nahrungsknappheit gravierend ist und länger anhält, kann sie also die Gesundheit des Kindes dauerhaft gefährden. Zum anderen gibt es die vorausschauende (»adaptive«) Antwort mit entsprechender Anpassung des entstehenden Organismus an die zu erwartende Mangelsituation. Hierbei entsteht der scheinbar paradoxe Zusammenhang zwischen der Ernährungssituation der werdenden Mutter (und damit der Versorgung des Fötus) und dessen späterer Konstitution, der so vielen Menschen in Form von Übergewicht zu schaffen macht: Kinder, deren Mütter gehungert haben, neigen später eher zum »Bunkern« des Energieträgers Fett – und unter bestimmten Umständen auch zu »Zivilisationskrankheiten« wie Fettleibigkeit (*Adipositas*), Bluthochdruck und Diabetes.

Hunger und Überfluss – den Zivilisationskrankheiten auf der Spur
Mehr oder weniger lange Mangelperioden oder echte Hungersnöte waren bis vor hundert Jahren auch in der westlichen Welt an der Tagesordnung. Neben Wetterkapriolen und Kriegen brachten Armut und Misswirtschaft die Menschen immer wieder in Not. Erst die beiden Erfindungen Kühlschrank und Kunstdünger sowie der wachsende Wohlstand der Industriegesellschaften haben die regelmäßige und sichere Versorgung mit ausreichenden Kalorienmengen weitgehend sichergestellt. Als Wissenschaftler die langfristigen gesundheitlichen Auswirkungen von Hungerkatastrophen untersuchten, kamen sie hochinteressanten Mechanismen auf die Spur, die auch und gerade für unsere – heute – übersättigten Wohlstandsgesellschaften relevant sind.

Den Stein ins Rollen brachten 1986 David Barker und Clive Osmond, zwei britische Epidemiologen. Ihnen war bei einer Studie über Menschen, die zwischen 1921 und 1925 geboren worden waren, aufgefallen, dass in *armen* Landstrichen von England und Wales die koronare Herzkrankheit, also eine Verkalkung der Herzkranzgefäße, häufiger als Todesursache auftrat als in begüterten Regionen – obwohl andere Untersuchungen doch einen direkten Zusammenhang zwischen zunehmendem *Wohlstand* und der steigenden Zahl von Herz-Kreislauf-Erkrankungen zu zeigen schienen. Gleichzeitig stellten sie fest, dass die Kindersterblichkeit in den 1920er Jahren in armen Familien höher gewesen war als in reicheren. Die Forscher zogen daraus den Schluss, dass armutsbedingte Mangelernährung in der Schwangerschaft einerseits für die damals hohe Kindersterblichkeit, andererseits aber für die späteren Herzprobleme der überlebenden Kinder, also für eine vermeintliche »Wohlstandskrankheit« verantwortlich war.

Ein Vergleich der Geburtsgewichte mit den späteren Todesursachen bestätigte die Befunde: Ein niedriges Geburtsgewicht führte später zu mehr Todesfällen infolge von Herz-Kreislauf-Erkrankungen (Männer) und Diabetes (Frauen) als ein normales oder hohes

Geburtsgewicht. (Grundlage dieser Hertfordshire-Studie waren übrigens Daten, die auf Initiative von Ethel Margaret Burnside, der ersten britischen »Gesundheitsbeobachterin und Inspektorin von Hebammen«, erhoben worden waren: Ab 1911 wurden die Familien Neugeborener regelmäßig einmal im Monat besucht, wobei man neben dem Geburtsgewicht und dem Gewicht im ersten Lebensjahr auch die Ernährung und den Entwicklungszustand erfasste.)

Nach dem überraschenden Befund, dass Menschen, die aus armen Verhältnissen stammten, später häufiger an »Wohlstandskrankheiten« litten, untersuchten viele Forscher einige der großen Hungerkatastrophen im 20. Jahrhundert, so z. B. den holländischen Hungerwinter 1944/45 und die Blockade von Leningrad (1941–1944).

Als »Vergeltung« für Streiks und Sabotageakte der niederländischen Eisenbahner begrenzten die deutschen Besatzer im September 1944 die Nahrungslieferungen in den westlichen Teil der Niederlande. Dazu kam einer der längsten und kältesten Winter, die Europa je erlebt hatte. Von Dezember 1944 bis Mai 1945, also sechs Monate lang, hatten Niederländer aller sozialen Klassen nicht mehr als 400–800 Kalorien pro Tag zu essen; erst nach der Befreiung im Mai 1945 standen ihnen dann wieder mindestens 2000 Kalorien zur Verfügung. Die Untersuchung von Menschen, deren Mütter in diesem Hungerwinter schwanger gewesen waren, zeigte, dass sie als Erwachsene häufiger an Herz-Kreislauf-Erkrankungen litten als Personen, die mehrere Monate vor oder gegen Ende der Hungersnot gezeugt wurden. Bemerkenswert war dabei, dass das höhere Krankheitsrisiko vor allem Kinder von Müttern betraf, die in den ersten drei Monaten der Schwangerschaft hungern mussten, und weniger solche, bei denen der Hunger zu einem späteren Zeitpunkt der Schwangerschaft auftrat. Offenbar werden die Weichen für die erhöhte Neigung zu Herz-Kreislauf-Erkrankungen also in den ersten zwölf Wochen der Schwangerschaft gestellt.

Andere Folgen für die Überlebenden hatte der grausame Versuch der deutschen Wehrmacht, die Bevölkerung des eingeschlossenen

Leningrad von September 1941 bis Januar 1944 auszuhungern. Im ersten Jahr der Blockade hatte ein Bewohner durchschnittlich 300 Kalorien pro Tag zur Verfügung. Über eine Million Leningrader fielen diesem Massenmord zum Opfer. Was aber geschah mit den Überlebenden? Lange nach dem Krieg untersuchte man drei Gruppen von Erwachsenen: erstens die, deren Mütter während der Schwangerschaft an Mangelernährung gelitten hatten; zweitens diejenigen, die vor Beginn der Blockade geboren worden waren; und drittens die, die außerhalb von Leningrad zur Welt gekommen waren. Überraschenderweise zeigten sich kaum Unterschiede bei Diabeteshäufigkeit und Übergewicht. Die Erklärung hierfür war, dass es sowohl vor als auch nach den prägenden 1000 Tagen (zu) wenig zu essen gegeben hatte. Wer den Mangel während der Schwangerschaft und frühen Kindheit überstanden hatte, hatte offensichtlich weniger Probleme mit koronarer Herzkrankheit, Diabetes und Übergewicht als die Kinder des holländischen Hungerwinters. Letztere hatten als Neugeborene plötzlich wieder genug zu essen, die Neugeborenen in Leningrad dagegen waren weiter mit Mangelernährung konfrontiert. Wie dieser Mechanismus funktioniert, lesen Sie weiter unten in den Abschnitten über die »Wettervorhersage«. Zuvor müssen wir uns aber mit der Frage befassen, wie die Prägung des ungeborenen Kinds und seines späteren Ernährungsverhaltens eigentlich funktioniert.

Die ersten neun Monate: Entwicklung im Mutterleib

Das 1000-Tage-Fenster öffnet sich mit der Empfängnis (die Mediziner sagen »Konzeption«), also der Befruchtung der weiblichen Eizelle durch eine männliche Samenzelle. In den folgenden 56 Tagen, also der ersten bis achten Woche, passiert unglaublich viel: Quasi aus dem Nichts entstehen alle Strukturen, die einen Menschen ausmachen. Damit am Ende alle Systeme des Körpers funktionieren, müssen Molekülbausteine aufgebaut und in der richtigen Weise zusammengefügt werden. Das klappt nur, wenn die genetischen Baupläne in den Zellkernen korrekt abgelesen und umgesetzt werden – und wenn das benötigte Baumaterial zur rechten Zeit und in der richtigen Menge geliefert wird.

Das »Baumaterial« sind die Nährstoffe, aus denen unsere Nahrung sich zusammensetzt. Ohne diese Nährstoffe kann es weder Wachstum noch Entwicklung geben. Und da das werdende Leben von allen Seiten vom mütterlichen Organismus umgeben ist, kann es seine Nährstoffe nur von diesem beziehen – es ist also auf Gedeih und Verderb darauf angewiesen, dass dieser alles »beschafft« und zur Verfügung stellt, was für das Wachstum und die Entwicklung des neuen Lebewesens benötigt wird. Die Mutter ist der einzige Zulieferer auf dieser kleinen Großbaustelle, und entsprechend wichtig ist ihre eigene Ernährung. Das Kind kann nur bekommen, was auch im Körper der Mutter vorhanden ist – sei es in gespeicherter Form oder als Bestandteil von Speisen und Getränken, die die Mutter mit dem Fötus »teilt«. Da eine Schwangerschaft allerdings in den ersten vier Wochen – und manchmal noch länger – gar nicht bemerkt wird, kommt es nicht nur auf die bewusste Ernährung der werdenden Mutter an. Auch ihre allgemeinen Lebensumstände wie z. B. ihre Ernährungsgewohnheiten (Diäten oder andere besondere Ernährungsweisen) oder Erkrankungen (Diabetes oder Infektionskrankheiten, besonders des Magen-Darm-Traktes) sowie die Zufuhr von Nervengiften wie Alkohol, Nikotin und Koffein spielen eine wesentliche Rolle. Je vielseitiger die Mutter sich ernährt, desto größer sind die Chancen, dass das Kind alles bekommt, was es für eine gesunde Entwicklung braucht. Ohne sich darüber bewusst zu sein, schreibt die werdende Mutter mit ihrer eigenen Ernährung während der Schwangerschaft bereits ein frühes Kapitel der Ernährungsbiografie ihres Sprösslings.

Dieser benötigt, während er im Mutterleib heranwächst (und auch noch danach), jede Menge unterschiedlichster Nährstoffe. Die sogenannten *Makronährstoffe* – Kohlenhydrate, Fett und Eiweiß (Proteine) – liefern die Strukturkomponenten (»Bausteine«), die Körper und Gehirn wachsen lassen, und die Energie, die die biochemischen Prozesse antreibt. Die *Mikronährstoffe* hingegen – Vitamine und Mineralstoffe – sind für die Regulation der zahllosen Stoffwechselvorgänge im Körper zuständig, können aber keine Energie liefern. Insbesondere die Bedeutung der Mikronährstoffe ist erst in den letzten Jahren zunehmend ins Bewusstsein gerückt.

> **Makro- und Mikronährstoffe**
>
> Unter **Makronährstoffen** versteht man drei Gruppen von Nahrungsmitteln: Fett, Eiweiß, Kohlenhydrate. Zu den **Mikronährstoffen** zählen Vitamine, Minerale und Spurenelemente. Mit der Ausnahme von Vitamin D und Niacin kann der Mensch diese Vitamine nicht selbst herstellen. Man nennt sie daher *essentiell*, also einen unentbehrlichen Teil der Ernährung. Ein weiterer wichtiger Unterschied besteht darin, dass Makronährstoffe Energie liefern, während Mikronährstoffe dies nicht tun. Näheres zur Bedeutung der Makro- und Mikronährstoffe erfahren wir in Kapitel 3.

In 56 Tagen vom Ei zum Embryo (die Embryogenese)
In den ersten 5–6 Tagen wandert die befruchtete Eizelle als »Keimblase« durch den Eileiter in die Gebärmutter, wo sie sich in die Gebärmutterschleimhaut einnistet. Die Keimblase besteht aus sogenannten Trophoblasten, das sind Ernährungszellen, die die Embryonalzellen umschließen und aus denen später die Plazenta hervorgeht. Die Einnistung (»Implantation«) ist ein entscheidender Vorgang: Bis dahin bewegt sich die Keimblase frei und lebt vom begrenzten Vorrat ihrer Ernährungszellen. Um an die Nährstoffe für ihre weitere Entwicklung zu kommen, muss sie eine Verbindung zum Stoffwechsel der Mutter herstellen. Also »dockt« sie an deren Gebärmutterschleimhaut an und gibt gewebsauflösende Substanzen ab, sodass sie in das Gewebe einsinkt und von mütterlichem Blut (in dem sich die Nährstoffe befinden) umspült wird. Ab jetzt können Sauerstoff, Glukose (Zucker) und Fette für die Energiegewinnung

in den Mitochondrien, den Kraftwerken unserer Zellen, sowie einzelne Eiweißbausteine (Aminosäuren) aus dem Blut aufgenommen werden, die die wachsende Zahl von Zellen in der Keimblase versorgen. Damit die Einnistung problemlos abläuft, ist eine Vielzahl von Vitaminen und Mineralen erforderlich. Fehlt einer oder mehrere dieser Mikronährstoffe, kann sich die Eizelle unter Umständen nicht einnisten und die Entwicklung ist zu Ende (was die Frau zu diesem Zeitpunkt aber nur in den seltensten Fällen bemerkt).

Anfangs besteht die Keimblase aus nur wenigen, gleichartigen Embryonalzellen. Diese sind »pluripotent« – das bedeutet, dass aus ihnen faszinierenderweise noch jede Art von Gewebe und Organ werden kann. Schnell beginnt jedoch die Spezialisierung, denn wenn eine Zelle sich zu lange offenhält, ob sie ein Zehennagel oder ein Lungenbläschen werden will, entsteht natürlich Chaos auf der Baustelle. (Das ist vergleichbar mit dem Bau eines Hauses: Dafür braucht man viel Holz, aber die Bauarbeiter können mit »Holz« nichts anfangen, wenn nicht klar ist, ob es sich um einen Dachbalken oder eine Zimmertür handelt.) Sobald eine Zelle sich auf einen bestimmten Zelltyp oder ein bestimmtes Gewebe spezialisiert hat, ist sie unumkehrbar »unipotent«: Eine Muskelzelle bleibt für immer eine Muskelzelle, und alle weiteren durch Teilung aus ihr hervorgehenden Zellen werden ebenfalls Muskelzellen sein. Insgesamt gibt es etwa 200 verschiedene Zelltypen, die nichtsdestoweniger alle dasselbe Erbmaterial, also dieselbe DNA, in sich tragen. Wie aber funktioniert die Spezialisierung? Sie erfolgt durch das »Sperren« bestimmter Genabschnitte, die damit nicht mehr abgelesen werden können. Die Muskelzelle bekommt also nur noch Zugang zu den Informationen, wie sich eine Muskelzelle weiterentwickeln soll, nicht aber auf die »gesperrten« Informationen über die Weiterentwicklung der Leberzellen, der Hirnzellen etc.

Die ersten sechs Wochen sind eine höchst kritische Phase der Embryonalentwicklung, in der alle wichtigen Körperstrukturen angelegt werden und alle Schritte fein aufeinander abgestimmt ablaufen müssen. Und das Ablesen und Sperren bestimmter Genabschnitte kann von außen beeinflusst und gestört werden – z. B. durch Hunger bzw. fehlende Nährstoffe, schädliche Substanzen, Krankheiten oder starke Stressbelastung der Mutter. Dies kann sich im späteren Leben des Kindes als Krankheit bemerkbar machen. Wir kommen im Kapitel 2 unter dem Stichwort »Epigenetik« darauf zurück.

Frühe Weichenstellungen
Die Plazenta ist genau genommen ein Gemeinschaftswerk von Mutter und Kind, denn sie besteht aus einem mütterlichen Anteil, der von der Gebärmuttermuskulatur gebildet wird, und einem kindlichen Anteil, der seinen Ursprung in den Nährzellen der Keimblase hat. Durch den engen Kontakt mit dem mütterlichen Gewebe können Nährstoffe aus dem Blut der Mutter in den kindlichen Kreislauf übernommen werden. Qualität und Quantität der Versorgung hängen dabei zum einen vom Ernährungszustand der Mutter ab, zum anderen aber auch von der Plazenta.

Deren Funktionsfähigkeit wird vor allem durch das Rauchen beeinträchtigt, da Nikotin die Blutgefäße verengt und damit die Durchblutung verringert. Außerdem verdrängt das Kohlenmonoxid aus dem Zigarettenrauch den Sauerstoff aus den roten Blutkörperchen, sodass das Kind einer Raucherin ständig unter Sauerstoffmangel leidet und wegen der schlechteren Durchblutung der Plazenta weniger Nährstoffe erhält. Aber auch manche Krankheiten wie Diabetes, Bluthochdruck und Infektionen können die Funktion der Plazenta stören und sich genauso auf die Versorgung des Fötus auswirken wie eine Mangelernährung der Mutter.

So wie die Außenwelt der Mutter deren Stoffwechsel und Verhalten beeinflusst, wirkt die intrauterine Umgebung, also die Gebärmutter plus Plazenta, auf den Fötus. Insbesondere die Menge und die Qualität der *Ernährung* bilden seine »Außenwelt« und verbinden ihn mit der Umwelt der Mutter. Die Signale, die diese Umwelt über die Mutter sendet, werden von der Plazenta an das Kind weitergegeben. Sie zeigen dem kindlichen Organismus an, was er später »da draußen« zu erwarten hat. Die Plazenta übermittelt also sowohl Informationen über den Organismus der Mutter als auch über deren Umweltbedingungen. Dabei kann sie sich sowohl der Versorgungssituation der Mutter (Mangel oder Überfluss) als auch dem Bedarf des Fötus anpassen, indem beispielsweise die Oberfläche, an der die Nährstoffe weitergegeben werden, vergrößert oder die Zahl der körpereigenen »Nährstofftransporter« erhöht wird.

Nicht nur Mangelernährung, sondern auch Überernährung – wie sie häufiger in Industrienationen zu finden ist – führt zu Weichenstellungen beim Fötus, die seine spätere Gesundheit beeinträchtigen können. Das Geburtsgewicht kann dann deutlich über dem Normalwert liegen. Grund dafür ist meist Übergewicht der Mutter, das oft mit einer Neigung zu Diabetes 2 (siehe Kasten) einhergeht.

Diabetes

Diabetes Typ 1 wird auch *jugendlicher Diabetes* genannt. Wahrscheinlich handelt es sich um eine Autoimmunreaktion des Körpers, die langsam zur Zerstörung der insulinproduzierenden Zellen führt. Weil der Körper selbst kein oder kaum noch Insulin herstellt, muss dieses von außen zugeführt (»gespritzt«) werden. Bei 10 Prozent der Typ-1-Diabetiker ist die Ursache genetisch. Die Betreffenden sind wegen der geringen Insulinmengen (schwache Fettspeicherung) oft schlank.

Diabetes Typ 2 wird auch *Altersdiabetes* genannt. Es handelt sich nicht um einen Insulinmangel, sondern um das Gegenteil: Weil der Organismus zu wenig auf Insulin reagiert (»Insulinresistenz«), wird immer mehr davon produziert, um den Blutzucker in Schach zu halten. Reicht selbst die höhere Insulinmenge nicht mehr aus, so liegt der Blutzuckerspiegel nach Gabe von Glukose über dem eines gesunden Menschen (gestörte Glukosetoleranz). Ist der Blutzucker dauerhaft erhöht, spricht man auch von diabetischer Stoffwechsellage. Die hohen Insulinwerte begünstigen die Entwicklung von Übergewicht und Adipositas.

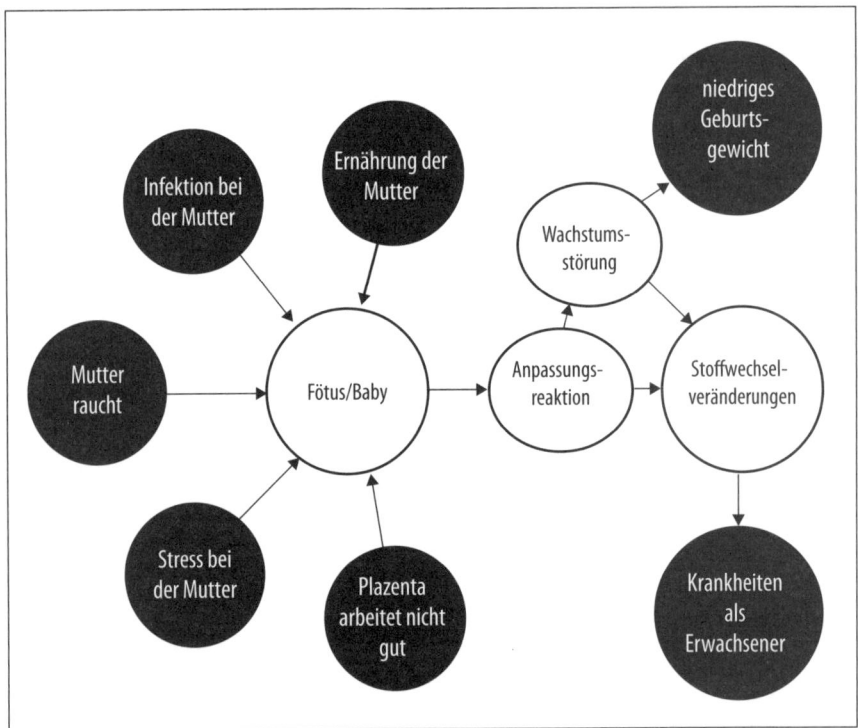

Die Überversorgung mit Energie in Form von Glukose treibt das fötale Wachstum voran. Unglücklicherweise kann Glukose die Plazenta durchqueren, und zwar in unbegrenzten Mengen – nicht aber das mütterliche Insulin. Deshalb bildet der Fötus selbst – als Reaktion auf die hohen Glukosewerte – vermehrt Insulin, was die Speicherung von Fett und Eiweiß fördert. Wie wir noch sehen werden, kann diese erhöhte Insulinausschüttung im kindlichen Organismus eine Wirkung auf die spätere Regulierung von Hunger und Sättigung im Gehirn haben.

Die Abbildung zeigt die Einflüsse, die auf den Fötus wirken (schwarze Kreise im linken Teil), wie der Fötus darauf reagiert (weiße Kreise rechts), und was die Folgen sein können (schwarze Kreise rechts). Im Zentrum steht die sogenannte adaptive Antwort, also die Anpassungsreaktion. Bei Mangelernährung führt sie zu

Wachstumshemmung und verändertem Stoffwechsel, was ein niedrigeres Geburtsgewicht und ein höheres Risiko für Stoffwechselkrankheiten im Erwachsenenalter zur Folge haben kann.

Hatte Lamarck doch recht?
Anders als in der Vorstellung der meisten Menschen sind Erbanlagen in gewissen Phasen der Entwicklung form- und veränderbar. Wäre dem nicht so und unser Organismus stünde Umweltveränderungen vollkommen unflexibel gegenüber, wäre es, wie erwähnt, wohl nicht gut bestellt gewesen um uns im Laufe der Evolution.

Aber wie kann man sich diese Plastizität, also Formbarkeit vorstellen, die zu Anpassungen der verschiedensten Art führt? Und in welchem Zusammenhang steht sie mit dem genetischen Programm, das in unserem Erbgut gespeichert ist? Dieses verändert sich ja nur langsam, in Form von Mutationen, und nicht in schneller Reaktion auf veränderte Umweltbedingungen. Das bedeutet: Die Fähigkeit, mit einer bestimmten Umweltveränderung klarzukommen, muss bereits im Erbgut angelegt sein, auch wenn sie vor der Veränderung der Umweltbedingungen nicht benötigt und deshalb nicht aktiv war. Und wenn eine genetische Anlage, wie z. B. ein besonderer Geschmack für weniger Süßes oder die Entwicklung besonders scharfer Schneidezähne, plötzlich überlebenswichtig wird, wird sie »mobilisiert«. Bis diese an die neuen Bedingungen angepasste Art sich durch Fortpflanzung durchgesetzt hat, vergehen allerdings Tausende von Jahren. Ein Teil unserer genetischen Ernährungsbiografie liegt also in der fernen Vergangenheit. Sie ist das Ergebnis eines evolutionären Selektionsprozesses, der es ermöglicht hat, dass immer diejenigen überlebten, die am besten mit dem stark schwankenden Angebot an Nahrung umgehen konnten oder einen zusätzlichen Vorteil hatten. Es kam also durch Selektion zu einer kontinuierlichen »Optimierung« des Menschen in Bezug auf sein Nahrungsangebot. Dazu gehört das Einstellen des Stoffwechsels auf einzelne Nahrungsmittel, also etwa, ob wir Laktose vertragen oder nicht, oder ob wir Stärke mehr oder weniger gut spalten können – aber auch, ob wir lieber Süßes oder Bitteres mögen, um nur einige Beispiele zu nennen.

An dieser in unseren Genen festgelegten Biografie können wir nichts ändern. Wohl aber, wie sich in den letzten Jahren gezeigt hat, an der Biografie, die uns von unserer Mutter in die Wiege gelegt wird. Denn es gibt noch eine ganz andere Reaktion auf die Umwelt, die sich innerhalb einer Generation auf Veränderungen einstellen und genauso schnell auch wieder verschwinden kann: die **Epigenetik** (vom griechischen *epi* für »außerdem, zusätzlich«). Die Epigenetik wird dafür verantwortlich gemacht, dass Erfahrungen der Mutter in ihrer Umwelt, wie z. B. ein plötzlich verändertes Nahrungsangebot, an die Nachkommen weitergegeben werden können, damit diese besser damit umgehen können. Der Vorgang wird im Kapitel 2 näher besprochen.

Dass es jenseits der Genetik (und natürlich der Erziehung) etwas gibt, das uns formt, wurde lange für unmöglich gehalten. Aber möglicherweise lag ein Forscher wie Jean-Baptiste Pierre Antoine de Monet, Chevalier de Lamarck doch richtig, als er im 19. Jahrhundert vermutete, dass Besonderheiten, die ein Lebewesen erwirbt, an die Nachkommen weitergegeben werden können. Veränderte Umweltbedingungen, so Lamarck, veranlassen die Tiere, ihre Gewohnheiten zu verändern, wodurch sich auch ihr Phänotyp, also ihre äußere Erscheinung ändert. Und diese Änderungen können an die Nachkommen weitergegeben werden. Man hat Lamarck lange verlacht – aber mittlerweile kommt die Wissenschaft doch ins Grübeln.

Wettervorhersage: Manchmal kommt es anders, als man denkt
Stellen Sie sich vor, Sie hören an einem Apriltag den Wetterbericht im Radio. Für den nächsten Tag werden Temperaturen um 4 Grad, Schneeregen und kräftiger Wind aus Nordost prophezeit. Sie gehen also am nächsten Morgen mit Mantel, Mütze, Schal und Schirm aus dem Haus und sind bestens gerüstet – wenn die Vorhersage eintrifft. Sollten sich die Wetterfrösche aber geirrt haben und es stellt sich

überraschend eine milde Südwestströmung ein, dann schleppen Sie Ihre »Ausrüstung« nachmittags schwitzend und fluchend durch milde 20 Grad und strahlenden Sonnenschein.

Ähnlich wie die Meteorologen bei der Wetterbeobachtung entwickelt der Fötus im Bauch der Mutter anhand der eintreffenden Ernährung vermutlich eine Art Vorhersage seiner späteren Ernährungssituation. Die Forscher, die diese Hypothese entwickelt haben, sprechen von »intrauteriner Programmierung« – das werdende Lebewesen wird im Uterus, also der Gebärmutter, für eine bestimmte Situation »programmiert«. Manche Wissenschaftler sprechen lieber von »Konditionierung«, weil es nicht um unveränderliche Festlegungen geht. Es finden eher erste Eintragungen in die aktuelle Ernährungsbiografie statt, mit denen bestimmte zukünftige Handlungsstränge angelegt bzw. Ereignisse vorbereitet werden. Das muss noch nicht heißen, dass alles quasi vorbestimmt ist, aber es werden bestimmte Wege gebahnt.

Wenn die Mutter – unfreiwillig oder freiwillig – auf ausreichende und vielfältige Nahrung verzichtet (oder die Funktion ihrer Plazenta eingeschränkt ist), schaltet der Stoffwechsel des ungeborenen Kindes in eine Art Energiesparmodus. Die Menge an Energie und an Mikronährstoffen sowie die Hormone der Mutter, die es über die Plazenta erreichen, vermitteln ihm den Eindruck, es werde in eine Welt des Mangels hineingeboren. Darauf stellt der entstehende Organismus sich ein, indem er beispielsweise energieverbrauchende Organe langsamer wachsen und damit kleiner ausfallen lässt. (Interessanterweise betrifft das allerdings nicht das Wachstum des Gehirns, obwohl es unser größter Energieverbraucher überhaupt ist; mehr dazu lesen Sie im Abschnitt über das »egoistische Gehirn« im Kapitel 4.) Die embryonale Erfahrung, dass die Umwelt der Mutter durch Mangelernährung geprägt ist, führt aber nicht nur zu reduziertem Wachstum, sondern auch zur Aktivierung von Genen oder Stoffwechselvorgängen, die den zu erwartenden Mangel durch effektiveres Speichern ausgleichen sollen. Diese Anpassung sichert quasi vorausschauend das Überleben unter ungünstigen Bedingungen. Das Kind entwickelt sich zu einem »guten Kostverwerter« – was in Notzeiten ein großer Vorteil war, unter Überflussbedingungen aber eher ein Nachteil werden kann.

Ein Problem entsteht immer dann, wenn sich das »Wetter« unerwartet ändert, die Bedingungen wie Ernährung, Klima, soziales Umfeld etc. nach der Geburt also nicht denen in der Schwangerschaft entsprechen. Trifft ein Neugeborenes, das infolge einer Mangelversorgung ein niedriges Geburtsgewicht hatte, auf eine Umgebung, die Nahrungsenergie im Übermaß bereithält, so ist die Neigung zu Übergewicht und eventuell auch zu damit einhergehenden Stoffwechselkrankheiten quasi vorprogrammiert. (Wobei die verbreitete Vorstellung, ein »guter Kostverwerter« mit Übergewicht sei automatisch weniger gesund als der »normalgewichtige« Zeitgenosse nicht zutrifft, wie im Kapitel 5 ausführlich erläutert wird.)

Dass sich ein heranwachsender Organismus an die »Wettervorhersage« anpasst, ist in der Natur weit verbreitet. So können Vögel die Nährstoffzusammensetzung ihrer Eier je nach Nahrungsangebot oder Zahl der mitessenden Geschwister variieren. Allerdings kann diese »Programmierung« nur in bestimmten Phasen der Entwicklung stattfinden. Die Voreinstellungen bezüglich der Organentwicklung und des Stoffwechsels bleiben dann meist dauerhaft bestehen und können in seltenen Fällen sogar auf weitere Generationen vererbt werden, wie wir später sehen werden. Hat sich das Zeitfenster einmal geschlossen, gibt es scheinbar kein Zurück mehr. So bildet beispielsweise der im Süßwasser lebende Wasserfloh Daphnia eine helmartige Struktur aus, wenn die Mutter Kontakt zu chemischen Signalen eines Fressfeindes hatte. Entwickelt er sich dann jedoch in einer Zone, in der dieser Fressfeind doch nicht oder nicht mehr vorkommt, so wird der Helm vom Schutz zur Belastung, da er die Ernährung im Vergleich zu den nicht behelmten Kollegen erschwert.

Auf einen ähnlichen Fall von nicht mehr aktueller Anpassung – ebenfalls bei Helmträgern, aber diesmal menschlichen – stießen japanische Wissenschaftler, als sie der Frage nachgingen, warum manche

Soldaten in heißen Klimazonen belastbarer waren als andere. Als Erklärung fanden sie einen Einfluss der Umwelt in der frühesten Jugend. Soldaten, die in kalten Regionen zur Welt gekommen waren, hatten weniger Schweißdrüsen als solche, die in warmen Regionen geboren worden waren. Da sich die Schweißdrüsen kurz nach der Geburt bilden und sich deren Zahl danach nicht mehr verändert, haben die an Wärme angepassten Soldaten einen Vorteil in heißen Klimazonen, die an Kälte adaptierten dagegen vertragen die Wärme schlechter.

Gesundheitsrisiko Wettervorhersage
Wie jeder von uns wohl selbst schon erlebt hat, treffen Prognosen – gleich welcher Art – keineswegs immer zu. Und ob die Folgen einer falschen Vorhersage nur kurzzeitig unsere Laune oder vielleicht langfristig unser ganzes Leben beeinträchtigen, hängt davon ab, ob es sich um den Wetterbericht fürs Wanderwochenende oder die Anlageempfehlung für die Altersvorsorge gehandelt hat. Die »nutritive Wettervorhersage« für das ungeborene Kind zählt zu den Prognosen mit langfristigen und tiefgreifenden Folgen. Sie schreibt sich ganz dick in die Anfangskapitel unserer Ernährungsbiografie ein und legt eine Reihe wichtiger Handlungsstränge – Stoffwechselwege und Reaktionsweisen – für unser späteres Leben fest.

Aus der wissenschaftlichen Untersuchung der Hungersnot 1944/45 in Holland haben wir gelernt, was geschehen kann, wenn die »Wettervorhersage« nicht mit den tatsächlichen Lebensumständen übereinstimmt. Menschen, die während der Schwangerschaft oder in einer besonderen Phase im Kindesalter mit Nahrung unter- oder überversorgt waren, haben ein höheres Risiko, als Erwachsene sogenannte Zivilisationskrankheiten zu entwickeln, wenn die spätere Ernährungssituation sich deutlich von der »erwarteten« unterscheidet. Die »Zivilisationskrankheiten« gehören zu den »nicht übertragbaren Erkrankungen« (englisch: *non communicable diseases*, NCD), die man den Infektionskrankheiten gegenüberstellt, weil sie anders als diese eben *nicht* von Krankheitserregern wie Bakterien, Pilzen oder Viren auf Menschen »übertragen« werden. Eine bestimmte Kombination von »Zivilisationskrankheiten« wiederum wird als »metabolisches Syndrom« bezeichnet.

> **»Metabolisches Syndrom«**
>
> Unter dem »metabolischen Syndrom« (»Metabolismus« steht für »Stoffwechsel«) versteht man eine Kombination von verschiedenen Stoffwechselstörungen, die jede für sich das Risiko einer koronaren Herzkrankheit erhöhen, also der Verkalkung der Herzkranzgefäße und letztlich eines Herzinfarkts. Die vier Störungen sind: Adipositas (also Fettleibigkeit), Bluthochdruck, Fettstoffwechselstörung, erhöhter Nüchtern-Blutzucker (Diabetes Typ 2). Tritt Adipositas zusammen mit mindestens zwei weiteren Störungen auf, so spricht man vom metabolischen Syndrom.

Seit vielen Jahren nimmt die Zahl der Betroffenen zu, und die Herz- und Gefäßerkrankungen zählen zu den häufigsten Todesursachen. Allergien, Immunerkrankungen, neurodegenerative Krankheitsbilder, Krebs und psychische Erkrankungen wie z. B. Depressionen zählen ebenfalls zu den nicht übertragbaren Krankheiten. Die Zunahme an NCD wird von vielen Wissenschaftlern als Folge der zunehmend ungünstigen Entwicklungsbedingungen im 1000-Tage-Fenster interpretiert. Zwar hat die Zahl der *unter*ernährten und hungernden Kinder weltweit abgenommen, die Zahl der *mangel*ernährten Kinder und vor allem jungen Frauen ist jedoch gleich geblieben und in einigen Ländern sogar gestiegen. Die Folgen sind bereits jetzt in einem dramatischen Anstieg des Übergewichts – vor allem in Entwicklungsländern – zu sehen. Hier sorgt die Nahrung mit viel Fett, aber wenig inhaltlicher Qualität dafür, dass das Gewicht steigt und der Mangel bleibt. Ein Zustand, der auch als »doppelte Last« (englisch *double burden*) bezeichnet wird und der die Entwicklung der

NCD besonders begünstigt. Kein Wunder also, dass die UN-Generalversammlung Maßnahmen gegen niedriges Geburtsgewicht und Mangelernährung gefordert hat, damit die genannten Folgen eingedämmt werden.

Letztlich hängt es natürlich auch vom Lebensstil und weiteren äußeren Umständen ab, ob man die Krankheiten tatsächlich entwickelt. Ein »ungesunder« Lebensstil lässt sie bei Kindern, die im Mutterleib Mangel gelitten haben, auf jeden Fall rascher und häufiger eintreten als bei solchen mit normaler Entwicklung.

Der Gedanke, dass sich hinter den sogenannten Zivilisationskrankheiten – und hier vor allem der Adipositas – noch etwas anderes verbergen könnte als ungezügelte Fresslust, Faulheit und Willensschwäche, hatte es lange schwer, in der wissenschaftlichen ebenso wie in der Alltagswelt. Das Argument »Veranlagung« galt schlicht als Ausrede, zumal die Genetik auch nicht alle Beobachtungen erklären konnte. Erst mit der (im Kapitel 2 genauer erläuterten) Epigenetik, also der Veränderung von Anlagen infolge von Umwelteinflüssen, kam man Mechanismen auf die Spur, die viele der manchmal verwirrenden und scheinbar widersprüchlichen Details in einen plausiblen Gesamtzusammenhang stellen.

Eine unzureichende bzw. unausgewogene Versorgung des sich entwickelnden Kindes mit Nahrung hat Veränderungen des Stoffwechsels, der Hormonregulierung und der Entwicklung von Zellen und Geweben zur Folge. Dies wiederum hat Einfluss auf das Epigenom – mit genetischen wie entwicklungsbedingten Konsequenzen für die spätere Entwicklung von Krankheiten.

Um der Frage näherzukommen, auf welche Weise die genannten Störfaktoren epigenetische Markierungen, Organfunktionen, Stoffwechselprozesse und hormonelle Regelkreise verändern, wurden verschiedene Tiermodelle entwickelt. Nur mit Versuchen an Tieren lässt sich sicherstellen, dass eine Beobachtung, die am Menschen gemacht wurde, kein Zufallsereignis war. Außerdem können die Rahmenbedingungen im Labor kontrolliert, verändert und Versuche

> **Genetik und Epigenetik**
>
> Die Genetik befasst sich mit dem **Genom**. Das Genom enthält die Gesamtheit aller genetischen Information, die in der Reihenfolge der DNA-Bausteine (»Basen«) festgelegt ist und so vererbt wird.
>
> Die Epigenetik befasst sich mit dem **Epigenom**. Das Epigenom ist die Gesamtheit aller Modifikationen, durch die die Ablesbarkeit der Erbinformation dauerhaft oder vorübergehend verändert wird. Veränderungen am Genom (z. B. Mutationen) sind immer mit Veränderungen der DNA-Bausteine oder ihrer Reihenfolge verbunden. Epigenetische Veränderungen dagegen haben keinen Einfluss auf die Bausteine der DNA. Im Gegensatz zum Genom, welches sich nur über sehr lange Zeit verändert, kann das Epigenom kurzfristig auf veränderte Umweltbedingungen reagieren. Das Genom ist folglich statisch, das Epigenom dynamisch.

notfalls wiederholt werden. Zwar sind an Tieren gewonnene Ergebnisse nicht immer eins zu eins auf den Menschen übertragbar, doch wie sich gezeigt hat, lassen sich bei verschiedenen Tierarten – Ratten, Mäusen, Makaken, Schafen und Rindern – durch gezielte Fehl- oder Mangelernährung ähnliche Symptome erzeugen wie beim Menschen, sodass man durchaus Rückschlüsse auf die möglichen Zusammenhänge ziehen kann.

Klein geboren und stattlich gewachsen: Die Rolle des Geburtsgewichts

»Iss, damit du groß und stark wirst!« Mit dieser Aufforderung versuchen Generationen fürsorglicher Eltern, ihre Sprösslinge zum Essen zu motivieren. Früher freute man sich über ein großes, kräftiges Kind, weil man davon ausging, dass es die kritischen Kindheitsjahre mit den allgegenwärtigen Infektionskrankheiten und dem permanent drohenden Mangel an Lebensmitteln besser überstehen würde als ein »Hänfling«. Und ein eher kleines und untergewichtiges Kind versuchte man möglichst schnell »aufzupäppeln« – der nächste Nahrungsmangel war ja immer nur eine Missernte entfernt.

In unserer Wohlstands- und Überflussgesellschaft ist die Sache komplizierter geworden. Paradoxerweise birgt heute sowohl ein zu niedriges als auch ein zu hohes Geburtsgewicht das Risiko späterer gesundheitlicher Probleme und von Adipositas. Und auch mit einem normalen Geburtsgewicht ist man nicht automatisch auf der sicheren Seite – weil sich nicht alle Effekte einer Fehlernährung im Mutterleib im Geburtsgewicht niederschlagen. Wenden wir uns zunächst den zu kleinen und/oder zu leichten Säuglingen zu.

Wenn es an allem fehlt: Kleinsein als Überlebensstrategie
Während der Schwangerschaft hängt das Wachsen und Gedeihen des Kindes entscheidend davon ab, wie viel Energie, sprich Kalorien aus Makronährstoffen, zur Verfügung steht. Und wenn die Nahrung nicht die Energiemenge enthält, die für das jeweilige Stadium der Schwangerschaft erforderlich ist, fehlt es in der Regel auch an den dringend benötigten Mikronährstoffen, die mit den Makronährstoffen transportiert werden. Welche Folgen hat das für das Kind? Salopp formuliert: Es ist oft nicht groß und stark, sondern kommt kleiner und schwächer auf die Welt.

Das ist keineswegs so banal, wie es im ersten Moment klingt. Wenn Sie sich aus Geldmangel kein fabrikneues Hybrid-Auto mit starkem Motor, geringem Verbrauch und besten Sicherheitssystemen leisten können, kaufen Sie sich vielleicht einen Gebrauchten mit schwächerer Motorleistung und weniger Ausstattung. Der fährt Sie natürlich auch von A nach B, allerdings schluckt er reichlich Benzin, ist reparaturanfälliger – und bei einem Crash sind Sie schlechter geschützt. Um zurück zu unserem Thema zu kommen: Kinder, die wegen »fehlender Mittel« ihrer Mutter kleiner auf die Welt kommen, sind insgesamt »schlechter ausgestattet« und »reparatur«- bzw. krankheitsanfälliger. Wie es dazu kommt, ist das Generalthema der nächsten

Kapitel. Für die Ernährungsbiografie bedeutet es ein Szenario, das später stets im Hintergrund durchschimmert – egal, was sich im Vordergrund abspielt.

Eine schlechte Versorgung im Mutterleib, sei es durch Mangelernährung oder Störung der Plazentafunktion, drückt sich nicht nur im Geburtsgewicht aus – solche Kinder sind (und bleiben) auch kleiner als ausreichend ernährte Gleichaltrige, sie werden häufiger krank, und die Sterblichkeit dieser Gruppe liegt deutlich höher als die von Kindern mit normaler Körpergröße. Als man dies entdeckte, versuchte man, die Gesundheit der kleinwüchsigen Kinder durch eine bessere Ernährung (vorwiegend mehr Eiweiß) zu fördern und gleichzeitig das zurückgebliebene körperliche Wachstum anzuregen. Viele der Kinder konnten so gerettet werden, und sie haben sich weiterentwickelt. Auffällig war jedoch, dass einige – trotz deutlicher Verbesserung ihrer Ernährung – keine normale Körpergröße erreichten. Diesen Sachverhalt bezeichnet man als »Stunting« (englisch *to stunt*, beeinträchtigen). Gleichzeitig zeigte sich, dass viele Kinder mit Stunting durchaus ein normales, also ihrem Alter entsprechendes Körper*gewicht* entwickelten. Die bessere Versorgung mit Kalorien führte also nicht zu einem Längenwachstum, sondern nur zur Gewichtszunahme.

Eine entscheidende Ursache des Stuntings – neben der unzureichenden Energiezufuhr in der Schwangerschaft und frühen Kindheit – war eine mangelhafte *Qualität* und *Vielseitigkeit* der Ernährung. Wenn Mütter sich aus Geldnot keine abwechslungsreiche Ernährung leisten können (oder sich freiwillig für eine einseitige Ernährung entscheiden), wiegen ihre Kinder bei der Geburt oft weniger und sind oft auch kleiner als normal. Stärkehaltige Lebensmittel wie Getreideprodukte oder Kartoffeln z. B. liefern zwar Energie, allerdings liefern sie nicht alle wichtigen Bausteine wie Vitamine, Minerale und Spurenelemente, die für einen funktionierenden Stoffwechsel und damit auch für eine gesunde Entwicklung von Kindern Voraussetzung sind.

Und insbesondere während der Schwangerschaftsphasen, in denen der Fötus besonders stark wächst, also ab der 16. Woche, hat bereits ein kurzfristiges Fehlen von Energie sichtbare Auswirkungen auf die kindliche Entwicklung. Evolutionär hat das alles, wie bereits erwähnt, seinen Sinn: Hunger und Mangelernährung waren in der Entwicklung des Menschen die Regel, nicht die Ausnahme. Um das Überleben zu sichern, musste sich der Stoffwechsel des Menschen auf genau diese Möglichkeit einstellen. Indem die Nährstoffversorgung des Fötus bei Unterernährung der Mutter heruntergeregelt wird, wächst er langsamer und wird kleiner geboren. So wird sichergestellt, dass das Kind trotz Unterernährung der Mutter überlebensfähiger ist als ein größeres, aber schlechter versorgtes Kind.

In Entwicklungsländern und auch bei armen Familien in Industrienationen steht die Mangelernährung als Erklärung für Entwicklungsstörungen im Vordergrund. In hoch entwickelten Ländern ist es oft auch die Plazentainsuffizienz, die sich durch unterschiedliche Faktoren wie Rauchen entwickelt und zu Versorgungsdefiziten führen kann.

Arm – klein – krank
Die Tatsache, dass Menschen, die aufgrund der schlechten Versorgung im Mutterleib zu klein auf die Welt kamen, oft ihr Leben lang kleiner bleiben als besser genährte Zeitgenossen und zudem gesundheitliche Nachteile haben, hat die Wissenschaft lange Zeit vor Rätsel gestellt. Wichtige Anstöße für die Erforschung dieses Phänomens lieferte ein Wissenschaftler, der eigentlich in einem ganz anderen Bereich zu Hause ist. Der für seine Arbeiten mit dem Nobelpreis ausgezeichnete Wirtschaftshistoriker Robert Fogel stellte in umfangreichen Analysen anhand des Sterbealters und der Körpergröße von Soldaten (über die gab es seit jeher viele Daten) für das frühe 19. Jahrhundert fest: Je kleiner jemand war, desto früher starb er. Ursache dafür war nach den Erkenntnissen von Robert Fogel chronische Unterernährung und vor allem ein Mangel an Nahrungsenergie, denn die damals meist harte

körperliche Arbeit verbrauchte oft weit mehr Kalorien, als durch die magere Ernährung verfügbar war. Je schlechter die Ernährung, desto geringer die Leistungsfähigkeit des Einzelnen und damit auch die Produktivität des ganzen Systems. Die Verbesserung des Lebensmittelangebots hat, so Fogel, ganz wesentlich zur Steigerung der Lebenserwartung und der Produktivität sowie dem wirtschaftlichen Wachstum im ausgehenden 19. und im 20. Jahrhundert beigetragen.

Die Beziehung zwischen Körpergröße und Sterblichkeit lässt sich noch heute erkennen, und zwar auch in entwickelten Ländern wie Norwegen und den USA. Bei Männern unter 1,60 Meter nimmt die Sterblichkeit zu, und bei einer Körpergröße von 142 cm ist sie bis zu 2,5-mal so hoch wie bei normal großen Norwegern. Und dies gilt unabhängig vom Körpergewicht: Kleine Männer mit demselben Body-Mass-Index (BMI) wie große hatten dennoch eine geringere Lebenserwartung. (Der BMI wird ausführlich im Kapitel 5 behandelt.)

Mangelernährung und ihre Folgen sind vor allem ein *Armutsphänomen*. Das klingt banaler, als es ist, denn echter Hunger ist nur ein Teil des Problems. Ebenso dramatisch ist das Phänomen des durch schlechte und unausgewogene Ernährung verursachten »verborgenen Hungers« (englisch *hidden hunger*), nämlich des Mangels an Mikronährstoffen. Wenn Menschen arm sind, steht die Sättigung im Vordergrund – und stärkehaltige Lebensmittel sättigen nicht nur, sondern sie sind auch preisgünstig. So kommt es, dass sich die arme Bevölkerung häufig einseitig ernährt und die Entwicklung der Kinder ganz offensichtlich schon zu einem sehr frühen Zeitpunkt beeinträchtigt wird. Und das gilt keineswegs nur für frühere Jahrhunderte und für arme Regionen wie Afrika und Teile Asiens, sondern auch für reiche Länder wie Deutschland. Eine Studie über fast 300 000 Sechsjährige in Brandenburg für die Jahre 1994–2006 ergab, dass Kinder aus Familien mit geringem Einkommen signifikant kleiner sind als solche aus Familien mit besserem sozioökonomischem Status. Dies kann als Folge einer Mangelversorgung in der Schwangerschaft und den ersten Lebensjahren gewertet werden.

Während die Mutter und damit auch das Kind in Entwicklungsländern keine andere Wahl haben, als die billigsten Lebensmittel (Getreide) zu essen, um satt zu werden, sollte dies in Ländern wie Deutschland eigentlich anders aussehen. In Entwicklungsländern geben die Armen bis zu 80 Prozent ihres Einkommens für Ernährung aus. In Deutschland liegen diese Ausgaben bei der armen Bevölkerung um die 15 Prozent, bei den Gutverdienern zwischen 5 und 8 Prozent des Einkommens. Trotzdem müssen Arme auch hierzulande häufig zu preisgünstigen Lebensmitteln greifen, denn auch bei uns gilt: Zuerst kommt die Beseitigung des Hungers und dann die Vielfalt beim Essen. Hierzulande bedeutet »preisgünstig« allerdings nicht »Getreide«, sondern billige und daher oft fette Fleisch- und Wurstwaren. Gemeinsam ist beiden Ernährungsformen, dass sie wenig essentielle, also für den Körper unerlässliche Mikronährstoffe enthalten. Auch in Deutschland ist Lebensmittel*qualität* also eine Frage des Einkommens, das heißt der sozialen Klasse – und indirekt auch des Bildungsunterschieds. Denn Bildung bedeutet auch, über gesunde Ernährung Bescheid zu wissen.

Arme Menschen haben eine deutlich geringere Lebenserwartung. Bei Frauen sind es sieben, bei Männern elf Jahre. Man erkennt den verborgenen Hunger nach Mikronährstoffen eben nicht so deutlich wie »echten Hunger« an einem Grummeln im Bauch oder einem typischen medizinischen Befund – das Problem verschwindet vielmehr hinter den Lebensmittelbergen, die uns umgeben, und dem scheinbaren Widerspruch zwischen dem Erscheinungsbild »dick« und dem Thema Mangelernährung.

Arme Kinder leiden auch deutlich häufiger als ihre Mitschüler an kognitiven Entwicklungsstörungen wie z. B. Seh- und Sprachstörungen sowie geistiger, motorischer und emotional-sozialer Entwicklungsverzögerung. Eine Studie mit bildgebenden Verfahren aus den USA hat ergeben, dass das Gehirn von Kindern aus armen Familien um bis zu 6 Prozent kleiner war als das von Kindern aus Familien mit gutem Einkommen. Betroffen waren vor allem Hirnregionen, die mit

Kurzzeitgedächtnis und Sprache in Verbindung stehen (*Hippocampus*), und solche, die für komplexes Denken wichtig sind. Auch dies schränkt die Chancen der Kinder für ihre spätere Entwicklung und die Möglichkeiten zur Flucht aus der Armut ein.

Geringes Einkommen und »verborgener Hunger« gehen also Hand in Hand – sowohl in entwickelten als auch in weniger entwickelten Ländern. Die körperliche und geistige Entwicklung von Kindern, die in Armut leben, bleibt hinter der von Kindern aus besseren sozialen Verhältnissen zurück. Die Kinder sind häufiger krank und leiden später im Leben auch häufiger unter Übergewicht. Und anders als bei Erwachsenen – Näheres hierzu im Kapitel 5 – ist Übergewicht bei Kindern generell als problematisch anzusehen, allein schon, weil es die Beweglichkeit einschränkt und damit eine schlechte Prognose für die weitere Gesundheitsentwicklung bedeutet; hinzu kommt die soziale Ausgrenzung. 19 Prozent der Kinder in Deutschland sind übergewichtig und 5 Prozent adipös. Das sind fast anderthalbmal so viele wie 2005. Darin spiegelt sich die wachsende soziale Ungleichheit in Deutschland. 2016 wuchsen 14,7 Prozent der Kinder unter 18 Jahren in Familien auf, die Hartz IV bezogen.

Und die künftigen Kindern dieser Kinder erhalten ein »Erbe«, gegen das sie sich nicht wehren können: Ihre Ernährungsbiografie kann von Anfang an ungünstig sein und so die nächste Generation wiederum in den Kreislauf aus Armut und Mangelernährung zwingen. Aber dieser Teufelskreis ließe sich durchbrechen: durch eine gesellschaftliche Anstrengung zur Verbesserung der Ernährung junger Frauen und kleiner Kinder.

Schwere Mutter, schweres Baby

Wie wir gesehen haben, verursacht eine Mangelernährung während der Schwangerschaft zunächst oft ein geringes Geburtsgewicht, später dann aber paradoxerweise die Neigung zu Adipositas und dem metabolischen Syndrom. Aber wer jetzt ergänzt »… und umgekehrt« liegt leider falsch. Hier endet das Paradoxon. Überernährung während der

Schwangerschaft und ein hohes Geburtsgewicht von über 4000 Gramm führt keineswegs zu späterer Schlankheit. Unser Los in der evolutionär nicht vorgesehenen modernen Welt des Nahrungsüberflusses ist es, dass nahezu *jeder* ungünstige Eintrag in unsere Ernährungsbiografie uns in Richtung Adipositas und der häufig damit verbundenen Stoffwechselerkrankungen schiebt. Zumal selbst bei einer kalorischen Überernährung die Versorgung mit einzelnen Mikronährstoffen (zu) knapp ausfallen kann. Vor allem aber haben die Kinder adipöser Frauen (erst recht, wenn diese während der Schwangerschaft Diabetes entwickelt haben) ein erhöhtes Risiko, später selbst adipös zu sein und an Stoffwechselstörungen zu leiden. Dieses Risiko wird auch durch die Zusammensetzung der mütterlichen Ernährung beeinflusst: je fettreicher, desto ungünstiger fürs Kind.

Ärztevereinigungen und Gesundheitspolitiker sehen es mit Sorge, dass die Zahl der Frauen zwischen 15 und 64 Jahren, die einen Body-Mass-Index (BMI) von über 30 aufweisen, also fettleibig sind, weltweit zunimmt. In Deutschland betrifft dies 10 Prozent der Frauen im gebärfähigen Alter (20–39 Jahre). Bei Übergewichtigen (und besonders bei Schwangeren mit Diabetes) zirkuliert mehr und mehr Glukose im Blut, ihr Blutzuckerspiegel steigt. Die Folge ist eine Überversorgung des Fötus mit Glukose. Auch die in großer Menge im Blut der Mutter kreisenden Fettsäuren werden zum Fötus übertragen. Diesem wird also ein »Schlaraffenland« signalisiert, in dem er keinen Hunger fürchten muss. Als Reaktion auf diese Situation verstärkt der Fötus die Bildung von Insulin, das die Einlagerung der überschüssigen Energie in die Fettdepots veranlasst. Dies und der ebenfalls gesteigerte Transfer von Aminosäuren von der Mutter zum Kind fördert dessen Wachstum, sodass ein sehr großes Neugeborenes entsteht.

Wird ein Diabetes der werdenden Mutter jedoch frühzeitig diagnostiziert und erfolgreich behandelt, so können die negativen Auswirkungen auf den Fötus verhindert werden. Folglich ist es eine berechtigte Forderung, bei jeder festgestellten Schwangerschaft nach Zeichen eines Diabetes zu schauen.

Und wie geht es nach der Geburt weiter?
Wer nun glaubt, dass mit der Geburt alle Weichen gestellt sind, der irrt. Zum Glück. Das Epigenom kann durchaus noch weiter auf Umweltbedingungen reagieren. Dies gilt ganz besonders für die Zeit direkt nach der Geburt, aber auch weit darüber hinaus – auch wenn die Plastizität der Organe rasch abnimmt. Denn das, was wir üblicherweise als »Lebensstil« bezeichnen, sind genau genommen »aktiv und selbst gestaltete Umweltbedingungen«, die ebenfalls epigenetische Veränderungen hervorrufen können – zum Besseren oder zum Schlechteren.

Dabei spielt die qualitative und quantitative Zusammensetzung der Ernährung des Neugeborenen eine wichtige Rolle. Hier kommen zwei Aspekte zusammen: die vorgeburtliche Prägung des Kindes und die nachgeburtliche Versorgung durch die Mutter, die sowohl die Art als auch die Menge der Nahrung bestimmt. In den ersten beiden Lebensjahren, also bis zum Ende des 1000-Tage-Fensters, werden erneut – angeregt durch Besonderheiten der Ernährung in dieser Zeit – Weichen gestellt, die entweder auf die Gleise der bereits eingeleiteten epigenetischen Programmierung oder auf neue Wege führen. Das heißt, der Fortgang der Ernährungsbiografie ist mit der Geburt keineswegs unverrückbar festgeschrieben, sondern sie lässt sich durchaus noch umgestalten. Die scheinbar unabwendbare Entwicklung nicht übertragbarer Krankheiten lässt sich noch bremsen oder umgehen.

Aufholwachstum und Aufholfett
Wenn Menge und Qualität der mütterlichen Ernährung unzureichend waren oder die Plazenta nicht voll leistungsfähig war, startet das – in der Regel untergewichtige – Kind nach der Geburt mithilfe gesteigerten Appetits sowie Veränderungen im Stoffwechsel der Fettzellen eine regelrechte Aufholjagd: Sein Fettgewebe wächst rasch. Etwa 85 Prozent der in entwickelten Ländern geborenen Kinder mit geringem Geburtsgewicht holen das bis zum Ende des zweiten

> **Zweierlei Fett**
>
> Fett ist nicht gleich Fett. Wer mehr Kilos auf die Waage bringt, als der Hausarzt dies gerne sieht, muss deswegen nicht unbedingt krank werden, sondern kann sogar sehr gesund sein. Die Natur hat es so geregelt, dass vor allem bei Frauen das Fettgewebe im Bereich der Oberschenkel angelegt wird und hier als Reserve für Schwangerschaft und Stillzeit dient – daher auch die Bezeichnung *Stillfett*. Die eine hat mehr, die andere weniger davon. (Nicht umsonst geht der männliche Blick, wie an Experimenten mit unterschiedlichen Barbiepuppen vorgeführt wurde, genau auf diese angeblichen »Problemzonen« – evolutionär sind Männer auf »je mehr, desto besser« getrimmt.) Kommt das vermeintliche Übergewicht nur vom »Stillfett« oder von sonstigem »subkutanen«, unter der Haut gelagerten Fett, ist das völlig unbedenklich. Es ist vielmehr der Bauchumfang, der die wirklichen Probleme macht. Das hier gespeicherte, sogenannte *viszerale* Fett (von *viscera*: Eingeweide) bildet eine Vielzahl von Hormonen, es […] unsere Nahrungsaufnahme und es kann sogar krank werden […] nfalls krank machen. Was das zu bedeuten hat, sehen […]

Lebensjahres wieder auf – es gibt ja ausreichend Nahrung. Dabei kann allerdings mehr Fettgewebe im Bauchbereich entstehen, und damit können die Weichen in Richtung Übergewicht und Diabetes gestellt werden. Kinder, die in den ersten beiden Lebensjahren besonders rasch gewachsen sind, haben beispielsweise als 5-Jährige ein höheres Körpergewicht und mehr Bauchfett als Kinder, die in den ersten beiden Lebensjahren langsamer wuchsen.

Kann man das »Aufholfett« durch die richtige Ernährung verhindern?
Bei untergewichtigen Frühchen versucht man, das Wachstum so zu steuern, dass das Kind so zunimmt und wächst, als sei es noch im Mutterleib. In vielen Fällen gelingt dies jedoch nicht, und

daher wird oft mit Eiweiß und Energie angereicherte *Formulanahrung* eingesetzt – mit guten Erfolgen für die körperliche Entwicklung, besonders aber für die Entwicklung des kindlichen Gehirns. Allerdings gibt es auch einen unerwünschten Nebeneffekt, nämlich die bereits erwähnte vermehrte Ansammlung von viszeralem Fett im Bauchbereich. Hier ist man bei der Wahl der richtigen Ernährung in einem Dilemma: Denn die Aufnahme von Nährstoffen (Glukose, Fett, Mikronährstoffe) aus dem Darm ist beim Frühgeborenen und auch beim Kind mit intrauteriner Wachstumsstörung eingeschränkt, weil der Darm noch nicht voll funktionsfähig ist; das macht eigentlich eine besonders reichhaltige Ernährung erforderlich. Und sie ist umso notwendiger, als eine unzureichende Nährstoffversorgung das Risiko birgt, dass sich das Gehirn nicht optimal entwickelt.

Werden die untergewichtigen Kinder nicht oder nur kurz gestillt und vorwiegend mit industriell gefertigter Babynahrung (Formulamilch) versorgt, so steigt das Übergewichtsrisiko gegenüber untergewichtigen Kindern, die lange gestillt werden. Und Stillen wirkt sich auch positiv auf den Stoffwechsel der Mutter aus: Die während der Schwangerschaft angelegten Fettspeicher (Stillfett) werden mit zunehmender Stillzeit geleert, was, so die allgemeine Ansicht, das Risiko für metabolische Störungen bei der Mutter senkt.

Nach einigen Monaten erhält das Baby Beikost – und auch diese hat natürlich Einfluss auf die Entwicklung des Kindes. Fehlen wichtige Mikronährstoffe, wie z. B. Vitamin B_6, Zink und Eisen, so leidet darunter neben seiner körperlichen auch die geistige Reifung. Auf jeden Fall muss die Ernährung des Kleinkindes nach der Stillzeit ausgewogen sein und berücksichtigen, dass das Kind immer noch weiter wachsen will und soll. Das heißt, die Ernährung sollte genügend Energie (= Kalorien) liefern und alle notwendigen Makro- und Mikronährstoffe enthalten. Einschränkungen – etwa aufgrund spezieller Ernährungsvorlieben der Eltern, wie des Verzichts auf tierische Produkte – können auf Kosten des kindlichen

Wachstums und insbesondere des in dieser Zeit stark wachsenden Gehirns und damit seiner Funktion gehen. Näheres hierzu findet sich im Kapitel 6.

Jetzt wenden wir uns aber erst einmal den bis vor Kurzem noch weitgehend unbekannten Phänomenen rund um die Epigenetik zu.

Kapitel 2:
Nachträgliche Veränderung des Genoms – wie geht das?

Das Phänomen der Epigenetik

Wir wissen jetzt, dass unser Ernährungsverhalten entscheidend durch das Erbe geprägt wird, das wir von unseren Erzeugern mitbekommen haben – und durch das, was uns im 1000-Tage-Fenster begegnet ist. Aber wie genau funktioniert diese Weitergabe? Diesem biomedizinischen Wunder wollen wir uns in diesem Kapitel ein wenig nähern.

Wie ein Lebewesen aussieht, wird durch seine Gene bestimmt. In jeder Körperzelle gibt es 46 Chromosomen; in diesen liegen – gut verpackt in Proteine – riesige DNA-Moleküle (auch DNS genannt). Diese enthalten die Gene und damit die Informationen über alle Merkmale und Eigenschaften des Lebewesens. Die Gesamtheit der Gene nennt man das Genom – oder auch den »genetischen Code«, weil diese Informationen, also der Bauplan, in verschlüsselter Form vorliegen und »abgelesen« werden müssen, damit sie verarbeitet werden können.

Das Prinzip der DNA war übrigens bereits bei den Archea, einzelligen kernlosen Mikroorganismen, vorhanden, die am Anfang allen Lebens auf der Erde standen. Manche ihrer Gene finden sich auch noch beim Menschen, und im Grunde lässt sich die Evolutionsgeschichte aus dem Vergleich der DNA verschiedener Spezies ablesen. Bemerkenswert ist, dass sich das Prinzip der DNA – sie vermehrt und verbreitet die in ihr verborgene Information durch Selbstverdopplung (Reduplikation) – über alle Veränderungen auf unserem Planeten hinweg seit mehr als 2 Milliarden Jahren erhalten hat.

Die DNA, auf der unsere Gene liegen, muss man sich wie eine lange, um sich selbst gedrehte Strickleiter vorstellen (*Doppelhelix*). Die »Sprossen« dieser Strickleiter bestehen aus vier chemischen Bausteinen (»Basen«), die sich gegenüberliegen und durch starke chemische Bindungen aneinandergekoppelt sind. In jeder einzelnen unserer Zellen befindet sich DNA mit einer Gesamtlänge von etwa 2 Metern – und diese wird im Zellkern mit einem Durchmesser zwischen 0,005 und 0,016 Millimeter untergebracht. Bei diesem unglaublichen Unterbringungsprozess muss auch noch sichergestellt sein, dass die Abschnitte, auf denen die Gene liegen, jederzeit zugänglich sind, damit sie abgelesen werden können. Das geht nur, wenn die DNA geschickt gepackt ist. Dies wird erreicht, indem sie um spezielle Proteine gewickelt wird, sogenannte Histone, aber auch andere Proteine. Der DNA-Faden ist im Zellkern also dicht um Eiweißbausteine gepackt.

Alle Mitglieder einer Art haben grundsätzlich denselben »Bauplan«: Eine Maus sieht immer aus wie eine Maus, und ein Mensch immer wie ein Mensch. Aber es gibt bekanntlich individuelle Unterschiede in Kleinigkeiten wie der Haar- und der Hautfarbe, der Größe, dem Stoffwechsel etc. Grund dafür ist, dass bei der Zeugung die Chromosomen aus der väterlichen Samen- und der mütterlichen Eizelle zusammenkommen und einen neuen Chromosomensatz für ein neues Individuum entstehen lassen, in dem alle Gene doppelt vorhanden sind (einmal vom Vater, einmal von der Mutter). Diese »doppelten Lottchen« nennt man Allele, und sie können sich in ihren DNA-Bausteinen durchaus minimal voneinander unterscheiden. Das heißt aber auch, dass die anhand der leicht unterschiedlichen DNA-Information gebildeten Proteine ebenfalls ein bisschen unterschiedlich sind. Damit kommt es letztendlich auch zu Unterschieden im äußeren Erscheinungsbild (Phänotyp).

Epigenetik: Das Nachjustieren des genetischen Programms

Kommen wir noch einmal auf das bereits erwähnte Phänomen zurück, dass aus einer einzigen Zelle, der befruchteten Eizelle, 200 verschiedene Zelltypen entstehen, die sich sowohl im Aussehen als auch in ihren Funktionen unterscheiden. Ganz offensichtlich stellt der genetische Code eine Unzahl an Möglichkeiten zur Verfügung – und das Geheimnis eines komplexen Organismus besteht darin, dass es Mechanismen gibt, die aus diesen Möglichkeiten gezielt eine Auswahl treffen und andere gezielt ignorieren. Dieser Mechanismus des »gezielten« selektiven Ablesens (und Ignorierens) steuert sowohl die Spezialisierung der Zellen im sich entwickelnden Embryo und Fötus als auch die kurzfristige Anpassung des Organismus an plötzliche Umweltveränderungen.

In den ersten 16 Lebenswochen werden all die Zelltypen und Gewebe gebildet, die der Organismus braucht, um ordnungsgemäß zu funktionieren, danach kann nur noch teilweise korrigiert werden. Während dieser 16 Wochen muss der Organismus außerdem auf Signale reagieren, die ihm helfen, sein Überleben in der Welt, in die er sich hineinentwickelt, sicherer zu machen. Das dafür erforderlichen »Feintuning« des genetischen Codes nennt man Epigenetik. Wie erwähnt, gibt es also etwas »hinter« oder »neben« der Genetik, das Einfluss darauf hat, wie wir aussehen und wie unser Stoffwechsel funktioniert. Mittlerweile sprechen viele schon von einem »zweiten Code« (neben dem genetischen Code aus den aneinandergereihten Basenpaaren). Der Clou der neuen Erkenntnisse: Es gibt eine Steuerungsebene, auf der die DNA verändert werden kann – aber ohne die elementare Erbinformation, nämlich die Reihenfolge der Basen zu verändern! Das heißt: Der Basiscode ist stabil, aber der Steuerungscode, also der detaillierte Ausführungsplan dafür, welches Gen abgelesen wird und welches nicht, ist variabel und flexibel. Das **Epigenom** steht also für die Gesamtheit der *Veränderungen*, die an der DNA einer Zelle vorgenommen wurden. Und dieses

Epigenom schreibt auch unsere Ernährungsbiografie – manches mit Kugelschreiber, also für immer, anderes mit Bleistift, also vorläufig und reversibel.

Die Fähigkeit eines Organismus, eine durch Umwelteinflüsse erforderliche Veränderung vorzunehmen, wird als Anpassungsfähigkeit (*Adaptivität*) bezeichnet. Diese ist Voraussetzung für die Anpassung, das heißt die Formbarkeit. Die Eigenschaft, die es Zellen und Organen ermöglicht, sich während ihrer Entwicklung und auch noch nach der Geburt auf die zu erwartenden bzw. vorgefundenen Umweltbedingungen einzustellen, nennt man, wie erwähnt, *Plastizität*. Genau genommen ist dies die Fähigkeit eines Genotyps, durch Bildung unterschiedlicher Phänotypen eine Anpassung zu erreichen. Plastizität kann in diesem Zusammenhang auch heißen, dass die Zelle die Menge an Hormonen, die sie bildet, den Umweltbedingungen anpassen kann. Auch dies geschieht mithilfe des Epigenoms – und darin liegt eine gewisse Chance, unsere Ernährungsbiografie doch noch zu beeinflussen. Denn so, wie die Mutter Signale der Umwelt an das noch ungeborene Kind schickt, schicken auch wir selbst nach der Geburt Signale unserer Umwelt an unsere Zellen und damit letztlich an das dort befindliche Genom und Epigenom. Aus evolutionärer Sicht erlaubt die adaptive Plastizität einem jungen Organismus, seinen Phänotyp so anzupassen, dass er in der Umwelt überleben und sich fortpflanzen kann, in die er hineingeboren wird.

Ein schönes Beispiel für die adaptive Plastizität bietet die Feldmaus: Tiere, die im späten Herbst geboren werden, tragen ein dickeres Fell als Feldmäuse, die im späten Frühling zur Welt kommen. Dieser Mechanismus bedient sich des Melatonins, also des im Gehirn gebildeten Hormons, das den Tag-Nacht-Rhythmus mitsteuert. Wenn es morgens hell wird, sinkt der Spiegel des Hormons rasch ab, um mit einsetzender Dunkelheit wieder anzusteigen. Je kürzer der Tag, desto mehr Melatonin wird gebildet. Ist die Feldmaus trächtig, so »erfahren« die ungeborenen Feldmausjungen über die Melatoninkonzentration aus dem mütterlichen Stoffwechsel, in welche Jahreszeit sie hineingeboren werden. Das Melatonin beeinflusst Enzyme, die für die Ausbildung des Haarkleids zuständig sind, und bereitet den Organismus der Mäusejungen so auf die zu erwartende Temperatur »da draußen« vor. Einen solchen Vorgang nennt man vorausschauende bzw. vorhersagende adaptive Antwort.

Ein anderes Beispiel für eine epigenetische Veränderung findet man bei den Honigbienen. Hier wird sie von der Nahrung ausgelöst, dem geheimnisvollen *Gelée Royale,* das aus einem Arbeiterkind eine Königin macht. Der Unterschied ist augenfällig: Eine Bienenkönigin ist fast doppelt so groß und mindestens dreimal so schwer wie eine Arbeiterin desselben Volks. Sie kann mehrere Jahre alt werden, während die Arbeiterin es im Sommer gerade mal auf einen Monat bringt. Und neben den körperlichen beobachtet man auch enorme Verhaltensunterschiede zwischen den sozialen Kasten: Während die Heerscharen von Arbeiterinnen auf eigenen Nachwuchs verzichten, fleißig Nektar sammeln, den Stock putzen, verteidigen und die nächste Bienengeneration großziehen, ist die einsame Königin – nach der Begattung durch mehrere Drohnen, wie die Bienenmänner heißen – mindestens ebenso fleißig (weil ausschließlich) mit Eierlegen beschäftigt. Eier, aus denen wieder viele Arbeiterinnen und wenige Königinnen hervorgehen – obwohl sie doch dasselbe Erbgut haben.

Dass die Unterschiede zwischen Arbeiterinnen und Königinnen auf das Futter zurückzuführen sind, das sie als Larven von den Ammen- oder Pflegebienen erhalten, ist schon sehr lange bekannt. Eine Larve, die zur Königin bestimmt ist, wird während ihrer gesamten Entwicklung mit Gelée Royale gefüttert, einem nährstoffreichen Sekret aus den Futtersaftdrüsen der Pflegebienen, das neben Zucker, Eiweiß und Fett auch viele Mikronährstoffe, insbesondere B-Vitamine, enthält. Die Larven der Arbeiterinnen erhalten dieses Spezialfutter nur ganz am Anfang ihrer Entwicklung, dann werden sie auf eine reine Pollen- und Nektar-Kost umgestellt.

Einer australischen Forschergruppe ist es kürzlich gelungen, Arbeiterinnen zu Königinnen heranwachsen zu lassen, indem sie den

Effekt, den sonst das Gelée Royale entfaltet, künstlich erzeugten. Die Wissenschaftler konnten so zeigen, dass die Unterschiede zwischen Königin, Arbeiterinnen und Drohnen in der unterschiedlichen epigenetischen Veränderung verschiedener Gene liegen, die Bedeutung für die Hirnentwicklung und damit für das Verhalten der Bienen haben. Ursache scheint ein im Gelée Royale vorhandenes Enzym zu sein. Im Gegensatz zur oben erwähnten adaptiven Plastizität mit Vorhersagefunktion handelt es sich hier um eine als *Entwicklungsplastizität* bezeichnete Veränderung des Phänotyps des sich entwickelnden Organismus durch äußere Einflüsse (Nahrung).

Auf die recht komplizierten, aber vor allem höchst faszinierenden Mechanismen, mit denen der Organismus einzelne Gene ab- oder einschalten kann, um so erhebliche Unterschiede in der Entwicklung und der Konstitution eines Lebewesens zu erzeugen, gehen die folgenden Absätze kurz ein. Aber keine Sorge: Sie müssen Ihre Bio-Schulbücher nicht wieder heraussuchen – wir erklären es möglichst einfach und nicht in der Spezialisten-Version.

Ein Gen ist ein Abschnitt auf der DNA, der die Information für die Bildung eines Proteins enthält. Damit diese Information innerhalb der Zelle vom Kern, in dem die Chromosomen liegen, zu den Eiweißfabriken, den Ribosomen, gelangen kann, muss das Gen abgelesen werden. Dieser Ablesevorgang geschieht dadurch, dass sich die beiden Seiten der Strickleiter, also die DNA-Stränge öffnen und von einem der beiden Stränge eine komplementäre Kopie gemacht wird, die als Boten-RNA (mRNA) bezeichnet wird.

Damit die richtige Stelle des Gens geöffnet wird, gibt es daran eine Reihe von Markierungen (»hier anfangen zu schreiben«, »hier stoppen«). Am sehr komplexen Prozess des Ablesens sind verschiedene Eiweißbausteine und »Schlüssel« wie z. B. Vitamin A, Vitamin D und verschiedene Hormone beteiligt. Dem An- und Abschalten sowie dem selektiven Ablesen der Information verdanken wir, dass die Zellen auf äußere wie innere Einflüsse reagieren können und so z. B. die Bildung von Hormonen oder anderen Botenstoffen den individuellen Bedürfnissen anpassen können. Das Verfahren sichert, dass sich jede Zelle mit hoher Zuverlässigkeit und allenfalls kleinen »Fehlern« reproduziert.

Die genetischen Informationen im DNA-Molekül liegen also nicht da wie ein offenes Buch. Sie müssen zuerst entschlüsselt werden. Stellen wir uns einen Geldboten vor, der von seinem Geldtransporter durch die Bank zum hochgesicherten Tresorraum gelangen soll. Damit er dort hinkommt, müssen mehrere Wachleute mit jeweils eigenen Schlüsseln tätig werden. Ähnlich verhält es sich mit dem Weg der Information, die in der DNA »eingeschlossen« ist. Zuerst muss diese Information so »umgeschrieben« werden, dass sie sozusagen zu ihrem eigenen Kurier wird und den Weg aus dem Zellkern hinaus ins Zellplasma, zu den »Proteinfabriken« der Zelle findet, den Ribosomen. Das Ergebnis dieser »Transkription« (lateinisch für »Umschreiben«) ist ein RNA-Molekül, das man als »Boten«- oder »Messenger-RNA« (mRNA) bezeichnet. Wenn der Geldbote den Tresorraum erreicht hat, muss ein weiterer Schlüssel aktiviert werden: Die Information, die sich in der Boten-RNA befindet, wird nun entschlüsselt und in eine Bauanleitung »übersetzt«. Der Vorgang heißt »Translation« (lateinisch für »Übersetzung«): Je drei RNA-Bausteine codieren für eine Aminosäure, und die Ribosomenfabrik baut gemäß dieses RNA-Codes Aminosäure um Aminosäure zum gewünschten Protein zusammen.

Sowohl während der Transkription (von der DNA zur RNA) als auch während der Translation (von der RNA zum Protein) können epigenetische Mechanismen, also kurzfristige Einflüsse (Umwelt, Hormone, Ernährung etc.) wirksam werden und ihre regulierenden Effekte entfalten. Um sich in den Weg von der Information zum Protein einzuschalten, hat der Organismus verblüffende Tricks auf Lager, von denen die drei wichtigsten hier kurz erwähnt werden sollen.

Der erste Kniff ist die **Methylierung** der DNA. Wie müssen wir uns das vorstellen? Eigentlich ganz einfach: Wenn an einer oder mehreren Basen eine kleine chemische Wäscheklammer angebracht wird, eine sogenannt Methylgruppe, dann kann die komplementäre Base für die Bildung der RNA nicht mehr abgelesen werden. Meist sind diese chemischen Wäscheklammern an den Startpunkten des Gens angebracht. Die Folge ist also die Sperrung einer Information. Kehren wir zum Bild des Geldboten in seinem Geldtransporter zurück. Wenn seine Sicherheitsüberprüfung keine Freigabe ergeben hat, darf er nicht in den Tresorraum. Die Methylierung ist sozusagen der Prüfdienst, der an bestimmten Geldtransportern ein Schild mit der Aufschrift »Kein Zugang zum Sicherheitsbereich« anbringt. Dies kann dann durchaus zu Problemen in der Bank führen, weil das Geld dort benötigt wird. Ein methyliertes Gen kann also nicht transkribiert, die in ihm enthaltene Information nicht in Boten-RNA verwandelt und »losgeschickt« werden – sie ist gesperrt. Damit kann auch das spezielle Protein, für das sie zuständig ist, nicht (mehr) hergestellt werden.

Dieser Mechanismus ermöglicht, wie schon erwähnt, die Spezialisierung und Differenzierung der Zellen des werdenden Organismus. Methylierungen sind in den meisten Fällen recht stabil, im Gegensatz zu einem anderen Trick der Natur:

Die **Histonmodifikation** ist eigentlich ebenfalls recht einfach. Denken wir noch einmal an den DNA-Faden, der wie ein dünner Zwirnfaden um das Eiweiß-Packmaterial, die Histone, gewickelt ist. Diese Wickelung muss ganz fest sein, um die DNA in den Kern zu bringen und sie gleichzeitig zu schützen. Ziehen wir den Faden zu fest, reißt er ab, bleibt er zu locker, kann er sich verknoten. Beides unerwünscht. Die Lösung ist physikalisch: Das Eiweiß hat positive Ladungen, die DNA mehr negative. Also verbinden sich die beiden wie bei einem Magneten durch die Ladungsunterschiede. Während das Anbringen einer Methylgruppe an die DNA das Ablesen stört, wird das Ablesen durch das Anbringen einer Acetylgruppe (der größeren »Schwester« der Methylgruppe) an die Histone erleichtert, da dies zu einer Verringerung der gegenseitigen Anziehung von DNA und Histon führt. Die Acetylierung funktioniert wie eine »schnelle Eingreiftruppe«, sie kann also kurzfristig auf Umwelteinflüsse reagieren. Ihre Aktionen können auch rückgängig gemacht werden. Wie in einem Haus, in dem Licht und Heizung nicht permanent eingeschaltet sind, sondern nur bei Dunkelheit bzw. Kälte ein- oder ausgeschaltet bzw. herunter- oder heraufreguliert werden.

Neben der Acetylierung der Histone können noch viele andere Histonmodifikationen das Ablesen der DNA modifizieren. Im Bild des Geldboten gesprochen, ist die Histonmodifikation dafür zuständig, die Verriegelung des Bankeingangs zu öffnen, damit der Bote sich auf den Weg zum Tresorraum machen kann. Sie ist also eine Art Gegenspielerin der Methylierung, indem sie das Ablesen von Informationen *ermöglicht*.

Ein weiterer, ebenfalls sehr flexibler Akteur der epigenetischen Einmischung ist die sogenannte **MicroRNA**, also eine Mini-Version eines RNA-Moleküls. Sie ist so etwas wie ein Saboteur, der sich in die Bank schleicht. Dieser Mechanismus greift nicht an der Banktür, beim Ablesen der Information an, sondern bei der Ankunft im Tresorraum. Findet die MicroRNA (kurz: miRNA) eine mRNA, die gerade aus dem Zellkern kommend ihre Botschaft übertragen will, so prüft sie, ob sie selbst komplementär zu dieser RNA passt. Ist dies der Fall, verbindet sie sich mit ihr. Der so entstehende Doppelstrang wird abgeschnitten und zerstört. Die miRNA funkt sozusagen bei der Übersetzung der Information in den Bauplan dazwischen und verhindert ganz oder teilweise die Herstellung des entsprechenden Proteins. (Manche miRNA tun aber auch das Gegenteil: Sie *beschleunigen* die Protein-Produktion sogar, unterstützen also die Übersetzung.)

Die Rolle der miRNA bei der Entwicklung im 1000-Tage-Fenster, bei Veränderungen der Organfunktion oder auch bei Krebserkrankungen rückt immer mehr ins wissenschaftliche Interesse. miRNA scheinen so etwas wie molekulare Schalter zu sein, die ganze Gruppen von Genen abschalten und damit die Differenzierung von Zellen und die Entwicklung verschiedener Gewebe direkt beeinflussen können.

Die verschiedenen Werkzeuge des Epigenoms kommen nicht isoliert zum Einsatz, sondern arbeiten oft im Verbund und entfalten ihre Wirkung zusammen mit weiteren Veränderungen an den Genen, die hier nicht näher beschrieben werden. Methylierung und Histonmodifikationen stehen in direktem Zusammenhang mit unserer Ernährung. Nicht nur, dass unsere Ernährung die Epigenetik direkt beeinflussen kann, sie schreibt auf diesem Weg auch an der Ernährungsbiografie unserer Nachkommen mit. Wir werden darauf noch zu sprechen kommen.

Damit aus der genetischen Information in Form von DNA nach Umschreiben (Transkription) und Übersetzen (Translation) ein Protein (Eiweiß) werden kann, werden Aminosäuren benötigt. Wir Menschen brauchen für unsere Proteine 20 verschiedene Aminosäuren, allerdings können wir davon (je nach Alter) nur zwischen 12 und 16 selbst bilden. Fehlt eine davon, so kann dies Folgen für die Entwicklung haben. Das bedenken wir oft nicht, wenn wir einseitig mit unserer Ernährung spielen und glauben, ganz Herr oder Herrin des Geschehens zu sein. Die Eiweiße können sich beispielsweise mit Fett zu Zellmembranen oder auch zu Gehirnzellen verbinden, oder mit Kohlenhydraten zu Überträgerstoffen, oder sie verkalken und werden zu Knochen. Nicht nur Strukturen, sondern der viele am Stoffwechsel beteiligte Akteure, wie Enzyme oder Hormone, bestehen aus Eiweiß.

Was uns Väter, Mütter und Großeltern unter der Hand vererben

Nach traditioneller Vererbungslehre müsste man davon ausgehen, dass die Reaktion eines Organismus auf Umweltbedingungen nicht vererbt werden kann. Aber selbst als die eben beschriebenen epigenetischen Mechanismen bekannt waren, war man der Auffassung, dass die DNA-Methylierungen der Eltern nicht auf das Genom des Embryos übergehen dürften – weil direkt nach der Befruchtung stets der »Reset-Knopf« gedrückt wird. Das hat einen guten Grund. Bei der Fortpflanzung nach dem Motto »Aus 2 mach 1« gibt es nämlich ein Problem, das alles andere als trivial ist: Mann und Frau sind zwei grundverschiedene Individuen mit grundverschiedenen epigenetischen Mustern in ihren Körper- und auch in ihren Geschlechtszellen. Wenn Spermium und Eizelle aufeinandertreffen, müsste eigentlich das Chaos ausbrechen, tragen doch beide noch das jeweilige epigenetische Muster von Vater bzw. Mutter in sich. Damit dieses Chaos nicht ausbricht, muss im wahrsten Sinne des Wortes »die Platte geputzt werden«, indem alle epigenetischen Markierungen von der DNA des im Entstehen begriffenen neuen Individuums entfernt werden. Und in der Tat sind bis zum dritten Tag nach der Befruchtung die Gene der ersten neuen Zellen vollständig demethyliert. Der große »Reset« setzt alle vorhandenen Einstellungen auf Null, und mit dem bereinigten Genom sind die Zellen nun wieder pluripotent, das heißt offen für Entwicklungen in jedwede Richtung. Bereits zwei Tage später beginnt die erneute Methylierung und setzt so die Differenzierung zu unterschiedlichen Organen und Geweben in Gang.

Aber auch die strengsten Vertreter der Theorien Gregor Mendels und Charles Darwins müssen mittlerweile einräumen, dass es bedenkenswerte Hinweise auf eigentlich für unmöglich gehaltene Vererbungsvorgänge gibt. Eines der bekanntesten Beispiele stammt aus der nordschwedischen Gemeinde Överkalix in der Region Norrbotten, jenseits des Polarkreises. Das Besondere an Norrbotten ist seine prekäre Lage: Wenn die Ostsee zufror, war die Gemeinde noch bis Ende des 19. und Anfang des 20. Jahrhunderts von einer Versorgung durch die Außenwelt so gut wie abgeschnitten. Die mittlere Jahrestemperatur liegt bei 1,5 °C, von Oktober bis April ist das Thermometer meist unter −10 °C, und die Tage sind kurz.

Was die Verfügbarkeit von Nahrung angeht, herrschten dort

Bedingungen, die denen unserer sehr frühen Vorfahren vermutlich recht ähnlich waren: Was im Herbst geerntet wurde, musste bis zur nächsten Ernte reichen. War die Ernte schlecht, war auch die Versorgung im Winter und im darauffolgenden Frühjahr schlecht, und die Menschen mussten immer wieder hungern.

Aufzeichnungen über die Ernte und die Lebensmittelpreise gibt es in Schweden seit 1799. Zugleich kannte Schweden zu Beginn des 20. Jahrhunderts bereits eine »moderne«, systematische Erfassung der Lebensdaten der Menschen sowie der meteorologischen Verhältnisse. Damit war Överkalix ein ideales Versuchsfeld für den schwedischen Gesundheitswissenschaftler Lars Olof Bygren, der seit den 1980er Jahren die damals noch obskur erscheinende Frage untersuchte, ob es einen Zusammenhang gibt zwischen schlechter Nahrungsmittelversorgung der Eltern oder Großeltern und dem Risiko ihrer Kinder bzw. Enkel, frühzeitig zu sterben oder an Herz-Kreislauf-Erkrankungen zu leiden. (Auf ähnliche Skepsis war ja auch der in Kapitel 1 bereits erwähnte David Barker gestoßen, als er in den 1980er Jahren vergleichbare Fragestellungen in England und Wales untersucht hatte.) Über die vorhandenen Klimadaten sowie über regionale Erntestatistiken und Getreidepreise konnte Bygren die fetten von den mageren Jahren trennen. Und er kam zu einem erstaunlichen, 2001 erstmals publizierten Ergebnis: Männer, die im Alter zwischen 9 bis 12 Jahren dank einer sehr guten Ernte *richtig viel zu essen* gehabt hatten, hatten Söhne und Enkel mit einer verkürzten Lebenserwartung. Ihre Enkel starben im Schnitt 6 Jahre früher als die Enkel solcher Männer, die im Kindesalter wenig zu beißen gehabt hatten. Die weitere Analyse dieser Daten legte nahe, dass bereits ein einziger Winter mit Essen in Hülle und Fülle bei einem Heranwachsenden eine biologische Kettenreaktion anstoßen konnte, die dazu beitrug, dass ein halbes Jahrhundert später seine Enkel früher das Zeitliche segneten als andere Familienmitglieder. Umgekehrt war es, wenn der Großvater hungern musste: die Enkel lebten dann länger!

Man kann sich vorstellen, dass diese Ergebnisse zunächst als Unfug abgetan wurden, da man keinen Mechanismus kannte, der diesen rätselhaften Zusammenhang hätte erklären können. Doch die Överkalix-Forschungen gingen weiter und brachten immer mehr Informationen. Wie sich zeigte, war nicht nur die Ernährungslage des Großvaters zu einem bestimmten Zeitpunkt seiner Kindheit mit der Lebenserwartung seiner Enkel verbunden – dasselbe galt auch für Großmütter und ihre Enkelinnen. Allerdings immer nur für die Großeltern väterlicherseits.

Später tat sich Bygren mit Jean Golding zusammen, einer Epidemiologin, die eine große Studie leitete, für die Eltern und Kinder der englischen Grafschaft Avon über einen langen Zeitraum hin untersucht wurden. Unter den Teilnehmern dieser Studie hielten die Forscher gezielt nach solchen männlichen Kandidaten Ausschau, bei denen im kritischen Alter zwischen 9 und 12 Jahren besondere Ereignisse eingetreten waren. Schließlich fanden sie unter den insgesamt 14 024 Vätern der Studie 166, die angaben, dass sie in diesem Alter mit dem Rauchen angefangen hatten. Und siehe da: Die Söhne dieser Väter hatten im Alter von 9 Jahren einen signifikant höheren BMI als andere Kinder.

Warum werden diese epigenetische Markierungen nur über die väterliche Linie vererbt? Eine mögliche Erklärung lautet, dass bei Mädchen die Keimzellen bereits zum Zeitpunkt der Geburt vorliegen, während sich die männlichen erst mit Beginn der Pubertät entwickeln, also in dem Zeitraum vom 9. bis 12. Lebensjahr, der in den Överkalix-Studien die beschriebenen Resultate zeigte. Zu diesem Zeitpunkt sind sie aber gegenüber Umwelteinflüssen und epigenetischen Veränderungen ganz besonders anfällig. Und diese Veränderungen sind offenbar so stabil, dass sie nicht nur das nächste, sondern auch das übernächste »Großreinemachen« in einer befruchteten Eizelle überstehen, weshalb sogar die Enkel noch mit dem Ergebnis der Erfahrungen ihrer Großväter »beglückt« werden. Die Weitergabe von epigenetischen Markierungen in den Keimzellen kann über das

Y-Chromosom erfolgen – vom Großvater über den Vater zum Sohn. Das von der Großmutter stammende X-Chromosom des Vaters kann dieser nur an seine Töchter weitergeben und nicht an die Söhne, die zwar sein Y-Chromosom, aber das X-Chromosom der Mutter erhalten. Genau dies erklärt die Ergebnisse der Överkalix-Studie.

Schauen wir uns nun die Bestandteile unserer Nahrung genauer an – und wie wir am besten an sie herankommen.

Kapitel 3:
Makro und Mikro: Die Nährstoffe

Unsere Ernährung setzt sich ganz grob aus zwei unterschiedlichen Bestandteilen zusammen: denen, die dem Körper Energie und Baustoffe liefern, und denen, die dies nicht tun, aber für wichtige Stoffwechselvorgänge und Regulationsaufgaben gebraucht werden.

Für die Energie und Baumaterial liefernde Nahrung, also Fett, Kohlenhydrate und Proteine (Eiweiß), hat sich der Begriff **Makronährstoffe** eingebürgert. Die Vorsilbe »makro« (griechisch für »groß«) ist aus gleich zwei Gründen gerechtfertigt: zum einen handelt es sich um relativ große Moleküle, die aus kleineren Einzelbausteinen zusammengesetzt sind, zum anderen brauchen wir von diesem Nährstofftyp viel größere Mengen als von den Vitaminen, Mineralen und Spurenelementen, die unter dem Namen **Mikronährstoffe** zusammengefasst werden. Die Makronährstoffe machen uns satt und sind in gewissem Umfang gegeneinander austauschbar, das heißt, wir können uns durchaus eine Weile nur von Kohlenhydraten (z. B. Reis, Mais, Weizen) oder von Eiweiß (z. B. Fleisch, Milchprodukte) ernähren; mit Vitaminen oder anderen Mikronährstoffen wäre das nicht möglich.

Eiweiß (Protein) kann pflanzlicher oder tierischer Herkunft sein. Doch egal, ob es aus Hülsenfrüchten, Nüssen, Samen, Fleisch, Eiern oder Milchprodukten stammt: In unserem Verdauungstrakt wird es in seine Bausteine, die Aminosäuren, zerlegt. Sie sind die Grundstoffe für die Herstellung körpereigener Proteine. Die mit der Nahrung aufgenommenen Eiweißstoffe erfüllen zwei wichtige Aufgaben: die Versorgung mit allen Aminosäurebausteinen, die unser Körper nicht selbst herstellen kann, und die Versorgung mit Stickstoff, den der Organismus für die Eigenproduktion von Aminosäuren und anderen stickstoffhaltigen Verbindungen benötigt. In einer normalen Mischkost kommen alle Aminosäuren in ausreichender Menge vor. Als Energielieferanten sind Proteine weniger geeignet als Fett oder Kohlenhydrate, da die Zerlegung in die kleinen Bausteine im Darm und das Wiederzusammenfügen im Organismus ihrerseits Energie verbrauchen.

Pflanzliche und tierische **Fette** sind die wichtigsten Energiequellen für den menschlichen Körper. Allerdings wird Fett nach der Aufnahme über den Darm direkt gespeichert und nur in Ausnahmefällen sofort als Energiequelle genutzt. Doch die Nahrungsfette füllen nicht nur unsere Energiespeicher, sondern liefern auch Bausteine für die Zellmembranen. Darüber hinaus enthalten einige von ihnen Omega-6- und Omega-3-Fettsäuren, die eine wichtige Rolle im Immunsystem und bei der Entwicklung des Gehirns spielen. Die *Linolensäure* beispielsweise ist eine solche Fettsäure – und sie ist *essentiell,* das heißt, wir können sie nicht selbst herstellen, sondern müssen sie uns mit der Nahrung zuführen. Linolensäure ist vorwiegend in Fisch und in einigen Ölsaaten (z. B. Leinsamen, Raps, Sonnenblumenkernen) enthalten.

Kohlenhydrate, also Zucker und Stärke, sind unsere Hauptenergielieferanten und dienen, anders als Fette, der *raschen* Energieversorgung. Deshalb veranstalten Marathonläufer am Vorabend oft Nudelpartys – die Kohlenhydrate stehen als schneller Schutz vor plötzlichem Energieabfall zur Verfügung. Die verschiedenen Arten von Kohlenhydraten sind in großer Menge in allen Arten von Knollen, Hülsenfrüchten, Wurzeln, Getreide, Obst, Gemüse und auch in Blättern enthalten. Einer der bekanntesten und wichtigsten Kohlenhydratbausteine ist Glukose (Traubenzucker).

Was ist, wenn eines von drei Makronährstoff-Standbeinen fehlt? Solange die anderen Makronährstoffe genügend Energie liefern, passiert *zunächst einmal* nichts Dramatisches. Betrachtet man nur die Energieversorgung, ist es durchaus möglich, eine gewisse Zeit lang weitgehend auf Fett zu verzichten (z. B. bei strengen

Reduktionsdiäten) – dann muss die Energie eben aus Eiweiß und Kohlenhydraten kommen. Und wer kein tierisches Eiweiß zu sich nehmen möchte, kann auf Eiweiß aus pflanzlichen Quellen wie Soja zurückgreifen. So gesehen scheinen Makronährstoffe als Energielieferanten austauschbar zu sein. Aber der Schein trügt, denn jeder Makronährstoff transportiert auch spezifische Mikronährstoffe – und diese sind nicht ohne Weiteres austauschbar, wie weiter unten erläutert wird.

Unter Diätgurus wird gerne und regelmäßig darüber gestritten, ob Fett oder Kohlenhydrate die »eigentlichen« Dickmacher sind. Aber das geht völlig am Problem vorbei: Was uns »dick« macht, ist ein Zuviel an Energie. Wenn wir dauerhaft mehr Energie aufnehmen, als wir verbrauchen, werden wir dick. »Verbrauch« heißt in diesem Zusammenhang: Verlust durch körperliche und geistige Aktivität (immerhin 25 Prozent der zugeführten Energie werden vom Gehirn in Anspruch genommen), durch Wärmebildung (»Kalorie« kommt vom Lateinischen *calor* für »Wärme«) und durch den Stoffwechsel, also die Vorgänge im Körper selbst. Unter Figur-Gesichtspunkten nützt es rein gar nichts, einen Makronährstoff in der Menge zu reduzieren, wenn man die so eingesparte Energie dann mit einem anderen aufnimmt.

Über die Sinnhaftigkeit entsprechend einseitiger Diäten, wie z. B. »Low Carb«, finden Sie mehr im Kapitel 6. Und Kapitel 4 verrät mehr darüber, welche Nährstoffkombinationen unser natürliches Sättigungsgefühl austricksen, sowie über das egoistische Gehirn, dem es ganz egal ist, ob wir dick werden.

Was sind Mikronährstoffe?

Mikronährstoffe, also Vitamine, Mineralstoffe und Spurenelemente, erfüllen die unterschiedlichsten Aufgaben. Viele Stoffwechselvorgänge finden nur statt, wenn die richtigen Mikronährstoffe zur rechten Zeit in ausreichender Menge vorhanden sind. Manche dienen als sogenannte Radikalfänger, andere sind am Ablesen von Genen im Zellkern beteiligt. Salopp gesagt: Wenn die Makronährstoffe der Treibstoff des Lebens sind, dann sind die Mikronährstoffe einerseits die Zündfunken, die den Verbrennungsmotor anwerfen, und andererseits das Öl, das dafür sorgt, dass alles läuft »wie geschmiert«. Ohne sie bliebe das vollgetankte Auto schnell mit einem »Kolbenfresser« liegen.

Fehlt z. B. ein einzelnes oder gar eine Gruppe von *Vitaminen*, hat dies direkte Auswirkungen auf den Energiestoffwechsel. Dies zeigt sich vor allem an solchen Geweben, die schnell nachwachsen und folglich viel Energie benötigen, wie z. B. die Schleimhäute. Jeder kennt das Brennen der geröteten Augenschleimhäute und die schmerzhaften und lästigen Veränderungen der Mundschleimhaut, wenn er stark erschöpft, verkatert oder krank ist. Aber auch das Gehirn ist betroffen und zeigt Symptome wie Müdigkeit und Appetitlosigkeit; sogar psychotische Veränderungen können einen Bezug zu einem gestörten Energiestoffwechsel haben. Alle genannten Symptome sowie körperliche Schwäche und starke Stimmungsschwankungen können Frühsymptome eines Mangels an bestimmten Mikronährstoffen sein. Später kann man diesen Mangel dann auch anhand der Veränderung der Konzentrationen im Blut zeigen – besonders bei den wasserlöslichen und deshalb nicht speicherbaren Vitaminen B und C sowie bei Eisen und Zink.

Auch die Substanzen, die für epigenetische Prozesse notwendig sind, also für die Anpassung des Organismus an Umweltbedingungen, gelangen durch die Ernährung in unseren Körper. Zu den Stoffen, die die »epigenetischen Schalter« betätigen, zählen beispielsweise Folsäure, Vitamin B_{12}, Cholin, Betain und die Aminosäure Methionin; wir erhalten sie durch den Verzehr pflanzlicher oder tierischer Nahrung. (Diese Vorgehensweise des Organismus ist übrigens sehr ökonomisch: Da der Mensch als Omnivore ohnehin regelmäßig Tiere und Pflanzen zu sich nimmt und damit auch deren Mikronährstoffe, wäre es Energieverschwendung, wenn er sie aufwändig selbst erzeugte. Allerdings sollte man dem Körper dann die entsprechende Nahrung auch nicht systematisch vorenthalten …) Verschiedene »bioaktive Substanzen« wie etwa das in der Sojabohne enthaltene *Genistein* oder *Katechine*, die im grünen Tee (teilweise auch in anderen Teesorten) und in der dünnen Haut der Cashewnüsse vorkommen, wirken bei der in Kapitel 2 erwähnten Methylierung (Sperrung) von DNA-Abschnitten mit. *Resveratrol* hingegen, der »magische« Inhaltsstoff des Rotweins, sowie verschiedene schwefelhaltige Verbindungen, wie sie z. B. in Knoblauch zu finden sind, haben Einfluss auf die Acetylierung (das »Lösen der Verriegelung«). Vielleicht helfen uns solche Erkenntnisse in Zukunft, die Wirkung von »gesunder Ernährung« besser zu verstehen.

Aber die Nahrung bringt vermutlich auch unwillkommene epigenetische Akteure wie die bereits erwähnten MicroRNA in unseren Körper. Es gibt eine Hypothese, wonach solche »eingeschleusten« miRNA einen schädlichen Einfluss auf die Ablesbarkeit von Genen nehmen können, mit denen sie »natürlicherweise« gar nichts zu tun haben.

Wozu brauche ich Mikronährstoffe?

Grundsätzlich lassen sich wasserlösliche und fettlösliche Vitamine unterscheiden. Die meisten Minerale und Spurenelemente sind ebenfalls wasserlöslich. **Wasserlösliche Mikronährstoffe** gelangen nach der Aufnahme im Darm zunächst in das Blut, welches dann zuerst die Leber erreicht. Hier werden einige von ihnen durch chemische Reaktionen aktiviert und dann über das Blut an andere Organe abgegeben. Andere wiederum, wie z. B. Vitamin C, müssen nicht aktiviert werden. Dauerhafte Speicher legen wir von wasserlöslichen Mikronährstoffen nicht an. Ein Teil der wasserlöslichen Vitamine kann immerhin einige Tage bis wenige Wochen lang in der Leber gespeichert werden. Nur das Vitamin B_{12} wird für viele Monate bis Jahre eingelagert. (Fettlösliche Vitamine werden übrigens überhaupt nicht gespeichert.)

Verallgemeinernd lässt sich sagen, dass die wasserlöslichen Vitamine so etwas wie Katalysatoren für Stoffwechselvorgänge sind,

Quellen und biologische Funktion von wasser- und fettlöslichen Vitaminen

Vitamin	Quellen*	Funktion	Risikogruppen**
Vitamin C	**Paprika, Hagebutten,** Südfrüchte	Antioxidans (»Radikalfänger«); aktiviert Enzyme für Hormon- und Knorpelsynthese	Alkoholkranke, Senioren
Thiamin (B_1)	**Schweinefleisch,** Vollkornprodukte, Hefe, Bohnen	Energiestoffwechsel (besonders Kohlenhydrat-Verarbeitung)	Alkoholkranke, Senioren, Patienten mit Hypermetabolismus (gestörter Stoffwechsel, z. B. durch Krebs oder schwere Verletzungen)
Riboflavin (B_2)	**Leber, Milch,** Eier, Roggenkeime	Energiestoffwechsel; Antioxidans	Alkoholkranke, Patienten mit Hypermetabolismus
Pyridoxin (B_6)	**Keimlinge,** Leber, Vollkornprodukte, Hülsenfrüchte	Koenzym zahlreicher Enzyme im Aminosäurestoffwechsel; Blutbildung	Alkoholkranke, Senioren, Patienten mit Hypermetabolismus
Kobalamin (B_{12})	**Leber,** Schweinefleisch, Fisch	Bestandteil von Enzymen im Nukleinsäurestoffwechsel und bei Methylierungsvorgängen, Interaktionen im Folsäurestoffwechsel	Senioren, Veganer, Patienten mit Magenschleimhautentzündung
Folsäure und Folate	**Leber** (optimale Bioverfügbarkeit), Vollkornprodukte, Gemüse	Übertragung von Methylgruppen (Epigenom)	Senioren, Alkoholkranke
Pantothensäure	fast alle Lebensmittel	Energiestoffwechsel	Alkoholkranke

Vitamin	Quellen*	Funktion	Risikogruppen**
Biotin	**Leber, Soja,** Nüsse, Eier (Bildung durch Darmflora ohne wesentliche Bedeutung)	Fett- und Eiweißstoffwechsel	Alkoholkranke
Niacin	**Leber**, Fisch, Kaffee	Energiestoffwechsel	Alkoholkranke
Vitamin A	**Leber**, Eier	hormonähnliche Wirkung, Zellerneuerung, Immunsystem	Veganer, Patienten mit Fettverdauungsstörung
Vitamin D	**fetter Fisch**	hormonähnliche Wirkung, Zellerneuerung, Immunsystem	Senioren, Menschen mit zu wenig Kontakt mit Sonnenlicht
Vitamin E	pflanzliche Fette und Öle	Antioxidans	Patienten mit Fettverdauungsstörung
Vitamin K	grünes Blattgemüse	Gerinnung, Knochenaufbau	Personen mit Fettverdauungsstörung

* **Fett** gedruckt = ergiebigste Lebensmittel; hiervon braucht man am wenigsten, um den Tagesbedarf zu decken
** Gruppen, bei denen häufiger ein klinisch sichtbarer Mangel beobachtet wird

besonders im Energiestoffwechsel. Verbrauche ich also viel Energie, so benötige ich auch entsprechend viele wasserlösliche Vitamine. Neben der Rolle im Energiestoffwechsel haben wasserlösliche Vitamine aber noch viele weitere Funktionen, und es werden immer noch neue entdeckt.

Die **fettlöslichen Vitamine** hat man zwar früh entdeckt, ihre eigentlichen Funktionen jedoch zunächst verkannt. Das Wissen beschränkte sich auf Erkenntnisse wie: Vitamin A ist gut für die Augen, Vitamin K braucht es für die Blutgerinnung, die E-Vitamine sind Antioxidantien und Vitamin D ist gut für die Knochen. Inzwischen weiß man mehr und erkennt die fundamentale Wirkung der beiden Vitamine A und D für vieles, was mit der Entwicklung und der Regeneration von Organen und Geweben und mit unserem Immunsystem zu tun hat. Und Vitamin K und E spielen offensichtlich eine wichtige Rolle, wenn es um die Gesundheit unserer Gefäße geht.

Fettlösliche Vitamine gelangen nach Verzehr und Aufnahme im Darm zunächst nicht ins Blut (dafür müssten sie wasserlöslich sein), sondern liegen in Fettkügelchen verpackt vor und werden über die sogenannten Lymphwege transportiert. In das arterielle Blut und von dort aus in die verschiedenen Organe, vor allem die Leber, gelangen sie über eine Schulterarterie, die Schlüsselbeinvene. In der Leber werden die Vitamine aus den Fettkügelchen freigesetzt und zum Weitertransport im Blut an Eiweiß gebunden. Einer Unterversorgung mit fettlöslichen Vitaminen liegt meist eine Fettverdauungsstörung zugrunde, wie sie bei Erkrankungen wie der Mukoviszidose oder nach chirurgischen Eingriffen wie Magenverkleinerung oder Darmverkürzung auftritt.

Wo bekommen wir unsere Mikronährstoffe her?

Teilt man Lebensmittel nach ihrer Bedeutung für die tägliche Mikronährstoffversorgung ein und berücksichtigt dabei auch die Verzehrmenge, so wird schnell deutlich, dass vor allem tierische Lebensmittel eine Sonderstellung einnehmen. Die in den Tabellen angegebenen Lebensmittel müssen nur in geringer Menge (weniger als 100 Gramm) verzehrt werden, um die täglich benötigte Menge an Mikronährstoffen zu liefern. Leider handelt es sich oft um Speisen, die auf den Tischen der armen Bevölkerung nie oder sehr selten zu finden sind. Die wichtigste Vitamin-A-Quelle des Menschen ist beispielsweise Leber, gefolgt von fettem Fisch (Aal) und Eigelb. Gute Zinkquellen sind ebenfalls Leber, in begrenztem Maße auch Fleisch und verschiedene Käsesorten. Für Eisen sieht die Situation ähnlich aus; auch hier steht Leber im Vordergrund. Jod kommt vorwiegend in Fisch und

Vorkommen und Wirkungsweise von Spurenelementen

Element	Quellen	Funktion	Risikogruppen
Fluor	Versorgung kritisch, da nur geringe Konzentrationen in Lebensmitteln	wichtig für die Stabilität von Knochen und Zähnen	Schwangere und Stillende
Zink	**Austern, Leber**, Fleisch, Keimlinge	ca. 50 zinkabhängige enzymatische Reaktionen bekannt, z. B. Alkoholabbau; Bedeutung im Immunsystem (Infektabwehr)	Veganer und Personen mit chronischen Darmerkrankungen
Selen	**Fleisch**, Eier, Getreide – je nach Selengehalt der Böden	aktiviert viele antioxidativ wirksame Enzyme	Veganer und Personen mit chronischen Darmerkrankungen
Kupfer	**Nüsse**, Kakao, Schokolade, Keimlinge, **Leber**	Bedeutung in der Abwehr reaktiver Sauerstoffverbindungen; Zink kann die Aufnahme im Darm hemmen.	Veganer, Personen mit chronischen Darmerkrankungen
Mangan	Keimlinge, Sojabohnen, Vollkornprodukte	Aktivierung antioxidativer Enzyme	keine bekannt
Molybdän	Keimlinge, Hülsenfrüchte	Aktivierung antioxidativer Enzyme	keine bekannt
Chrom	Keimlinge, Gewürze	Bedeutung für den Glukosetoleranzfaktor (nicht letztlich gesichert)	keine bekannt
Vanadium	Hülsenfrüchte	unklar, evtl. Einfluss auf den Knochenaufbau	keine bekannt

Algen vor, die neben diesem Mikronährstoff auch noch wichtige Fettsäuren und Vitamin D liefern. Selbstverständlich enthalten auch andere Lebensmittel solche Mikronährstoffe, aber sie müssen oft in weitaus größerer Menge aufgenommen werden, um die Versorgung sicherzustellen.

Die **Leber** enthält nicht zufällig besonders viele wertvolle Mikronährstoffe – sie ist ja deren Speicherorgan. Vielfach geistert noch die Vorstellung herum, man solle Leber meiden oder nur in kleinsten Mengen essen, weil sie stark schadstoffbelastet sei. Das Bundesamt für Risikobewertung (BfR) hat die Belastung 2010 untersucht und festgestellt, dass tierische Leber seit Jahren so gut wie keine Schadstoffe mehr enthält und sogar weniger belastet ist als Gemüse und Getreide, die wir ja täglich verzehren. (Eine Ausnahme bildet lediglich Fischleber, insbesondere Dorschleber hat eine hohe Belastung.) Und was ist mit den Hormonen, von denen man immer wieder hört? Auch hier gibt das BfR eine eindeutige Antwort: »Die Gehalte an Progesteron, Testosteron und Östrogen sind in Kuhmilch im Vergleich zu Muskelfleisch oder den verzehrbaren Organen von Schlachttieren oder zu Fisch, Eiern oder vegetarischen Lebensmitteln höher. Ein erheblicher Anteil der von einem Erwachsenen über diese Lebensmittel täglich aufgenommenen Gesamtmenge an Östrogenen (ca. 60 Prozent) und Progesteronen (ca. 80 Prozent) stammt aus Kuhmilch.« Eine Scheibe Leber alle vierzehn Tage ist also nicht nur völlig unbedenklich, sondern eine wahre Vitaminbombe, um nicht zu sagen, eine empfehlenswerte Nahrungsergänzung.

Weizen, Mais und Reis liefern 75 Prozent der Weltversorgung mit Nahrungsenergie, also Kalorien. Und auch die weltweite Eiweißversorgung erfolgt zu über 50 Prozent durch Lebensmittel mit geringem Gehalt an Mikronährstoffen: Weizen, Mais, Reis, Hirse, Roggen, Hafer und Gerste. Diese Ernährungsform hat nur noch sehr wenig mit unseren evolutionären Wurzeln zu tun. Bis vor 15 000 Jahren spielten Getreideprodukte nur eine untergeordnete Rolle. Basis der Ernährung waren Fisch, Fleisch und, soweit verfügbar, süße Früchte, Blätter und

Wurzeln. Damit wurde der tägliche Mikronährstoffbedarf offensichtlich über eine sehr lange Zeit gesichert. Die vor etwa 12 000 Jahren erfolgte Umstellung auf Getreide als lagerfähige und damit krisensichere Nahrung hat zwar wesentlich zur Beseitigung des Hungers beigetragen, aber auch zu einer Einschränkung des Angebots an Mikronährstoffen geführt. Das zeigen Untersuchungen an Skeletten und Zähnen, die erstmals Anzeichen degenerativer Veränderungen aufweisen. (Warum die sogenannte *Paleo-Diät* trotzdem keine sinnvolle Ernährung für Menschen des 21. Jahrhunderts ist, wird im Kapitel 6 näher erläutert.) Kleine wirtschaftshistorische Anmerkung: Gleichzeitig war die Umstellung auf den Getreideanbau auch der Beginn des Handels mit Lebensmitteln zwischen denen, die Lebensmittel im Überfluss hatten, und solchen, die auf deren Erwerb angewiesen waren.

Heute ist Getreide vor allem in den ärmeren Ländern für bis zu 80 Prozent der Energie- und bis zu 60 Prozent der Eiweißversorgung zuständig. Da bleibt nur noch wenig Raum für Lebensmittel, die der Mikronährstoffversorgung dienen könnten. Wer sich so ernährt, fühlt sich zwar satt, leidet aber dennoch an Unterernährung – dem bereits erwähnten *hidden hunger*. Hinzu kommt, dass die wenigen Mikronährstoffe, die im Getreide vorhanden sind, auch noch schlecht aufgenommen werden. Dies gilt auch für eine Reihe weiterer pflanzlicher Lebensmittel. Zu dieser Schwachstelle der veganen Ernährung finden Sie Näheres ebenfalls im Kapitel 6.

»In den modernen Lebensmitteln sind doch gar keine Vitamine mehr drin!«
Dieses gerne gebrauchte Werbeargument der Hersteller künstlicher Vitamine ist ebenso falsch wie die Behauptung, Biokost sei schon deshalb gesünder, weil sie mehr Vitamine enthalte. Es kommt stets auf die Bedingungen an, unter denen Obst und Gemüse wächst. Und auch die Vorstellung, dass Obst und Gemüse die wichtigsten Vitaminlieferanten seien, entstammt einer anderen Zeit. Damals gab es die Fülle des heutigen Angebots nicht – und Arme konnten sich vitaminhaltige Lebensmittel wie Fleisch und Fisch nicht leisten. Damals setzte sich der Slogan

durch: *An apple a day keeps the doctor away*. Nichts gegen einen Apfel am Tag, aber eine Vitaminbombe ist er keinesfalls. Ein normal großer Apfel deckt maximal 2 Prozent des täglichen Vitaminbedarfs. Eine Ausnahme ist das Vitamin C: Dieses sitzt in der Schale und erreicht immerhin 10 Prozent oder sogar mehr – je nachdem, wie viel Sonne der Apfel bis zur Ernte erhalten hatte. Denn Pflanzen und ihre Früchte schützen sich mit Vitamin C gegen die Sonneneinstrahlung und die dadurch verstärkte Aktivität von freien Radikalen. Je mehr Sonne, desto mehr Vitamin C – auch in Blattgemüse wie z. B. Spinat. Ganz allgemein kann gelten, dass die Menge an Antioxidantien bei Obst und Gemüse mit großer Oberfläche stärker schwankt als bei solche Sorten, die unter der Erde oder schattig wachsen. Grundsätzlich hängt der Gehalt an Mikronährstoffen bei Obst und Gemüse von den Wachstumsbedingungen (Sonne, Ozon, Bodenbeschaffenheit, Düngung und Reifegrad) ab.

Wie viel brauche ich wovon, und wer sagt mir das?
Gesundheitsbewusste Menschen fragen sich oft, wie sie ihre Ernährung gestalten sollten und ob sie bestimmte Vitamine und Spurenelemente als Supplemente (Nahrungsergänzungsmittel) zu sich nehmen sollten. Die Antworten, die sie auf solche Fragen bekommen, sind allerdings oft verwirrend und widersprüchlich, weil sich darin medizinische, ernährungsideologische und kommerzielle Motive mischen. Schon die Antworten von Ärzten unterscheiden sich je nach deren Wissensstand und Überzeugungen; der Apotheker, die Homöopathin und die berühmte »Oma-Weisheit« sagen wieder etwas anderes; die massive Werbung für Vitaminpräparate stellt nochmals andere Aspekte in den Vordergrund – und der Verbraucher weiß am Ende überhaupt nicht mehr, woran er sich halten soll. Hilfreich ist es sicherlich immer, sich zu fragen, welches Interesse hinter einer bestimmten Empfehlung steckt.

Am Anfang standen und stehen die immer weiter wachsenden Erkenntnisse über Vitamine, über deren Funktion im Körper und über die jeweilige Mangelerkrankung. Im nächsten Schritt muss der

Vitaminbedarf ermittelt werden: Wie viel braucht ein Mensch von einem bestimmten Vitamin, um keinen Mangel zu leiden? In verschiedenen, teilweise ethisch kaum vertretbaren Experimenten wurde beim Menschen geprüft, wie lange es wohl dauert, bis Mangelzeichen auftreten. So führte eine Vitamin-A-Mangelernährung bei Gefangenen in Großbritannien 1949 zu mehreren Fällen von Tuberkulose und Entzündungen des Mittelohres. Mit ähnlichen Versuchen hat man herausfinden wollen, wie viel von einem Vitamin nötig ist, um die Mangelerscheinungen wieder zum Verschwinden zu bringen. Daraus hat man dann den »Geschätzten Mittleren Bedarf« (GMB) abgeleitet. Die dabei verwendeten statistischen Methoden machen die Ergebnisse allerdings mehr als vage und auf einen einzelnen Menschen praktisch nicht anwendbar. Es wurde auch nicht berücksichtigt, wo ein Mensch lebt, wie seine traditionelle Ernährung aussieht, wie sich der Vitaminbedarf bei chronisch Kranken verändert etc. Dennoch werden auf der Basis des GMB heute internationale Empfehlungen abgegeben. Deren Aussagekraft muss zumindest mit einem großen Fragezeichen versehen werden. Sie basieren allenfalls auf groben Schätzungen.

Woran erkenne ich einen Mangel?

Einen klinisch sichtbaren, also durch Blutuntersuchung und in Form klarer Symptome feststellbaren Mangel dürfte es in Deutschland nur noch in klar definierten Fällen wie Alkoholkrankheit, einer Störung der Vitaminaufnahme bei Darmerkrankungen oder nach Übergewichtsoperationen sowie Krebserkrankungen geben. Ein zusätzliches Problem ist, dass das klinische Bild der Mangelerkrankungen selten eindeutig ist, weil eine unzureichende Ernährung in der Regel nicht *die eine* klar umrissene Krankheit auslöst, sondern es meist um ein Zusammentreffen verschiedener Krankheiten und Symptome geht. Zumal es auch eher selten ist, dass nur ein ganz bestimmtes Vitamin oder Mineral fehlt und alles andere ausreichend vorhanden ist.

Typische Zeichen von Vitaminmangel

Vitamin	Mangelerkrankung	Weitere Frühwarnzeichen und Symptome
Vitamin A	Nachtblindheit, verschiedene Augenerkrankungen	Früh: Störung des Immunsystems mit gesteigerter Infektanfälligkeit; eingeschränkte Regenerationsfähigkeit von Haut und Schleimhaut, besonders im Bereich der Atemwege
Vitamin C	Skorbut (mit Veränderung vieler Stoffwechselvorgänge)	Früh: Infektanfälligkeit; neurologische Symptome: Hysterie, Hypochondrie, Depression, Störung des Gedächtnisses
Vitamin D	Rachitis	Früh: Störung des Immunsystems mit gesteigerter Infektanfälligkeit; Kinder: Rachitis, Erwachsene: Knochenerweichung (Osteomalazie, nicht zu verwechseln mit Osteoporose)
Vitamin E	keine typischen Symptome beim Menschen	verringerte Lebensdauer der Erythrozyten, erhöhte Oxidation von Fetten in der Zellmembran
Thiamin (Vitamin B_1)	Beriberi	Früh: Muskelkrämpfe, Appetitverlust, Parästhesien (Kribbeln oder schmerzhafte unklare Beschwerden in der Haut, besonders der Arme und Beine); Beriberi: Herzrhythmusstörungen, Ödeme
Riboflavin	keine typischen Symptome beim Menschen	Früh: Muskelschwäche, Appetitverlust; Spät: Entzündung von Lippen und Zahnfleisch, »Landkartenzunge«
Niacin	Pellagra (Hautkrankheit), Dermatitis, neurologische Symptome	neurologische Symptome: Depression, Apathie, Tremor (Zittern)
Vitamin B_6	Blutarmut, Gewichtsverlust, Verdauungsstörungen	Krämpfe beim Neugeborenen, Depression, Gedächtnisstörungen

Vitamin	Mangelerkrankung	Weitere Frühwarnzeichen und Symptome
Folsäure	Blutarmut, Magersucht, Erbrechen, Durchfall	gehäuft Depressionen und Psychosen, Blutgerinnungsstörung, Blutarmut
Vitamin B_{12}	Blutarmut, Rückenmarksschädigung	Gedächtnisstörungen, EEG-Veränderungen, Lähmungen durch Abbau von Nervensubstanz im Rückenmark

Die klinischen Zeichen bei einem Mangel an **Mineralen und Spurenelementen** sind weitaus weniger typisch, da diese ebenfalls selten alleine vorkommen.

Substanz	Mangelerkrankungen	Weitere Frühwarnzeichen und Symptome
Eisen	Blutarmut	Früh: Müdigkeit, Infektanfälligkeit, Störung des Immunsystems
Zink	chronische Durchfälle, Haarverlust	Früh: Geruchs- und Geschmacksstörungen, Appetitverlust
Kalzium	Knochenaufbaustörung	Mineralisierungsstörung des Knochens bis zum 20. Lebensjahr mit erhöhtem Osteoporoserisiko im Alter
Jod	Kropf	Früh: Störungen der mentalen Entwicklung und Störung im Energiestoffwechsel

Es gibt eine ganze Reihe weiterer Minerale und Spurenelemente, deren Mangel in Deutschland jedoch – anders als immer wieder verkündet – sehr selten ist, wie z. B. Selen oder Magnesium.

Was sagt mein Hausarzt?
Auch wenn es schwer begreiflich ist: Das Fach »Ernährung« gibt es in der Ausbildung von Medizinern nicht. Und so retten sich viele Ärzte, wenn sie gefragt werden, ob vielleicht ein Mangel vorliege, in die Aussage: »Das können wir mal im Blut überprüfen.« Damit liegen sie ganz im Trend verschiedener Fachgesellschaften, die der Meinung sind, dass ein Mikronährstoffmangel erst dann behandelt werden sollte, wenn er im Blut nachgewiesen ist. Das Problem ist allerdings: Eine schlechte Versorgung mit Mikronährstoffen kann in den wenigsten Fällen im Blut nachgewiesen werden. Beziehungsweise erst dann, wenn der Mangel sehr ausgeprägt ist – also deutlich zu spät. Der Grund dafür ist, dass sich der Körper bemüht, den Vitaminspiegel im Blut so lange wie möglich stabil zu halten, und dafür seine Speicher notfalls restlos leerräumt. Im Blut zeigt sich ein Mangel, beispielsweise von Vitamin E, also erst, wenn keinerlei Reserven mehr vorhanden sind. Das ist so, als wenn die Tankleuchte eines Autos erst in dem Moment aufleuchtet, in dem der Motor wegen Benzinmangels ausgeht. Ein weiterer Grund, der gegen das Vertrauen auf den Vitaminspiegel im Blut spricht: Das Blut ist der Transporteur für die »Nothilfe« der Organe untereinander. Bleibt z. B. die Folsäure in der Nahrung aus, so geben Gewebe, die weniger Folsäure benötigen, diese ins Blut ab, damit andere Gewebe mit dringenderem Bedarf besser versorgt sind. Folglich können die Blutwerte bei Defiziten sogar vorübergehend ansteigen. Daraus dann zu schließen, dass die Versorgung besonders gut sei, wäre so, als würde man aus einem massiven Auftreten von Polizeiwagen mit Blaulicht auf eine besonders gute Sicherheitslage schließen statt auf einen großen Zwischenfall.

Und manche Vitamine, wie z. B. Vitamin C, können sich auf unterschiedlichste Blutbestandteile (Kompartimente) wie Erythrocyten, Leukocyten, Makrophagen etc. verteilen. Sie nehmen sozusagen jedes Mal ein anderes Fahrzeug – wie ein Geheimagent, der seine Verfolger abschütteln will. Dann hängt das Ergebnis der Statusanalyse ganz davon ab, welches Verkehrsmittel, also welches Kompartiment gerade analysiert wird. Der immer wieder vermutete höhere Bedarf von Rauchern an Vitamin C und E ist genau auf eine solche Umverteilung zurückzuführen. Die Blutwerte sind im Vergleich zu Nichtrauchern zwar niedriger, die Werte in der Alveolarflüssigkeit (Flüssigkeit in den kleinen Atembläschen der Lunge) dagegen höher.

Die Liste der Probleme bei der Blutanalyse ließe sich beliebig fortsetzen und zeigt, dass aus diesen Werten kaum auf den tatsächlichen Vitaminstatus geschlossen werden kann. Hinzu kommt, dass die Plasmaspiegel einzelner Vitamine je nach Alter, Geschlecht und Gesundheitszustand unterschiedlich sein können.

Von Vitamin D und Vitamin B_{12} einmal abgesehen, ist die Analyse der Blutwerte eines einzelnen Vitamins auch deshalb wenig sinnvoll, weil ein isoliertes Defizit in Deutschland im Gegensatz zu armen Ländern schwer vorstellbar ist. Viel wahrscheinlicher sind kombinierte Defizite in Folge unausgewogener Ernährung oder aber auch bei Erkrankungen wie Kurzdarm, Mukoviszidose oder Krebs. Um das Problem zu illustrieren: Ein kombiniertes Defizit z. B. der Vitamine B_6, B_{12} und Folsäure lässt sich durch die Analyse des Stoffwechselproduktes Homocystein erfassen. Ist dessen Konzentration erhöht, so ist das ein starker Hinweis darauf, dass entweder eines der genannten Vitamine oder auch alle drei fehlen. Wer aber genau der Kandidat ist, der substituiert werden sollte, lässt sich schwer feststellen. Folglich ist eine gezielte Untersuchung der individuellen Ernährung zielführender. Wenn der Arzt weiß, was sein Patient isst, kann er schneller als durch eine aufwändige Blutuntersuchung beurteilen, wie dessen Vitaminstatus aussieht.

Wenn es um die anderen Mikronährstoffe wie Eisen oder Jod geht, lassen sich Defizite zwar erkennen – aber sie können Ursachen haben, die nichts mit Ernährung zu tun haben. Dies gilt ganz besonders für Eisen. Hier können unbemerkte Entzündungen oder auch eine Unterversorgung mit Vitaminen (A, C) vorliegen. Der Eisenmangel gehört weltweit zu den häufigsten isolierten Defiziten; er betrifft besonders

Frauen. Nach Schätzung der WHO sind mehr als eine Milliarde Menschen von Eisenmangel betroffen; er äußert sich in der Regel in einer Anämie (Blutarmut). Deren mögliche gesundheitliche Konsequenzen (Infektanfälligkeit, Entwicklungsstörungen in Schwangerschaft und Kindesalter) sollten immer dazu führen, dass die Ursache geklärt wird, um gegebenenfalls eine gezielte Therapie mit Eisentabletten einzuleiten. Womit wir bei den besonderen Problemen der Nahrungsergänzungsmittel sind.

Nahrungsergänzungsmittel – sinnvoll oder nicht?
Das Angebot an Nahrungsergänzungsmitteln (Supplementen) mit den unterschiedlichsten Kombinationen und Indikationen ist kaum noch zu überblicken. Viele der angepriesenen Wirkungen sind jedoch fragwürdig oder auch völlig ungeprüft. Den vielen überzogenen »Heilsversprechen« auf der einen Seite steht allerdings eine ebenso undifferenzierte Pauschalablehnung auf der anderen Seite gegenüber: Niemand brauche Mikronährstoffe; sie nützten nichts und schadeten im Zweifelsfall sogar. Nicht selten hört man auch die bereits zitierte Weisheit, unsere industriell erzeugten Lebensmittel enthielten keine Vitamine, obwohl wir wegen der Umweltverschmutzung und des Klimawandels viel mehr Mikronährstoffe benötigten, als selbst in naturbelassenen Lebensmitteln vorhanden seien. Also: Alarmstufe Rot! Und wieder andere beteuern, bei uns sei jeder ausreichend und gesund ernährt, und synthetische Vitamine wirkten sowieso nicht oder könnten gar nicht erst aufgenommen werden. Keine dieser Aussagen ist richtig. Unsere Lebensmittel sind keinesfalls vitaminarm – und trotzdem kann sich durchaus nicht jeder gesund ernähren. Und synthetische Vitamine werden oft sogar besser aufgenommen.

Um zu verstehen, warum sich das Image der Vitamine, die einst als unbestrittene Lebensretter galten, so gewandelt hat, sei ein kleiner historischer Rückblick erlaubt.

Kleine Geschichte der Vitamine

Mit der Entdeckung der Vitamine und der damit assoziierten Erkrankungen einerseits sowie mit der künstlichen Erzeugung dieser Vitamine andererseits wurde vor etwa 100 Jahren erstmals ein Weg gefunden, um Krankheiten, die bis dahin unheilbar schienen, plötzlich erfolgreich zu behandeln. Ein Vitamin-B_{12}-Mangel beispielsweise war früher unheilbar, weil nicht verstanden – und erst mit der Einführung der »Gänslein«-Therapie (1 Pfund rohe Leber pro Woche) gab es Hoffnung für diejenigen, die dies längere Zeit aushielten.

Rachitis, oft in Verbindung mit Tuberkulose, war bei Kindern weit verbreitet und auch häufige Todesursache. Die Gabe von Vitamin D einschließlich der Bestrahlung von Kindern mit Höhensonne hat zum Verschwinden der Rachitis beigetragen. Die Kenntnis der Verteilung der Vitamine in Lebensmitteln und die daraus resultierenden Empfehlungen haben in reichen Nationen wie der unsrigen die Vitaminmangel-Erkrankungen praktisch zum Verschwinden gebracht. Die Steigerung der Lebensmittelvielfalt für die Bevölkerung hat ihr Übriges getan. Fazit: Es gibt keinen Mangel mehr.

Vor diesem Hintergrund konnten wir vor 60 Jahren getrost sagen, dass der Mangel besiegt war. Die Überzeugung der meisten Menschen und auch die gesundheitspolitische Standardinformation des Verbrauchers lautet demzufolge bis heute: Wir brauchen keine Vitamin-Supplemente, wir haben genug Obst und Gemüse. Dies ist grundsätzlich richtig und im oben kurz geschilderten historischen Kontext auch nachvollziehbar. Aber wie bereits erwähnt, sind Obst und Gemüse für eine ganze Reihe von Vitaminen und Mineralen eher schlechte Quellen. Die Vorstellung, es sei anders, hat sich nur deshalb festgesetzt, weil das bekannteste Vitamin, das Vitamin C, in Obst und Gemüse besonders reichlich vorkommt. Andere Vitamine, wie Vitamin A, D, B_{12} kommen dort aber überhaupt nicht vor.

Immerhin sechs Nobelpreise gab es in den 1950er und 60er Jahren für die Entdeckung und die Synthese von Vitaminen. Linus Pauling dürfte der bekannteste Preisträger gewesen sein. Er hat Vitamin C zum bekanntesten, aber auch umstrittensten Vitamin gemacht. Die Vorstellung, dass Vitamin C dabei hilft, Erkältungskrankheiten vorzubeugen, trifft nämlich nur dann zu, wenn eine Unterversorgung mit Vitamin C besteht. Studien an britischen Schulkindern haben dies gezeigt. Die Gabe von Vitamin C über 6 Monate führte nicht zu einer Senkung der Fehltage wegen Erkältung. Prüfte man aber die Ernährung und untersuchte nur Kinder, die kein oder sehr wenig Obst oder Gemüse verzehrten, so zeigte sich ein Effekt des Vitamin C: Sie waren seltener krank als vorher. Fazit: »Viel hilft viel« stimmt auch bei Vitaminen nicht. Wer ohnehin genug Vitamin C hat, braucht keine zusätzlichen Tabletten.

Die Gabe von Vitamin D einschließlich der Bestrahlung von Kindern mit Höhensonne hat zum Verschwinden der Rachitis beigetragen. Nach und nach konnte man so alle Erkrankungen, die durch einen Vitaminmangel verursacht wurden besiegen. Die Steigerung der Lebensmittelvielfalt für die Bevölkerung hat ihr Übriges getan. Das Fazit: »Es gibt keinen Mangel mehr« war zweifellos richtig, hat aber auch dazu beigetragen, dass die Ansicht entstand, ein Vitamin müsse erst dann eingenommen werden, wenn die für den Mangel typischen klinischen Zeichen sichtbar sind. Das ist leider ein Trugschluss. Die Probleme fangen bereits lange Zeit vor diesen Mangelzeichen an (siehe auch den Abschnitt über den »Verborgenen Hunger« im Kapitel 1).

In den Empfehlungen des *Komitees für Ernährung und Gesundheit des amerikanischen Kongresses* aus dem Jahr 1977 findet sich eine interessante Abbildung. Diese stellt die Kenntnisse über den Vitamin- und Mineralbedarf für verschiedene Gruppen (Kleinkinder, Kinder, Erwachsene) nach dem damaligen Wissensstand zusammen. Mit Ausnahme der Vitamine A, D und C sowie Eisen (Letzteres nur bei Kleinkindern) sind nur fragmentarische oder keine Daten vorhanden. Die Tatsache, dass wir in reichen Ländern heute kaum Mangelerscheinungen sehen, belegt zwar, dass die Zufuhr für die Vermeidung einer Mangelerkrankung ausreicht. Ob sie aber tatsächlich dem vollen Bedarf entspricht, bleibt unsicher, da sich eine nicht bedarfsgerechte

Versorgung nicht zwingend in den für ein bestimmtes Vitamin typischen Mangelzeichen äußern muss. Um es an einem Beispiel zu erläutern: Die typische Mangelerkrankung bei Vitamin-A-Mangel ist die Nachtblindheit. Lange bevor diese auftritt, wirkt die schlechte Versorgung sich aber längst negativ auf das Immunsystem aus. Das wäre ein typisches, wenn auch leider nicht eindeutiges Frühwarnzeichen.

Die 80er und 90er Jahre waren geprägt von einer wahren Aufbruchstimmung. Eine wesentliche Ursache dafür war, dass es dank der technischen Entwicklung nun möglich war, große Probenmengen zu analysieren und so für ganze Bevölkerungsgruppen zu prüfen, wie die Blutkonzentration eines Mikronährstoffs im Verhältnis zum Gesundheitszustand steht. Es gab damals kaum eine Krankheit, die nicht mit irgendeinem (angeblichen oder tatsächlichen) Mangel an einem oder mehreren Vitaminen in Verbindung gebracht wurde. Von Hörstörungen über jede erdenkliche Art von Hauterkrankungen und Magen-Darm-Beschwerden bis hin zu Diabetes, Herz-Kreislauf-Erkrankungen und Krebs schien sich so plötzlich fast alles erklären – und therapieren zu lassen. Viel Provitamin A im Blut stand in umgekehrter Beziehung zum Lungenkrebs, sogar bei Rauchern; viel Vitamin E im Blut schien vor Herz-Kreislauf-Erkrankungen zu schützen. Aus der Perspektive der Pharmaindustrie war das natürlich eine äußerst attraktive Botschaft – vor allem, wenn es gelang, sie mit irgendeiner Studie zu untermauern.

So gingen zwei sehr große und teure Studien (ATBC und CARET) mit zusammen mehr als 50 000 Teilnehmern der Frage nach, ob die Gabe von Betacarotin in einer Dosis, die dem Zehnfachen dessen entsprach, was wir über Ernährung im Optimalfall zu uns nehmen, Raucher vor Lungenkrebs schützen könne. Unglücklicherweise war das Gegenteil der Fall! Die Raucher, die das Betacarotin-Präparat einnahmen, bekamen häufiger Lungenkrebs als die, die nur eine Scheinsubstanz erhielten. Man hatte aus früheren Beobachtungen völlig falsche Schlüsse gezogen. Manche untersuchten und gesunden Raucher hatten offenbar regelmäßig ein buntes Spektrum verschiedener Obst- und Gemüsesorten verzehrt, die unter anderem dazu beitrugen, ihre Betacarotin-Blutwerte auf ein hohes Niveau zu bringen. Daraus zu schließen, dass es das Betacarotin selbst war, das die Raucher gesund erhielt, war mehr als naiv – und genauso der Versuch, die Wirkung einer Vielzahl von Lebensmitteln durch die Gabe konzentrierter Betacarotin-Kapseln zu kopieren. Das ist etwa so, als untersuche man die Umstände eines großen Lottogewinns und komme zu dem Schluss, man müsse nur jedem Bürger einen Kugelschreiber schenken, wie er zum Ausfüllen des Lottoscheins verwendet worden war, und schon sei das Wohlstandsproblem gelöst.

Fast genauso desillusionierend (wenn auch ohne zusätzliche Krankheitsfälle) waren Studien mit hoch dosiertem Vitamin E zur Vorbeugung von Herz-Kreislauf-Erkrankungen. Entweder waren die Wirkungen minimal oder gar nicht vorhanden.

Auch hier ließe sich die Liste der Beispiele beliebig fortsetzen. Einzelsubstanzen in hoher Dosis zu verabreichen – seien es nun Vitamin E, Vitamin C oder auch andere Verbindungen –, nur weil Studienteilnehmer über ihre Ernährung viel von diesem Stoff aufgenommen hatten, musste scheitern.

Antioxidantien – gefährliches Leben im Sauerstoff

Vor gut zweieinhalb Milliarden Jahren entwickelten sich Lebewesen, die mithilfe des Sonnenlichts Wasser und Kohlendioxid in Kohlenhydrate (Glukose) und molekularen Sauerstoff umwandeln konnten. Allerdings sind Sonnenlicht und Sauerstoff eine fatale Kombination. Durch das UV-Licht entstehen freie Radikale, die organisches Leben zerstören können. Damit wäre die Evolution schon früh zu Ende gewesen – wenn nicht Lebewesen einen Weg gefunden hätten, sich zu schützen.

Die einzellige, grüne Mikroalge *Dunaliella salina* gedeiht unter der Wasseroberfläche stark salzhaltiger Seen und verfügt über eine Reihe von Eigenschaften, die sie bis heute für den Menschen interessant macht. *Dunaliella salina* kann in großen Mengen Betacarotin synthetisieren und speichern – weshalb Salzseen, wie man sie beispielsweise in Kalifornien oder Australien findet, eine orange bis leicht rötliche Farbe annehmen können. Die Bildung des Betacarotins geschieht in Abhängigkeit von der Lichtintensität, der die Alge ausgesetzt ist. Bei einer bestimmten Lichtintensität beginnt sie, in großen Mengen Betacarotin zu synthetisieren, und baut so einen Schutz gegen die schädliche Wirkung der freien Radikale auf. Betacarotin kann die zerstörerische Energie dieser reaktiven Sauerstoffverbindung wie ein Blitzableiter aufnehmen, ohne dass sich das Provitamin dadurch verändern würde, und in Form von Wärme wieder abgeben.

Wenn die Intensität der Ultraviolett-Strahlung jedoch zu groß wird, reduziert die Alge die Betacarotin-Produktion, da die Menge, die maximal gebildet werden kann, sowieso nicht mehr zum Schutz ausreicht. Die Alge verwendet ihre Energie dann stattdessen, um Flagellen, quasi kleine »Propeller«, auszubilden und gerade so weit abzutauchen, dass sie den schädigenden Lichtquanten entgeht, gleichzeitig aber noch genügend Licht zur Energieversorgung erhält. Damit zeigt sie den sogenannten *Phototropismus*, der es diesen Einzellern erlaubt, aktiv auf die Suche nach Nahrung – Licht – zu gehen, ohne Gefahr zu laufen, durch eben dieses Licht geschädigt zu werden.

Das antioxidative Prinzip des Betacarotin sowie weiterer Farbstoffe, die wir in Pflanzen finden, war die Antwort der sich entwickelnden Natur auf die Risiken von Sonnenlicht und Sauerstoff. Im Gegensatz zum Tier kann die Pflanze nicht aus der Sonne gehen, deshalb bildet sie in ihren Blättern und Früchten antioxidative Verbindungen – man schätzt, dass es davon mehr als 1000 gibt. Wenn wir diese Pflanzen verzehren, nehmen wir auch diese Antioxidantien mit auf und hoffen, dass sie uns ebenfalls vor den bösen freien Radikalen schützen. Mag sein, dass sie das tun – allerdings hat der Mensch, wie viele andere Lebewesen auch, ein ganzes Netzwerk von antioxidativ wirksamen Verbindungen, die er selbst herstellen kann und folglich nicht mit der Nahrung aufnehmen muss. Um nur eines der wichtigen dieser selbst hergestellten Verbindungen zu nennen: Harnsäure arbeitet sehr effizient antioxidativ, kann bei einer zu großen Menge jedoch auskristallisieren, was wiederum Schmerzen macht und als Gicht bezeichnet wird. Zu viel ist eben nicht immer gut – wie auch die Fehlschläge mit den Vitaminen E, C und dem Betacarotin gezeigt haben.

Ein paar Klischees über Vitamine
»Synthetische Vitamine wirken nicht wie natürliche!«
Diese verbreitete Vorstellung ist falsch. Zunächst einmal ist der Begriff »synthetische Vitamine« insofern irreführend, als auch die Natur nichts anderes tut, als Vitamine zu synthetisieren. Während dies im Falle der Natur in einem »Bioreaktor« geschieht, oder durch Bakterien, findet die Synthese in der Fabrik im Reagenzglas statt. Das Ergebnis ist dasselbe – von einer Ausnahme abgesehen, nämlich der chemischen Struktur des Vitamins. Dass das »Fabrik-Vitamin« trotzdem dieselbe Wirkung hat wie das aus Lebensmitteln, ist schon dadurch belegt, dass die Behandlung von Mangelerkrankungen damit möglich war und ist.

Die einzige Ausnahme ist das Vitamin E. Seine synthetische Herstellung führt zur Bildung von acht verschiedenen Formen mit unterschiedlicher biologischer Aktivität. Um eine der natürlichen Form entsprechende Aktivität zu erreichen, müsste man 35 Prozent mehr an synthetischem Vitamin E nehmen als natürliches.

»Mikronährstoffe werden in isolierter Form schlechter aufgenommen als aus Lebensmitteln!«
Auch diese Aussage stimmt nicht. Wie gut ein Mikronährstoff aufgenommen wird, also wie vollständig er vom Darm ins Blut gelangt (man nennt das auch »Bioverfügbarkeit«), hängt zwar von der Mischung der Ernährung ab, die gerade verzehrt wird – aber genau andersherum, als das zitierte Klischee sagt. So wird Folsäure, die als

Supplement verabreicht wird, zu nahezu 100 Prozent aufgenommen. Bei tierischen Lebensmitteln, wie Leber oder Eiern, liegt ihre Bioverfügbarkeit immerhin noch zwischen 50 und 70 Prozent. In pflanzlichen Lebensmitteln liegt sie hingegen in einer speziellen Form vor und muss daher erst verändert werden, ehe sie bioverfügbar ist, was erklärt, warum wir nur zwischen 10 und 25 Prozent davon abbekommen, wenn wir Pflanzen essen.

Betacarotin, das Provitamin A, wird als synthetisches Vitamin zu 80 Prozent aufgenommen. Bei pflanzlichen Lebensmitteln dagegen liegt die Aufnahme deutlich darunter – die beteiligten Ballaststoffe sorgen für ein Wiederausscheiden eines großen Teils des Provitamins, da es sich gerne an diese Ballaststoffe hängt. Eine zweite Besonderheit liegt in der Zubereitung. Betacarotin kann aus der so reichlich damit gesegneten Karotte nicht aufgenommen werden, wenn diese roh verzehrt wird. Eine Mutation hat vor ca. 300 Jahren in der damals noch eher farblosen Karotte die bis dahin gehemmte Betacarotin-Synthese wieder angestoßen. Und weil den Menschen die gelb-orange Färbung besser gefiel, züchteten sie diese Karotte weiter. (Angeblich tauchte die Mutation erstmals im regengrauen Irland auf, wo man die neue Farbe auf dem Teller sehr zu schätzen wusste. Eine andere Erklärung nimmt an, dass die orangefarbene Karotte erstmals in den Niederlanden auftauchte und wegen der Bevorzugung des »royalen« Farbtons Oranje kultiviert wurde.) Allerdings braucht die Karotte das Betacarotin eigentlich nicht, da sie der toxischen Verbindung Sonne und Sauerstoff so nicht ausgesetzt ist. Und deshalb hat die Karotte mit dem Betacarotin genau das gemacht, was wir machen, wenn wir etwas nicht brauchen: ab in den Müll. Betacarotin ist in der Karotte in kleinen »Müllsäckchen« vorhanden, die aus Stärke bestehen. Und Stärke, die in ungekochten Lebensmitteln enthalten ist, können wir kaum aufknacken. Also bleibt das Betacarotin in rohen Karotten schön verpackt und wandert unverdaut durch den Magen-Darm-Trakt. Erst Entsaften oder Garen hilft hier weiter, dann ist die Stärke geknackt. Das »Karottenbaby« sieht also nur deshalb so schön orange aus, weil es Saft oder Brei bekommt und nicht etwa rohe Karotten.

Die Bioverfügbarkeit isolierter Verbindungen ist in der Regel besser als die, die sich in Lebensmitteln befinden. Allerdings fehlt den isolierten Mikronährstoffen alles weitere, was uns ein Lebensmittel bietet – und das sind nicht nur die Makro-, sondern eben auch die anderen Mikronährstoffe. Deshalb nehmen wir lieber eine geringere Bioverfügbarkeit in Kauf, wenn nicht Erkrankungen oder besondere Lebensumstände (z. B. Schwangerschaft) dagegensprechen, und versorgen uns durch Lebensmittel mit Mikronährstoffen statt durch Pillen. Bei gesunden Menschen und einer ausgewogenen Mischkost genügt das völlig.

»Fettlösliche Vitamine werden gespeichert, weshalb eine Überdosis gefährlicher ist!«
Diese Aussage trifft ebenfalls nicht zu. Was stimmt, ist, dass Vitamin A in der Leber gespeichert wird, und wenn die Speicher voll sind, reichen sie je nach Verbrauch für sechs bis neun Monate. Die Gefahr des Vitamin A hat aber mit der Speicherung gar nichts zu tun. Ungesund sind hohe Mengen an synthetisch hergestellter Vitamin-A-Säure, die es jedoch nur auf Rezept gibt. Alle anderen fettlöslichen Vitamine können nicht wirklich gespeichert werden. Manche von ihnen finden sich im Fettgewebe, werden aber von hier kaum wieder in die Blutbahn entlassen.

»Sind Vitamine nicht sogar schädlich?«
Das ist wie so oft eine Frage der Dosis. Es gibt von den Aufsichtsbehörden definierte Grenzwerte, die bei Vitaminen und anderen Mikronährstoffen nicht über längere Zeit überschritten werden sollten. Wenn man dauerhaft Vitamine einnimmt, sollte man die empfohlene Menge beachten. Dann ist man immer auf der sicheren Seite. Dafür spricht auch das Ergebnis einer kürzlich veröffentlichten Studie. 7317 Ärzte nahmen über 12 Jahre ein Multivitamin-/Mineral-Präparat,

7324 weitere Ärzte ein Scheinpräparat. Dabei wurden keine Nebenwirkungen beobachtet.

In Bezug auf Herz-Kreislauf-Erkrankungen oder auch Alterserblindung zeigten die Supplemente gegenüber dem Scheinpräparat übrigens keinen Vorteil. Allerdings war die Zahl der Krebsfälle in der Gruppe, die das Supplement erhalten hatte, um 8 Prozent geringer. Daraus kann man sicherlich keine Empfehlung der Art »Vitamintabletten beugen Krebs vor« ableiten. Aber es unterstreicht vielleicht, dass eine gesunde, den Mikronährstoffbedarf deckende Ernährung neben einem gesunden Lebensstil der wichtigste Ansatz für eine allgemeine Prävention gegen Krankheiten ist.

Kapitel 4:
Von Hunger, Appetit und Sättigung

Unsere Ernährungsbiografie hängt untrennbar mit unserem Essverhalten zusammen. Dieses wird vor allem von Hunger, Appetit und Sättigungsgefühl gesteuert. Und die Mechanismen, die die Nahrungsaufnahme und die Sättigung steuern, sind eng mit unserem Verhalten verbunden, etwa der Steuerung von Stress, Angst und Aggressivität (nichts macht aggressiver als Hunger) oder der sozialen Bindungsfähigkeit (wenn der Hunger nur groß genug ist, sinkt die Bereitschaft zum Teilen). Grund dafür ist eine entscheidende Phase der Menschheitsentwicklung: Vor ca. 2,5 Millionen Jahren wurden unsere Vorfahren durch Klimaänderungen gezwungen, die schwindenden Wälder zu verlassen, um in der freien Savanne Nahrung zu finden. Nicht zuletzt dieser »erzwungene Auszug« aus ihrem Wohnraum Wald und das dadurch verbesserte, weil breitere Nahrungsangebot – im Vergleich zur mehr oder weniger vegetarischen Kost im Wald – hat unseren Vorfahren zu einem Entwicklungsschub verholfen.

Aber den Wald, der ihnen Millionen von Jahren Sicherheit und Nahrung gegeben hatte, zu verlassen, bedeutete auch deutlich mehr Stress. Bis dahin war das relativ kleine Gehirn mit einer Ernährung aus Blättern, Früchten, Vogeleiern, Insekten und kleinen Tieren einschließlich Fischen ausreichend versorgt gewesen. Nun veränderten sich das Lebensumfeld und damit die Anforderungen an den *Homo erectus*. Wollte er überleben, musste er wachsamer sein, seine Strategien bei der Entscheidung für Flucht oder Kampf optimieren und sich vorausschauend zwischen Bäumen und Büschen bewegen, um einerseits das zu jagende Tier besser auszumachen und andererseits nicht selbst zum Jagdopfer zu werden. Die Evolution begünstigte in dieser neuen Lebensweise diejenigen, die eine hohe Wachsamkeit aufwiesen, schnell waren und eine gut funktionierende Stressreaktion hatten. Stress und Ernährung sind seither eng miteinander verbunden.

Über die Mechanismen von Hunger, Appetit und Sättigungsgefühl hat die Forschung in den vergangenen Jahren viele neue und aufregende Erkenntnisse gewonnen. Die Faktoren, die uns zum Essen bringen – von Stress über den Egoismus unseres energiehungrigen Gehirns bis zum Belohnungssystem – sind ebenso Thema dieses Kapitels wie die Frage, was uns eigentlich schmeckt und warum.

Von Hungermachern und Appetitbremsen

Wenn es um Hunger oder Appetit geht, spielen zwei Akteure in unserem Körper eine Rolle: das homöostatische System, das die Energiebalance regelt, also das Verhältnis von Zufuhr und Verbrauch, und das hedonistische System, das auf das Versprechen eines Genusses reagiert. Wirklicher Hunger fragt nicht nach Art und Zubereitung eines Lebensmittels und ist nicht genussgesteuert: Er fordert Energie! Idealerweise sollten sich Energieaufnahme und Energieverbrauch die Waage halten. Einen solchen ausgeglichenen Energiehaushalt im Körper bzw. generell die Aufrechterhaltung eines Gleichgewichts in einem offenen dynamischen System, nennt man **Homöostase**. Übergewicht ist demnach ein Zeichen für eine gestörte Balance zwischen Energieaufnahme und Energieverbrauch. Die große Frage ist: Was läuft da in der »Energieverwaltung« schief, und auf welcher Ebene muss man ansetzen, wenn man Korrekturen vornehmen will?

Zum System gehören auch Sättigung und Sattheit. Erstere kann rasch eintreten und hängt vom aufgenommenen Volumen ab. Sattheit dagegen ist der Zustand, der sich einige Zeit nach dem Essen einstellt und den Appetit auf eine erneute Mahlzeit bremst. Wir alle machen die Erfahrung, dass Hunger, Appetit, Sättigung und Sattheit sehr individuelle Empfindungen sind. Und doch sind sie keinesfalls willkürlich, sondern werden durch eine Vielzahl von Vorgängen geregelt, auf die wir kaum Einfluss haben und die Teil unserer Ernährungsbiografie sind.

Die Energieverwaltung des menschlichen Körpers liegt im Gehirn, genauer gesagt im **Hypothalamus**, der »Schaltzentrale« für all unsere Grundbedürfnisse. Neben Hunger, Durst und Körpertemperatur werden dort auch Blutdruck, Tag-Nacht-Rhythmus und das Sexualverhalten koordiniert. Doch wie in anderen großen Einrichtungen auch werden nicht alle anfallenden Aufgaben vom Chef selbst erledigt, sondern es gibt mehrere Abteilungen mit unterschiedlichen Sachbearbeitern. Deren Zuständigkeiten und Weisungsbefugnisse sind genau geregelt, und niemand tut hier etwas ohne Anweisung »von oben« oder ohne Rücksprache mit den Kollegen. Der Chef ist in unserem Fall allerdings ein ziemlicher Egomane und wirtschaftet hemmungslos in die eigene Tasche, wie der Abschnitt über das »egoistische Gehirn« weiter unten genauer zeigen wird.

Geschmack und Geruch führen zusammen mit Signalen aus dem Bauch zur Aktivierung von Nerven (Vagus-Gruppe), die über das Gehirn (den Hirnstamm) die Verdauung der zu erwartenden Mahlzeit vorbereiten. Wird die Nahrung aufgenommen, so führt dies zu einer Dehnung des Magens und damit zur Ausschüttung von Hormonen. Diese regulieren einerseits die Nahrungspassage und Aufnahme durch den Darm und sorgen andererseits durch Meldung an das Gehirn dafür, dass sich der Hunger legt und wir Sättigung und später Sattheit empfinden.

Es gibt übrigens mehr Signale, die die Nahrungsaufnahme steigern, als solche, die sie hemmen. Dies ist ein Hinweis darauf, dass unsere Vorfahren weitaus mehr zur Nahrungsaufnahme angestachelt wurden als zum Verzicht. Die Tatsache, dass diese Regelkreise nicht nur bei allen Säugetieren, sondern auch bei vielen anderen Spezies bis hin zu den Fischen vorkommen, lässt darauf schließen, dass die dauerhaft aufgenommenen Energiemengen in der Natur sehr selten zu hoch sind. Das Schlaraffenland ist ein Wunschtraum hungriger Menschen – und dass er für einige Menschen in der Neuzeit realisiert worden ist, schafft eher Probleme, weil der Organismus evolutionär eben auf Mangel eingestellt ist.

Über die Mechanismen unserer Nahrungswahl erscheinen immer wieder neue Theorien – meistens im Zusammenhang mit Diätempfehlungen, die dem (tatsächlichen oder eingebildeten) Übergewicht im wahrsten Sinne des Wortes *zu Leibe rücken* wollen.

So empfahl das kürzlich erschienene Diätbuch eines Mediziners der renommierten *Harvard School of Medicine* in Boston ein verblüffendes und scheinbar einfaches Konzept: Je fetter das Essen, desto schlanker werde man. Denn das Problem seien nicht die Fettanteile der Nahrung, sondern die Kohlenhydrate. Seine Begründung war durchaus plausibel: Die Sättigung nach einem fetten Essen halte länger an als nach einer kohlenhydrat- oder eiweißreichen Mahlzeit. Dahinter steht folgender Mechanismus: Wann immer wir etwas essen, das Eiweiß, Fett, besonders aber Kohlenhydrate enthält, steigt der Blutzuckerspiegel. Das Gehirn mit seinem hohen Energiebedarf bedient sich sofort bei dieser schnell verfügbaren Glukose. Zugleich wird aber Insulin ausgeschüttet, um den Blutzuckerspiegel wieder zu senken und das mit der Nahrung aufgenommene Fett zu speichern. Sinkt der Blutzuckerspiegel allerdings zu weit, macht das wieder Hunger.

Nimmt man also viele Kohlenhydrate auf, die zu einem starken Blutzucker- und einem ebenso starken Insulinanstieg führen, so hat dies eine rasche Insulinwirkung und damit nicht nur eine starke Fettspeicherung zur Folge, sondern wegen der danach auftretenden »Unterzuckerung« kehrt auch der Hunger bald wieder zurück. Esse ich also – gemäß der üblichen Ernährungsempfehlungen – fettarm und kohlenhydratreich, so wird selbst das wenige Fett gespeichert, da ja immer genug Brennstoff fürs Gehirn geliefert wird. Esse ich aber sehr fettreich und kohlenhydratarm, dann wird das Fett als Energiequelle fürs Gehirn genutzt und kann nicht gespeichert werden. Klingt logisch – und dennoch funktioniert es so einfach nicht. Denn der biochemische Vorgang, der zum Gefühl der Sättigung und zur späteren Sattheit führt, ist äußerst komplex. Und wie so oft kommen die Mikronährstoffe in der Diskussion zu kurz. Fast nichts ist ausschließlich über die einzelnen Makronährstoffe zu erklären – und doch versuchen wir immer wieder, durch Variation der Makronährstoffe die Regelung unserer Energiebalance oder unser hedonistisches System auszutricksen.

Aber wie wird Nahrungsaufnahme überhaupt ausgelöst – und was kann dabei alles schieflaufen? Nicht erst der nagende Hunger erinnert uns daran, dass wir etwas essen müssen (oder könnten), sondern bereits der **Appetit**, der sich dann meldet, wenn wir Essbares sehen, riechen oder schmecken. Aber manche Menschen haben nur dann Appetit, wenn sie wirklich etwas essen wollen, und sind anschließend satt, während andere scheinbar ständig Appetit haben; ein wirkliches Sättigungsgefühl stellt sich bei ihnen scheinbar ebenso wenig ein wie richtige Sattheit. Sie können ihren Appetit scheinbar nicht kontrollieren, was von der Umwelt meist als Form von Schwäche interpretiert wird: »Du kannst doch jetzt gar keinen Appetit haben, du hast doch gerade erst gefrühstückt!« Aber wie gut wir unseren Appetit steuern können, ist keine Frage des Willens, sondern, wie so oft, eine Frage der Hormone. Die Regulation dieser Hormone geschieht wiederum in der Schaltzentrale des Gehirns – und sie ist nicht nur mit der reinen Aufnahme von Nahrung verbunden, sondern auch mit dem Belohnungs- oder Genusszentrum. Wie das genau funktioniert, sehen wir etwas später in diesem Kapitel.

Der amerikanische Wissenschaftler Gordon C. Kennedy hat bereits 1953 eine Theorie veröffentlicht, wonach ein Mechanismus die Energieaufnahme und den Energieverbrauch so reguliert, dass das Körpergewicht konstant gehalten werden kann. Er nahm an, dass der Hypothalamus ein Signal von den Fettzellen erhält, das dazu führt, dass die Nahrungsaufnahme entweder gesteigert oder vermindert wird. Nach seiner Beobachtung können Ratten ihre Fettdepots offensichtlich stabil halten und Veränderungen in der Nahrungsaufnahme entweder durch Abgabe von Wärme oder von Milch an die

Neugeborenen kompensieren. War jedoch der Hypothalamus geschädigt, so wurden die Tiere in kurzer Zeit stark übergewichtig.

Wir können nicht sagen »Ich bin jetzt satt« und damit tatsächlich das Gefühl der Sättigung erzwingen. Dasselbe gilt für den Hunger – auch ihn können wir nicht »beschließen«. Bei manchen Menschen tritt die Sättigung bereits beim Gedanken an Essen ein, bei anderen wiederum scheint es keinen Sättigungszustand zu geben. Auch dies kann in unserer Ernährungsbiografie bereits fest- oder zumindest angelegt sein.

Der wirklich nagende Hunger, der sich nach einer gewissen Zeit des Fastens einstellt, beruht auf typischen Stoffwechselveränderungen. Zunächst einmal führt das mit der Nahrungsaufnahme ausgeschüttete Insulin, wie erwähnt, zu einer Abnahme der Blutglukose. Die Glukosereserven, die als Glykogen vorwiegend in der Leber gespeichert werden, sind nach 24 Stunden aufgebraucht. Die im Blut kreisende Glukose nimmt weiter ab, ebenso das Insulin. Weniger Insulin bedeutet weniger Speicherung – stattdessen nehmen nun Prozesse zu, die Energie mobilisieren, indem verstärkt Fett abgebaut wird, der Blutfettspiegel steigt an. Dahinter steckt vor allem das »selbstsüchtige« Gehirn, auf das wir gleich zu sprechen kommen und das mangels Glukose nun auf bestimmte Fettabbauprodukte (sogenannte Ketokörper) aus dem Hungerstoffwechsel zurückgreift und aus diesen Energie gewinnt. Gleichzeitig läuft quasi im Hintergrund ein von Gehirn und Hormonen gesteuerter Prozess, der dafür sorgt, dass das hungrige Individuum möglichst rasch auf Nahrungssuche geht. Das hedonistische System wird dabei abgeschaltet – Appetit und Wohlgeschmack spielen keine Rolle mehr.

Das egoistische Gehirn

Das menschliche Gehirn ist im Gegensatz zu den Gehirnen anderer Säugetiere zum Zeitpunkt der Geburt noch sehr unreif. Biologen betrachten dies als Zugeständnis an die Evolution des aufrechten

Gangs: Das Becken wurde schmaler, um ihn zu ermöglichen. Folglich musste der kindliche Schädel kleiner sein, um noch hindurchzupassen. »Kleiner« bedeutet in diesem Fall aber auch »weniger weit entwickelt«. Zum Vergleich: Beim Menschenkind hat das Gehirn bei der Geburt etwa 25 Prozent seines späteren, erwachsenen Volumens – bei Makakenbabys sind es zum Geburtszeitpunkt dagegen bereits 70 Prozent.

Nach der Geburt startet unser Gehirn eine rasante Aufholjagd – wofür der kindliche Organismus entsprechend viel Energie benötigt. In der Regel erhält er die aus der Muttermilch, aber er kann auch auf seine eigene Körpersubstanz zurückgreifen – vor allem, wenn die Muttermilch nicht genügend Energie liefert. Der Abbau von Körpermasse zur Energiegewinnung für das Gehirn bleibt im Übrigen eine lebenslange Option, was zur Bezeichnung »egoistisches Gehirn« geführt hat. Das heißt, wenn die Nahrungsenergie nicht ausreicht, um Körper und Gehirn gleichermaßen zu versorgen, wird weniger in das körperliche Wachstum oder in andere energieverbrauchende Vorgänge investiert. Zuerst kommt das Gehirn dran, dann der Rest. Punkt.

In der 2. Lebenswoche hat das Gehirn eines Neugeborenen bereits ein Drittel der Größe eines Erwachsenengehirns. Bis zum Ende des 2. Lebensjahrs nimmt das Volumen auf 80 Prozent und bis zum 5. Lebensjahr auf 90 Prozent zu. Der Rest wird dann in der Pubertät erledigt, mal mehr und mal weniger schnell. Das stärkste Wachstum liegt also im 1000-Tage-Fenster.

Insofern ist es kein Wunder, dass der Energieverbrauch des Gehirns bis zum 4. Lebensjahr bis zu 80 Prozent des Grundumsatzes (Energieverbrauch in Ruhe) des Menschleins ausmachen kann; bis zum 5. Lebensjahr sinkt er auf 40 Prozent und bis etwa zum 13. Lebensjahr auf 25 Prozent ab. Im Gegensatz zum Gehirn eines Erwachsenen, das die Energie zunächst vorwiegend aus Glukose bezieht und erst nach mehr als 24-stündigem Fasten oder bei stark eingeschränkter Kohlenhydratzufuhr zunehmend auch auf sogenannte Ketokörper zurückgreift, ist das Neugeborenen-Gehirn von vorneherein auf diese Energiespender angewiesen, die beim Abbau von Fettsäuren entstehen; mit Glukose alleine wäre der hohe Energiebedarf des Neugeborenen nicht zu sichern. Im Vergleich zum Erwachsenen- nimmt das Neugeborenen-Gehirn diese Ketokörper 4- bis 5-mal schneller auf. Voraussetzung ist allerdings, dass ausreichend Fett vorhanden ist, aus dem die Ketokörper gebildet werden.

Wachstum braucht Mikronährstoffe
Außer Fett und Glukose für die Energieversorgung und Eiweiß als »Baumaterial« werden in dieser Hochphase des Gehirnwachstums besonders viele Mikronährstoffe gebraucht. So gut wie alle Vitamine und Minerale finden sich auch im Gehirn – und nur von wenigen weiß man schon, welche Bedeutung sie dort haben. Die Tatsache, dass es für Vitamine spezielle Transporter in das Gehirn gibt, unterstreicht ihre Bedeutung. Eisen beispielsweise ist erforderlich für die Bildung eines Stoffes zur Ummantelung der Nerven, um sie quasi zu isolieren, und auch für den Energiestoffwechsel des Gehirns. Vitamin A wird gebraucht, um Nervenzellen miteinander zu verbinden, was für die Bildung neuronaler Netzwerke wichtig ist, ebenso wie Zink, Jod, Vitamin D und – nicht zu vergessen – die besonders in Seefisch und einigen pflanzlichen Ölen (z. B. Leinöl) vorkommenden Omega-3-Fettsäuren. All das muss zunächst über die Muttermilch geliefert werden, was die Ernährung der Mutter in dieser Zeit in den Mittelpunkt rückt.

Während das Wachstum und die Entwicklung vieler Organe zum normalen Geburtstermin so weit abgeschlossen sind, dass sie ihre Funktion erfüllen können, ist das Gehirn noch relativ unreif. Das heißt, es muss in den ersten Lebensmonaten nicht nur kräftig wachsen, sondern sich zudem noch weiterentwickeln. Dies geschieht unter anderem dadurch, dass Umweltreize in verschiedenen Hirnregionen verarbeitet und gespeichert werden. Das Gehirn stellt sich damit auf seine Umgebung ein. Fehlen diese Reize, die z. B. über die Augen oder die Ohren aufgenommen werden, oder können sie nicht richtig verarbeitet werden, weil Mikronährstoffe fehlen, so können die dafür zuständigen Zentren im Gehirn nicht entsprechend arbeiten. Dies gilt auch für die Teile des Gehirns, die unseren späteren Umgang mit Nahrung regeln. Hierbei gibt es einen wesentlichen Aspekt: Eine Unterversorgung der Mutter, die bereits während der Schwangerschaft bestanden hat, kann sich in die Stillzeit fortsetzen und auf diese Weise die Entwicklung des Kindes beeinträchtigen. Das gilt ganz besonders für Eisen, aber auch für Vitamin D und Jod. Gerade bei diesen drei Mikronährstoffen besteht aber in unseren Breiten, wie im 6. Kapitel näher beschrieben wird, das Risiko einer Unterversorgung.

Das Gehirn im Wettbewerb – teile und herrsche!

Das Gehirn muss sich die verfügbare Energie zwar mit anderen Organen und Geweben teilen – aber es lernt aus Erfahrungen der Knappheit und des Überflusses bereits während der fötalen Entwicklung, wie es seine eigene Energiezufuhr so regelt, dass diese immer ausreichend ist.

Ein Weg, den größeren Teil abzubekommen, ist die entsprechende Lenkung der Energieflüsse und die Regelung des Zugriffs auf die Speicher. Das Gehirn nimmt sich ca. 65 Prozent der im Blut zirkulierenden Glukose, das sind ca. 135 Gramm pro Tag! Allerdings hat die Skelettmuskulatur ebenfalls einen hohen Energiebedarf – aber was würde es dem Jäger nutzen, wenn sein Gehirn auf Sparflamme arbeitet, während er durch die Savanne sprintet, und er dann nicht mehr schnell genug entscheiden kann, wie er die Antilope erlegt oder dem Leoparden entkommt. Gerade für die Prozesse, die seine Entscheidungen regeln und damit sein Überleben sichern, braucht das Gehirn viel Energie. Damit entsteht aber eine hierarchische Struktur, bei der die Energieaufnahme und auch die Verteilung zuerst dem Gehirn zugutekommen. Es verfügt nämlich im Gegensatz zu anderen Organen nicht über Energiespeicher – ganz nach dem Motto: Der

König braucht keine persönliche Speisekammer, er hat ja einen ganzen Hofstaat.

Der Aufwand dafür, Energie (also Nahrung) zu finden und zu verzehren, muss in einem vernünftigen Verhältnis zu der dafür eingesetzten Kraft stehen. Um den Energieaufwand für den Einzelnen zu minimieren, ist das Jagen in Gruppen ein Weg. Da dieser allerdings wegen des Koordinations- und Kommunikationsaufwands wieder an die Energieversorgung des Gehirns geknüpft ist, muss es Verbindungen zwischen der Energieversorgung des Gehirns und jener der Peripherie geben, ohne die das Ganze schließlich nicht funktioniert.

Moderne Logistik sichert bevorzugte Versorgung – energy on demand
Was die Umwelt verspricht, wird sich das Gehirn holen, auch wenn es dem Organismus damit schadet. Achim Peters, der wesentliche Forschung auf dem Gebiet des egoistischen Gehirns geleistet hat, formuliert es noch deutlicher: Das Gehirn denkt zuerst und nur an sich selbst. Dabei wird der Konkurrenzkampf um die Ressourcen auch mit den Mitteln eines Suchtverhaltens geführt – scheinbar ganz unabhängig von der sonstigen Regulation von Hunger und Sättigung. Die »Sucht« nach rasch verfügbaren Kohlenhydraten, das heißt solchen, die schnell ins Blut gehen und den Glukosespiegel steigen lassen, wird durch das Gehirn erzeugt. Und dies beginnt bereits in einer sehr frühen Phase der Entwicklung. Der Süßgeschmack und unser Hang zu Süßigkeiten ist gut in unseren Genen verankert und prägt seit Millionen von Jahren unser Ernährungsverhalten.

Delivery on demand nennt man in der modernen Logistik einen Vorgang, der sicherstellt, dass die benötigte Schraube genau zu dem Zeitpunkt angeliefert wird, an dem sie gebraucht wird. Genauso scheint es, einem interessanten Modell zufolge, auch mit der Glukose und dem Energiebedarf des Gehirns zu funktionieren. Meldet die Energiezentrale des Gehirns »Achtung, Energie wird knapp!«, dann springt das Belohnungssystem an, und wir stecken schnell etwas

Süßes in den Mund. Bei vielen vertreibt das die kurzen Phasen der Müdigkeit. Damit das Süße nicht nur geliefert wird, sondern die Glukose auch das Gehirn erreicht und nicht etwa im Muskel landet, arbeitet das Gehirn wirklich mit allen Tricks, die ihm auf dem Weg durch die Evolution mitgegeben wurden. So verhindert beispielsweise eine Ausschüttung des Stresshormons Cortisol, dass sich ausreichend Insulin bildet, um den Zucker aus dem Blut in die Zellen zu transportieren. Der Effekt dieser »Insulinbremse«: Da das Gehirn den Zucker an der Blut-Hirn-Schranke auch ohne Insulin aus dem Blut holen kann, hat es exklusiven Zugriff und manövriert den restlichen Körper aus. Das Gehirn hat erreicht was es wollte: Energielieferung »on demand«.

Hormone und Hunger

Hormone sind körpereigene Botenstoffe, die in verschiedenen Organen gebildet und dann mit einem »Auftrag« versehen »losgeschickt« werden (daher der Name Botenstoffe), um an anderer Stelle Wirkung zu entfalten. Auch an der Regelung von Hunger und Sättigung ist eine Vielzahl von Hormonen und hormonähnlichen Substanzen beteiligt. Die Tabelle fasst einige der wichtigsten Akteure zusammen.

Ghrelin wirkt kurzfristig, also von Mahlzeit zu Mahlzeit. Es meldet dem Gehirn, dass zu wenig Glukose vorhanden ist, und dies aktiviert das Hungerzentrum. Wird jetzt Nahrung aufgenommen, so führt dies wieder zur Bildung und Ausschüttung von Hormonen im Darm (Peptid YY, CCK und andere), die dem Gehirn signalisieren: Es reicht! Das Sättigungszentrum wird aktiv, und der Hunger legt sich. Nun ist also Energie aufgenommen worden, und die muss nicht nur verteilt werden, sondern es muss dem Gehirn gemeldet werden, wie gut die Speicher gefüllt sind.

Leptin dagegen wirkt über längere Zeit, wenn es um Sättigung und Sattheit geht. Der Name Leptin leitet sich aus dem griechischen Wort *leptos* (dünn) ab. Entdeckt wurde dieses Hormon bei Mäusen, bei

Hormon	Entstehungsort	Rolle im Hypothalamus	Rolle im Stoffwechsel
Ghrelin	im Magen bei sinkendem Blutzucker	steigert die Bildung von Hungermachern: Zunahme des Appetits	Zunahme der Magenbeweglichkeit, regt die Bildung von Magensäften an, steigert Glukoseverwertung, senkt Fettverbrennung, verringert aktive Bewegung
Peptid YY, Cholecystokinin (CCK)	im Darm nach Nahrungsaufnahme	meldet dem Hypothalamus Sättigung und hemmt die Wirkung von Hungermachern	Peptid YY meldet Kohlenhydrate, CCK meldet Fett und Eiweiß
Insulin	Bauchspeicheldrüse bei Blutzuckeranstieg	hemmt die Bildung von Hungermachern, steigert die Bildung von Appetitbremsen: Sättigung	steigert Glukoseaufnahme in die Gewebe, steigert die Speicherung von Fett und Glukose, steigert den Energieumsatz
Leptin	weißes Fettgewebe	meldet Energiespeicher im Fettgewebe ans Gehirn, aktiviert Appetitbremsen, hemmt Hungermacher: Sättigung	moduliert die Energieverwertung durch Steigerung des Energieverbrauchs und Hemmung des Hungergefühls
Adiponektin	weißes Fettgewebe		verbessert die Insulinwirkung

denen man das sogenannte *ob*-Gen (*ob* steht für das englische Wort *obese*, fettleibig) stillgelegt hatte, von dem das Protein Leptin abgelesen wird. Die Folge war, dass diese Mäuse kein Leptin mehr bilden konnten und nun ununterbrochen Nahrung zu sich nahmen und fett wurden. Leptin wird in den Fettzellen gebildet; je mehr und je größer diese sind, desto mehr Leptin entsteht. Die Leptinmenge ist also ein Maß für den Energiestatus, sie zeigt an, wie viel Energie in Form von gespeichertem Fett zur Verfügung steht. Mit dem Blutstrom wird das Hormon, das die Blut-Hirn-Schranke überwinden kann, ins Gehirn transportiert. Ist genug Fett vorhanden, werden im Hypothalamus die »Appetitbremsen« aktiviert und die »Hungermacher« gebremst. Außerdem teilt das Hormon der Bauchspeicheldrüse mit, dass im Moment kein Bedarf an Insulin besteht, mithin kein weiteres Fett und andere Energieträger gespeichert werden müssen. Leptin und Insulin sind also direkt miteinander verknüpft und regulieren – zusammen mit weiteren Hormonen – den Energiehaushalt.

Wenn der Leptinspiegel sinkt, wird ein Energiesparprogramm des Körpers gestartet und zugleich Hunger über die Aktivierung des Hungerzentrums im Gehirn ausgelöst. Leptin sorgt also – unter normalen Umständen – langfristig dafür, dass das Gewicht innerhalb eines Bereiches von wenigen Kilogramm konstant bleibt. Kurzfristig steuert es viele Stoffwechselprozesse, die mit der Energieverwertung zu tun haben.

Zu wenig oder zu viel – Leptin und das Übergewicht

Nachdem man das Hormon Leptin und seine Wirkung auf die Bildung der Fettdepots entdeckt hatte, führte dies ganz rasch zu einer scheinbar logischen Schlussfolgerung: Wer viel Hunger hat und viel Fett speichert, muss einen Leptinmangel haben! Immerhin gab es die erwähnten Experimente mit Mäusen, denen das Leptin fehlte: Sie konnten nicht mehr aufhören zu fressen! Gab man diesen Mäusen dann Leptin, stellten sie das Fressen ein. Und wie das mit solchen Botschaften so ist, wurde Leptin schnell als Pille zur Bekämpfung von Übergewicht angeboten – allerdings, so das Ergebnis klinischer Studien, ohne Erfolg!

Und es kam noch schlimmer: Stark Übergewichtige haben keinesfalls einen Leptinmangel – sie haben vielmehr deutlich höhere

Leptinspiegel im Blut als Normalgewichtige. Und dafür gab es nur eine Erklärung: Leptin wirkt bei Übergewichtigen weniger gut und wird daher mehr gebildet. Man nennt dies dann auch Leptinresistenz. (Resistenz bedeutet in diesem Zusammenhang »unempfindlich« – ähnlich wie eine Resistenz gegen Krankheitserreger bedeutet, dass diese ihre schädigende Wirkung nicht im Körper entfalten können.) Die Leptinbotschaft, die an das Sättigungszentrum übermittelt werden soll, kommt nicht an. Das kann entweder an einer leichten Veränderung des Leptinrezeptors liegen (er kann das Signal dann nicht oder nicht richtig erkennen und reagiert nicht) oder daran, dass zu wenige dieser Rezeptoren vorhanden sind (dann erfolgt zwar eine Reaktion, diese ist aber zu schwach). Die Folge: Es wird mehr Leptin gebildet, um das auszugleichen. Für die, denen das paradox vorkommt, ein kurzes Beispiel: Ein Bote soll eine Botschaft in einen geschlossenen Raum übertragen. Das funktioniert, weil in der Wand eine kleine Membran, so etwas wie unser Trommelfell, eingelassen ist, die vibriert, wenn er mit aller Kraft seine Botschaft hineinruft. Nun ist die Membran plötzlich dicker geworden, und die Übertragung wird schwächer. Was kann der Bote tun? Noch lauter schreien kann er nicht. Also organisiert er ein paar Kumpels, die mit ihm gemeinsam, im Chor, die Botschaft ausrufen, damit sie drinnen gehört wird. Im Falle der Insulinresistenz, die wir noch kennenlernen, funktioniert das eine ganze Weile. Bei der Leptinresistenz sind die Veränderungen jedoch so ausgeprägt, dass zwar mehr Leptinkumpels aktiviert werden, dieses aber nichts nützt.

Wie aber kommt es zur Leptinresistenz? Damit sind wir wieder bei unserer Ernährungsbiografie, in der eine solche Resistenz angelegt sein könnte. Erinnern wir uns an die vorgeburtliche Entwicklung und das Problem der Wettervorhersage. Es gibt Hinweise, dass eine Leptinresistenz bereits im Mutterleib entstehen kann, indem die Ernährung und der Stoffwechsel der Mutter Einfluss auf die Leptinbildung des Fötus nehmen: Überernährung und Schwangerschaftsdiabetes, das heißt hohe Glukose- und Insulinspiegel im Blut der Mutter, führen zu einer gesteigerten Leptinbildung der Mutter, Mangelernährung und niedrige Glukose- und Insulinspiegel zu einer Senkung des Leptinpegels. Ähnlich wie Insulin kann Leptin dem Fötus offenbar die »Umwelt« beschreiben und damit Einfluss auf sein Wachstum und seine Entwicklung nehmen. Sowohl der Leptin- als auch der Glukose- und der Insulinspiegel des Neugeborenen stehen in direkter Beziehung zu seinem Körpergewicht und seiner Größe.

Der Fötus beginnt bereits vor der Geburt selbst mit der Regulierung seines Energiehaushalts. Die pränatal gebildeten Hungermacher und Appetitbremsen im Hypothalamus könnten zu einer Vorprägung der Sättigungsregulation beitragen. Möglicherweise kommt es aufgrund dauerhaft erhöhter Blutzuckerwerte bei der Mutter zu überhöhten Insulinausschüttungen des Fötus und dadurch zur »Verstellung« des Leptin-Insulin-Regelkreises im Hypothalamus des Ungeborenen – mit der Folge einer späteren Insulin- bzw. Leptinresistenz, die Diabetes und Übergewicht begünstigt.

Aber auch die Ernährung kurz nach der Geburt spielt eine Rolle. So findet sich bei Jugendlichen, die als Frühgeborene mit nährstoffreicher Babynahrung gefüttert worden waren, mehr Leptin pro Gramm Fettmasse als bei solchen Jugendlichen, die als Säuglinge Muttermilch erhalten hatten, und sie sind auch insgesamt dicker als diese. Überernährung im Mutterleib oder im Säuglingsalter kann zu einer vermehrten Bildung von Leptin und Insulin führen und im Falle einer Leptinresistenz den Grundstein für Übergewicht oder sogar Adipositas legen.

Im umgekehrten Fall, der *Mangelernährung* während der Schwangerschaft, haben die niedrigen Leptin- und Insulinwerte einen unstillbaren Appetit des Kindes nach der Geburt zur Folge, der durch eine Leptinresistenz noch verstärkt wird. Es isst und isst und isst, und was der Körper nicht verbraucht, wird in die immer weiter wachsenden Fettspeicher geschoben. Hier ist die Leptinresistenz eine sinnvolle Antwort auf die Wettervorhersage: Mangel droht. Ist jedoch nach der Geburt kein Mangel vorhanden, wird mehr aufgenommen und gespeichert als benötigt. Für das bereits erläuterte Paradox, dass sowohl Über- als auch Mangelernährung in der Schwangerschaft das Risiko erhöhen, dass das Kind später übergewichtig wird, scheinen also die Hormone Insulin und Leptin der Dreh- und Angelpunkt zu sein.

Aus evolutionärer Sicht ist es durchaus sinnvoll, dass die Regelkreise für Hunger und Sättigung im Gehirn des Kindes bereits vor der Geburt an die zu erwartende Energieversorgung angepasst werden. Beim Menschen bilden sich die Nervenzellen des Hypothalamus in der 9. und 10. Schwangerschaftswoche. Die Vernetzung der Nerven zu einem funktionsfähigen neuronalen Netzwerk erfolgt ab der 10. Woche und ist vor der Geburt weitgehend abgeschlossen. »Erfahrungen«, die die Nervenzellen und die neuronalen Netzwerke in dieser Zeit durch die Ernährung der Mutter machen, schlagen sich offenbar in der Gehirnarchitektur nieder. Wie man aus Experimenten mit Nagetieren weiß, führt eine Mangelernährung beispielsweise dazu, dass verschiedene Zelltypen im Gehirn in verminderter Zahl gebildet werden. Am Hypothalamus lassen sich als Folge einer Über- oder Unterernährung der Mutter zudem strukturelle Veränderungen nachweisen: Sie zeigen an, dass die Vernetzung der Neuronen, die in den Regelkreisen von Hunger und Sättigung eine Rolle spielen, vermindert bzw. nicht »ordnungsgemäß« eingerichtet ist. Die Ergebnisse dieser Versuche legen nahe, dass Leptin und eine früh in der Entwicklung eintretende Leptinresistenz für die beobachteten Veränderungen am Hypothalamus verantwortlich sind. Kommen dann noch epigenetische Veränderungen des Leptingens hinzu, so kann sich daraus eine nicht unerhebliche Störung von Hunger und Sättigung entwickeln.

Natürlich soll das Ganze dem Überleben des Kindes dienen. Dumm nur, dass seine Genetik an Zeiten angepasst ist, in denen Nahrung nicht nur knapp werden konnte, sondern die Nahrungssuche in der offenen Savanne auch lebensgefährlich war. Ausreichende

Energiedepots für Mutter und Kind waren also durchaus nicht nur eine Überlebenschance, sondern sicherten auch die Fortpflanzung und damit das Fortbestehen der Art. Also ganz im Sinne der Evolution ein *survival of the fittest*.

(Fett-)Depotverwaltung – wer hat, der hat

In einem Depot oder Speicher lagern die Reserven für Notzeiten sowie das, was gerade nicht gebraucht wird. Das gilt auch für die heutzutage so ungeliebten Fettdepots. Weil sie für das Überleben in unsicheren Zeiten aber so wichtig sind und waren, unterliegen sie – genau wie Appetit und Sättigung – einer ausgefuchsten Regulation. Nur ist die aufgrund jahrmillionenlanger Evolutionserfahrung eher auf Bunkern als auf Abbauen optimiert.

Wie sehen unsere Fettdepots aus? Es lassen sich grundsätzlich zwei Arten unterscheiden: die unter der Haut (*subkutan*) und die im Bauchraum (*viszeral*). Daneben gibt es kleinere Speicher in Muskeln und verschiedenen Organen sowie in der besonderen Form des braunen Fettgewebes, welches vor allem Neugeborene besitzen. Übergewicht als Folge einer energiereichen Ernährung führt zu einer Zunahme von Fettgewebe. Diese Zunahme ist sowohl durch eine *Vermehrung* der Fettzellen (vorwiegend subkutan) als auch durch eine *Größenzunahme* der einzelnen Fettzellen (vorwiegend viszeral) gekennzeichnet.

Die Fettzellen, besonders die des Bauchfettgewebes, sind hoch spezialisiert. Sie bekommen zum einen Signale vom Hypothalamus und schütten zum anderen selbst Hormone wie Leptin und Adiponektin aus, die wir bereits kennengelernt haben. Die Hormone steuern nicht nur unser Hunger- und Sättigungsverhalten, sondern auch die Bereitstellung von Energie aus Fett oder dessen Speicherung. Bei Kindern, die im Mutterleib Erfahrung mit Mangelernährung gemacht haben, scheinen die Fettzellen dahingehend verändert zu sein, dass sie sich stärker vermehren und auch mehr Fett speichern als bei Kindern mit optimaler vorgeburtlicher Versorgung. Bereits einen

Tag nach der Geburt zeigt sich bei männlichen Neugeborenen mit intrauteriner Wachstumsstörung ein Anstieg von Enzymen, die die Fettspeicherung in den Fettzellen stimulieren. Bleibt dieser Zustand erhalten, so kann er die Entwicklung von Übergewicht und Herz-Kreislauf-Erkrankungen sowie Diabetes begünstigen.

1962 veröffentlichte James V. Neel eine Studie, in der er die Frage aufwarf, ob die Regulationsvorgänge, die der »Zivilisationskrankheit« Diabetes Typ 2 zugrunde liegen, nicht ursprünglich einen evolutionären Sinn gehabt haben könnten und ob ein »sparsames« Gen vielleicht erst unter den Bedingungen der Überflussgesellschaft zu einem »schädlichen« Gen wird. Am Beispiel der Pima-Indianer erörterte Neel seine Theorie dieses sogenannten Sparsamkeitsgens (englisch *thrifty gene*). Seine Vorstellung war, dass diejenigen einen evolutionären Vorteil hatten, die über die Fähigkeit verfügten, Perioden des Hungers und der Nahrungsmittelknappheit aufgrund einer entsprechenden genetischen Ausstattung besser zu überstehen als andere, die kein solches Gen hatten. Die Pima-Indianer, die in Neumexiko und Arizona leben, erkranken überdurchschnittlich häufig an Typ-2-Diabetes und Übergewicht. Diese Jäger-Sammler-Population hatte bis in die Mitte des 20. Jahrhunderts als Selbstversorger mit knappen Ressourcen gelebt, und Neel folgerte daraus, dass die bei dieser Gruppe häufig auftretende Insulinresistenz ihre Ursache in eben diesem Sparsamkeitsgen hat. Hohe Insulinspiegel bedeuten bessere Verwertung und Speicherung von Nahrung. Dies ist in der Tat ein Vorteil, wenn die Ressourcen knapp sind. In den Vereinigten Staaten – und nicht nur dort – gab es ab der Mitte des 20. Jahrhunderts ein Überangebot energiereicher Nahrung, sodass der Vorteil zum Nachteil wurde: Die Pima-Indianer entwickelten Übergewicht und manche in der Folge auch Diabetes.

Beim Eintreffen von schlechten Umweltbedingungen, die im Rahmen der Wettervorhersage der Mutter an das Kind gegeben wurden, könnte eine Ausstattung mit Sparsamkeitsgenen das Überleben des Kindes sichern. Eine Stoffwechselanpassung, die zur Verbesserung der körpereigenen Vorratshaltung beiträgt, ist in knappen Zeiten ein wertvolles Instrument. In einer Welt des Nahrungsüberflusses begünstigt es jedoch die Entwicklung von Stoffwechselstörungen, die bereits im ersten Kapitel als »metabolisches Syndrom« vorgestellt wurden: bauchbetontes Übergewicht plus zwei weitere Symptome aus der Riege erhöhte Blutfettwerte (Triglyceride), niedriges HDL-Cholesterin, erhöhter morgendlicher Blutzuckerwert (Nüchternglukose) und erhöhter Blutdruck.

Die bereits vorgestellten Beobachtungen der englischen Forscher Barker und Osmond in den 1980er Jahren können als Weiterentwicklung der Thrifty-Gene-Hypothese angesehen werden. Aus ihren Befunden wird deutlich, welche Bedeutung das Geburtsgewicht für die spätere Entwicklung eines metabolischen Syndroms hat. Im Alter von 64 Jahren hatten 22 Prozent der Männer aus der Studiengruppe mit einem Geburtsgewicht unter 2950 Gramm ein metabolisches Syndrom; das waren 10-mal mehr als in der Gruppe mit einem Geburtsgewicht von 4300 Gramm. Wenn man noch berücksichtigt, dass auch ein hohes Geburtsgewicht, welches bei Diabetes der Mutter häufiger zu beobachten ist, mit einem Übergewichtsrisiko einhergeht, ist der Unterschied noch erheblicher.

Einen überzeugenden Beleg für die Barker-Hypothese liefern beispielsweise Zwillingsstudien aus Dänemark und Italien: War nur ein Zwilling an Diabetes Typ 2 erkrankt, so stellte sich bei Nachforschungen heraus, dass dieser bei der Geburt weniger gewogen hatte als der nicht erkrankte andere Zwilling. Während Neels Untersuchungen an den Pima-Indianern von einem genetisch vererbten Effekt ausgingen, zeigen die Arbeiten von Barker die Folgen einer epigenetisch verursachten fehlerhaften »Wettervorhersage«. Die genetische Veranlagung der Pima-Indianer könnte sich auf der Basis einer immer wieder auftretenden Mangelernährung entwickelt haben, die dann, als die Mangelernährung nicht mehr bestand, die Träger dieser Gene zum Übergewicht prädisponierte.

Das Inselphänomen – Vorteil oder Falle?
Normalerweise beschreibt das sogenannte *Inselphänomen* eine Anpassung der Flora und Fauna an die oft eingeschränkten Ressourcen eines abgeschlossenen Ökosystems. So hat man auf der Insel Flores, die seit Zehntausenden von Jahren vom Festland getrennt ist, Fossilien von scherzhaft so genannten »Hobbits« gefunden: einer vor etwa 18 000 Jahren ausgestorbenen, nur etwa 1 Meter großen Menschenart, die auch nur über ein sehr viel kleineres Gehirn verfügte. Dennoch hatte *Homo floresiensis*, der »Mensch von Flores«, Werkzeuge und offensichtlich auch viele andere Errungenschaften wie Feuer und Schmuck, die ihn als Menschen auszeichneten. Neben diesem kleinen Vertreter der Gattung Mensch gab es dort auch Zwergelefanten und Riesenratten; Letztere, weil sie eben einfach alles fressen und daher ideale Bedingungen vorfanden, während die eher wählerischen Lebewesen nur begrenzte Nahrung hatten und die Evolution daher einen energiesparenden, weil kleineren Typus bevorzugt – etwa indem sie Träger von Sparsamkeitsgenen begünstigte.

Auch andere Forschungsergebnisse legen nahe, dass an der Thrifty-Gene-Hypothese etwas dran ist. Die Bewohner der Insel Samoa haben den höchsten Anteil Übergewichtiger weltweit. Im Jahr 2003 fielen 68 Prozent der Männer und 84 Prozent der Frauen in diese Kategorie. Bis zum Jahr 2010 nahm die Zahl weiter zu, da waren 80 Prozent der Männer und 91 Prozent der Frauen übergewichtig. Es lag demnach nahe, die Gene der Bewohner dieser Insel, die hier seit etwa 3000 Jahren siedeln, näher zu untersuchen. Und in der Tat entdeckte man eine genetische Variante, die ansonsten weltweit extrem selten zu finden ist. Im Vergleich zur üblichen Ausgabe dieses Gens führt die bei den Samoanern gefundene Sparbrötchen-Variante zu einer starken Reduktion des Energieverbrauchs, bei gleichzeitiger verstärkter Fettspeicherung. Einen Einfluss auf den Insulin- oder Fettstoffwechsel hat diese genetische Variante interessanterweise nicht. Die besondere Inselsituation hat bei den Bewohnern von Samoa sicherlich immer wieder zu Hungerepisoden geführt und daher die Entwicklung dieses sparsamen Phänotyps begünstigt. Auf diese Weise waren Überleben und Fortpflanzung garantiert. Erst als die Inseln zunehmend Kontakt zur »westlichen« Welt und damit zur westlichen Ernährung hatten, wurden die Bewohner durch ihr *thrifty gene* zunehmend übergewichtig.

Wärmendes Fett

Wenn im Zusammenhang mit Ernährung von Fett und Energie die Rede ist, denken wohl die meisten zuerst an hoch kalorische Leckereien und deren Ablagerungen an diversen Körperteilen. Dass Fett, in diesem Fall das Unterhautfettgewebe, als Kälteschutz, also »isolierend« wirkt, wird von Dicken zwar gerne – mehr oder weniger augenzwinkernd – als Argument pro Pölsterchen angeführt, aber dass bestimmte Fettgewebe tatsächlich ganz konkret der Wärmeproduktion dienen, ist dann doch weit weniger bekannt.

Wir hatten bereits erwähnt, dass es im Wesentlichen zwei große Fettdepots im menschlichen Körper gibt: zum einen das Unterhautfettgewebe und zum anderen das im Bauchraum abgelagerte Fett. Doch es gibt auch zwei verschiedene Fett-*Typen*: das bekannte weiße Fett und das braune Fett, von dem man bis vor wenigen Jahren dachte, es komme nur bei Neugeborenen und winterschlafenden Säugetieren vor. Wenn weißes Fett »verbrannt« wird, liefert es die Energie für all die Stoffwechselmotoren in unserem Körper. Braunes Fett hingegen ist dazu da, beim Verbrennen Wärme zu erzeugen. Neugeborene brauchen es, weil ihre Muskulatur noch nicht so weit entwickelt ist, dass sie durch Bewegung (Zittern) Wärme erzeugt, und Winterschläfer brauchen es, um ihren Körper in der Aufwachphase auf Betriebstemperatur zu bringen.

Setzt man Nager einem Kältereiz aus, so verwandeln sich ihre weißen Vorläufer-Fettzellen sowie Zellen, die in der Wand der Blutgefäße zu finden sind, in braune Fettzellen. Indem diese Wärme erzeugen, schützen sie wichtige Organe wie z. B. die Niere vor der Kälte.

Verabreicht man jungen Ratten fettreiche Kost, werden mehr braune Fettzellen gebildet. Der Überschuss an Nahrungsenergie wird also in Form von Wärme wieder abgegeben. Die verstärkte Bildung von braunem Fettgewebe aus Fettvorläuferzellen wird durch eines der Hormone im Hypothalamus ausgelöst, die für den Energiehaushalt zuständig sind: das *Orexin*. Mäuse, bei denen die Orexinbildung ausgeschaltet wurde, nehmen rasch zu, wobei diese Zunahme weniger auf übermäßiges Fressen oder Bewegungsarmut zurückzuführen ist als vielmehr auf einen Rückgang der Wärmebildung, der sogenannten *Thermogenese*, sowie einen reduzierten Abbau von Fett in den weißen Fettzellen.

Fett verheizen – geht das?
Dass man mit Fett gut Wärme erzeugen kann, zeigen die Inuit, die das Fett von Walen und anderen Tieren als Heizmaterial verwenden. Im Kleinen geht das auch in unserem Körper. Die Thermogenese, das heißt die Entstehung von Wärme bei der Oxidation von Nährstoffen (vor allem Fett), ist ein wichtiger Stoffwechselweg, insbesondere für neugeborene Säugetiere. Bei einigen funktioniert die normale Regulation der Körpertemperatur nämlich erst nach einer Woche, und die Tiere wären sonst in der Zwischenzeit vollständig auf die mütterliche Körperwärme als Heizung angewiesen. Die Temperaturregulierung im braunen Fettgewebe beruht auf der sogenannten zitterfreien Wärmebildung – »zitterfrei«, weil hier die Wärme nicht durch Muskelzittern entsteht. (Braun ist dieses spezielle Fettgewebe übrigens, weil es im Gegensatz zu weißem Fettgewebe über sehr viele und große, braune Mitochondrien verfügt, die Kraftwerke der Zelle.) Braune Fettzellen aktivieren ihre Wärmeproduktion als Antwort auf Kälte – oder auf die Aufnahme von Fett mit der Nahrung.

Braunes Fettgewebe findet sich beim Menschen vor allem während der ersten Lebensmonate im Nacken und im Nierenlager, teilweise auch am Rücken, wo es nicht unwesentlich zur Wärmebildung beiträgt. Auch beim Erwachsenen gibt es – entgegen einer lange Zeit verteidigten Anschauung – noch braunes Fettgewebe, und es ist immer wieder diskutiert worden, ob erwachsene Menschen, die trotz teilweise sehr kalorienreicher Ernährung problemlos ihr Gewicht halten können, dies dank ihres braunen Fettgewebes tun. Tatsächlich ist viel braunes Fettgewebe bei Erwachsenen so gut wie immer mit Schlankheit verbunden. Bei ihnen verpufft die überschüssige Energie einfach als Wärme. Aus dem Tierreich kennt man diesen Vorgang sehr genau, da wildlebende Ratten auf eben diese Weise verhindern, dass sie nach Besuch einer gut gefüllten Speisekammer fett und damit unbeweglich werden. Zwischen den weißen und den braunen Fettzellen gibt es noch eine Zwischenstufe, die als beige Fettzellen bezeichnet werden; sie sind ebenfalls für die Wärmebildung zuständig, aber nicht ganz so effektiv. Offensichtlich machen diese beigen Zellen den Hauptanteil wärmebildender Fettzellen beim Menschen aus. Manche von uns können bis zu 150 Kilokalorien pro Tag als Wärme abgeben. Andere Wissenschaftler haben geschätzt, dass 50 Gramm braunes Fettgewebe bis zu 5 Kilo Gewichtsverlust pro Jahr ausmachen könnten. Folglich hat es immer wieder Versuche gegeben die Bildung von braunem Fettgewebe beim Menschen anzuregen – bisher aber ohne sichtbaren Erfolg. Allerdings hat auch hier die Natur wieder einmal gezeigt, wie sie das macht.

Das »egoistische« Vater-Gen und das »fürsorgliche« Mutter-Gen
Eine ausreichende Körpertemperatur ist für das Neugeborene lebenswichtig. Dazu hat es, wie erwähnt, braunes Fettgewebe, welches sich in den ersten Tagen nach der Geburt besonders stark entwickelt. Wie stark, hängt interessanterweise auch davon ab, ob das entsprechende mütterliche Gen abgelesen wurde – oder das väterliche.

Viele Gene für eine bestimmte Eigenschaft liegen in zwei Varianten vor, den sogenannten Allelen, von denen eines von der Mutter und das andere vom Vater stammt. Nun gibt es einige Gene, bei denen entweder das mütterliche oder das väterliche stillgelegt werden – ein Vorgang, der ebenfalls zur Epigenetik gehört und den man genomisches *Imprinting*, also »genomische Prägung« nennt. Man bezeichnet diese Gene daher auch als *Imprinting-Gene*; der Mensch hat schätzungsweise etwa 200 davon, darunter viele, die den Stoffwechsel und das Wachstum kontrollieren. Wird das väterliche Gen angeschaltet, muss das mütterliche durch Methylierung abgeschaltet werden, damit sich die väterliche »Botschaft« durchsetzen kann. Diese kann beispielsweise bedeuten, dass mehr Wachstumshormon gebildet und ausgeschüttet wird. Die »Zeche«, also die Lieferung der für ein verstärktes Wachstum notwendigen Energie, bleibt an der Mutter hängen. Sind hingegen die mütterlichen Gene aktiviert, so ist das Wachstum etwas geringer, wodurch Energiereserven der Mutter gespart werden. Generell geben die Mutter und der Vater dem Kind unterschiedliche Prioritäten mit. Die väterlichen Gene haben nur das Überleben des Kindes und damit des väterlichen Erbguts »im Sinn« – notfalls auf Kosten der Mutter. Die mütterlichen Gene sind stets auch auf das Überleben und Wohlergehen der Mutter selbst fokussiert.

Im Fall des braunen Fettgewebes bedeutet dies: Sind mütterliche Gene aktiviert, wird beim Fötus und beim Neugeborenen die zitterfreie Wärmebildung durch mehr braunes Fettgewebe gesteigert, um das Kind vor Auskühlung zu schützen und so Energiereserven der Mutter zu schonen, die der Säugling sonst aus ihr heraussaugen würde. Die väterlichen Gene hingegen machen genau das Gegenteil: Sie aktivieren Gene, die in der Neugeborenenzeit zu einer verminderten Wärmebildung (reduzierte Entwicklung von braunem Fettgewebe) und damit zu einem geringeren Energieverlust beitragen; die eingesparte Energie kann dann in das Wachstum gesteckt werden.

Fassen wir zusammen: Die Prägung des Neugeborenen auf einen zu erwartenden Mangel an Nahrung kann über verschiedene Modifikationen erfolgen, die dazu führen, dass mehr verzehrt wird (Appetitsteigerung), mehr gespeichert wird (Insulinresistenz) und weniger verloren wird (geringere Aktivität des braunen Fettgewebes).

Wird das Neugeborene aber nicht mit Mangel, sondern mit Überfluss begrüßt, so resultiert daraus eine rasche Zunahme des Körpergewichts und besonders der Fettreserven. Kommt noch Stress der Mutter während der Schwangerschaft hinzu, so kann dies auch wieder Konsequenzen haben.

Nahrungsjagd und ihre Folgen

Da unsere Vorfahren immer dann besonderem Stress ausgesetzt waren, wenn sie sich aus ihrem geschützten »Wohnbereich« hinausbewegen mussten, um Nahrung zu finden oder zu jagen, kann es kaum verwundern, dass es im Gehirn Verknüpfungen zwischen Stress und Ernährung gibt, und zwar besonders in den Bereichen des Gehirns, die auch Hunger und Sättigung regeln. Wenn wir heute in den Regalfluchten der Supermärkte nach Sonderangeboten jagen, kann das zwar auch stressig sein, selbst wenn wir nicht an der nächsten Ecke den Säbelzahntiger erwarten müssen – aber vielleicht die Schnäppchen-Konkurrentin.

Aus evolutionärer Sicht scheint es durchaus sinnvoll, wenn Lebewesen ihre Stressreaktion den Umweltbedingungen anpassen. Achim Peters spricht bei den unterschiedlichen Stresstypen vom *Habituierer* (»der, der sich dran gewöhnt«), der bei wiederholtem Stress eine Abschwächung der Stressreaktion zeigt, und dem *Nicht-Habituierer*, der immer einen hohen Stresslevel hat. Der Nicht-Habituierer ist wegen seines höheren Energieverbrauchs oft schlank, kann aber durchaus viszerales Fett haben, während der eher zum Übergewicht neigende Habituierer insgesamt zwar mehr Fett aufweist, das aber über den Körper verteilt. Das erklärt möglicherweise den Befund vieler Studien, dass der »schlanke« Nicht-Habituierer (durch seine Stressreaktionen und sein aktives viszerales Fettgewebe) mehr Risiken für die Entwicklung eines metabolischen Syndroms und für Herzkranzgefäß-Verkalkung hat als der Übergewichtige. Man nennt dies auch das »Übergewichtsparadox«, auf das wir noch zurückkommen werden.

Was geschieht in unserem Körper, wenn das Gehirn Stress signalisiert? In der Nebenniere wird *Cortisol* gebildet und in das Blut abgegeben. Dadurch wird die Empfindlichkeit der Blutgefäße gegenüber einem weiteren Stresshormon gesteigert, dem Adrenalin. Als Folge steigt der Blutdruck, und wichtige Gewebe wie z. B. die zur Flucht nötige Skelettmuskulatur, aber auch das Gehirn werden kurzfristig besser mit Blut versorgt. Aber Cortisol hat noch eine andere sehr wichtige Aufgabe: Es sorgt dafür, dass das Gehirn mit Energie versorgt wird. Denn um mit der Stresssituation – Jagd, Kampf oder Flucht – umzugehen, braucht das Gehirn jede Menge Blutzucker (Glukose). Deshalb hemmt das Cortisol die Bildung von Insulin in der Bauchspeicheldrüse (und verhindert so, dass die im Blut vorhandene Glukose in die Speicher verschoben wird) und steigert im Gegenteil die Glukosebildung in der Leber sowie den Abbau von Fett und den von Eiweiß als zusätzliche Energiequellen für das Gehirn.

Chronischer Stress kann also Körpersubstanz kosten. Allerdings gibt es auch einen dämpfenden Mechanismus, der die Cortisolproduktion drosselt. Er verhindert »blindwütige« Reaktionen eines von Cortisol und Adrenalin überschwemmten Gehirns. Der gestresste Jäger (oder Gejagte) soll sich ja noch orientieren und rationale Entscheidungen treffen können. Und er soll vor allem auch bei wiederholtem Stress die für ihn wichtigen Energiespeicher nicht völlig leeren. Mit Blick auf unsere Ahnen könnte es also durchaus sein, dass ein Typus, der eine stärkere Stressdämpfung hatte und damit seine Energiespeicher besser verwalten konnte, einen Selektionsvorteil hatte.

Dem Fötus liefert mütterlicher Stress mit erhöhten Cortisolwerten ebenso wie ihre Ernährung eine Wettervorhersage: Das Neugeborene wird auf eine Welt voller Risiken vorbereitet – und auf eine unsichere Nahrungsversorgung. Moderne Stressfaktoren wie Termindruck und Reizüberflutung kennt unser »altes« Genom schließlich noch nicht. Es schließt aus Stress stets nur: Die Nahrungssituation ist kompliziert da draußen. Das Problem mit mütterlichem Stress hat einmal mehr mit der Epigenetik zu tun: Das Gen, das für die Dämpfung der Stressreaktion zuständig ist, wird als Folge des mütterlichen Stresses epigenetisch verändert und dann nicht richtig abgelesen. Die Folge ist, dass die Stressreaktionen des Kindes in seinem späteren Leben deutlich stärker ausfallen können als sinnvoll. Eine falsche Ernährungswettervorhersage kann – je nachdem, ob der Fötus zusätzlich starkem Stress ausgesetzt war oder nicht – zu unterschiedlichen Typen führen. So kann die durch Stress ausgelöste fehlende Dämpfung des Cortisols eher einen schlanken Typus (Nicht-Habituierer) hervorbringen, im Falle einer normalen Dämpfung mit besserer Insulinwirkung eher einen molligen Typus (Habituierer) begünstigen.

Achim Peters und seine Arbeitsgruppe haben genau diese beiden Stresstypen und ihre Reaktionen in einem aufwändigen Experiment untersucht: 20 übergewichtige Männer (BMI über 30; Habituierer) und 20 Normalgewichtige (BMI 19,8–25,2; Nicht-Habituierer) wurden auf ihre Stressbelastbarkeit untersucht. Dabei sollte Folgendes geprüft werden: Wie reagieren die beiden Typen auf Stress? Und was passiert, wenn nach dem Stress eine Mahlzeit verabreicht wird?

Die Probanden wurden einem standardisierten Stresstest unterzogen, bei dem sie ein Bewerbungsgespräch mit zwei grimmigen Personalchefs absolvieren und anschließend vor Publikum irritierende Subtraktionsaufgaben lösen mussten. Der Test ist schon vielfach angewendet worden und erzeugt einen starken, messbaren Stress. Wie war die Reaktion der Teilnehmer auf den Stress? Sie war bei beiden Gruppen gleich, das heißt, bei beiden Gruppen stieg das Cortisol erwartungsgemäß deutlich an. Die wesentliche Frage war allerdings, ob sich die Folgen dieses Anstiegs unterscheiden. Da war zunächst die psychische Reaktion im Sinne der Wachheit (oder auch Nervosität). Diese *Vigilanz* war bei den normalgewichtigen Teilnehmern deutlich größer als bei den Übergewichtigen. Letztere sind also etwas weniger »wach« und daher nicht ganz so leicht aus der Ruhe zu bringen.

Was passierte, wenn den Probanden kurze Zeit nach dem Stresstest, also während die stressbedingten erhöhten Cortisolwerte bei beiden Gruppen langsam absanken, eine Mahlzeit verabreicht wurde? Physiologisch führt die Aufnahme dieser Mahlzeit zu einem Anstieg der Glukose im Blut und zu einem Anstieg des Insulins. Die zentrale Frage dieses Experimentalteils war nun: Wie gehen der Stoffwechsel der normalgewichtigen Nicht-Habituierer und wie der der übergewichtigen Habituierer damit um? Während bei den Übergewichtigen der Cortisolspiegel nach Aufnahme der Mahlzeit kontinuierlich weiter sank, kam es bei den Normalgewichtigen zu einem vorübergehenden erneuten Anstieg des Cortisols. Die Betreffenden sind demnach noch »stresslabil« wegen fehlender Dämpfung – oder weil das Gehirn, das die Aufnahme der Mahlzeit »erkennt«, seinen Adjutanten Cortisol nochmals ins Feld schickt, um auf diese Weise an weitere Energie zu gelangen. Denn es könnte ja noch mehr Stress kommen.

Was hat das zu bedeuten? Cortisol hemmt, wie erwähnt, die Bildung des Insulins in der Bauchspeicheldrüse, um »freie Bahn« für den möglichst vollständigen und zügigen Transport der Glukose zum Gehirn zu schaffen. Der Nicht-Habituierer versorgt also mit der Energie aus der Mahlzeit sein Gehirn weiter mit Energie und nimmt dafür auch den Abbau von Körpersubstanz in Kauf. Bleibt ein solcher zusätzlicher Anstieg des Cortisols nach der Mahlzeit aus, wie dies bei der Gruppe der Habituierer der Fall war, dann sollte der Insulinwert nach der Mahlzeit im Blut der Übergewichtigen höher sein als bei den Normalgewichtigen, obwohl sich die Glukosewerte zwischen beiden Gruppen nicht unterscheiden. Und genau dies war der Fall. Die höheren Insulinwerte bei den Übergewichtigen können also nicht durch höhere Glukosewerte erklärt werden, sondern sind Folge des niedrigeren Cortisols. Das System steht folglich – freie Fahrt für das Insulin – stärker auf Speichern. Die Folge ist, dass das Gehirn weniger, dafür der Muskel mehr Energie erhält und der Abbau von Körpersubstanz gehemmt wird. Auch der Unterschied in der Vigilanz lässt sich vermutlich durch die Unterschiede in der Glukoseversorgung des Gehirns erklären. Immerhin ist bekannt, dass bereits eine leichte Unterzuckerung wegen der schlechteren Glukoseversorgung des Gehirns zu abnehmender Konzentration führt.

Wie sich herausstellte, hatten die Übergewichtigen bereits vor Beginn des Experiments höhere Insulinwerte im Blut. Auf Stress reagiert ihr Körper noch ganz normal, die durch Nahrung aufgenommene Energie hält dieser jedoch fest und gibt sie nicht vollständig an das Gehirn ab. Aus der Sicht der Evolution ein sinnvoller Vorgang. Nach dem Stress des Jagens erst mal »abschalten« (geringere Vigilanz) und die Energie soweit möglich speichern. Das ist von Vorteil, wenn man keine Feinde zu fürchten hat, also möglichst weit oben in der Nahrungskette steht. Muss man jedoch ständig auf der Hut sein, so kann sich dies als Nachteil erweisen, wie ein Beispiel aus dem Tierreich zeigt:

Erdhörnchen, die im offenen Grasland leben, entwickeln sich mit zunehmendem Alter zu ängstlicheren Tieren als Artgenossen, die in waldigen, also geschützteren Gegenden zu Hause sind. Die geringeren Cortisolmengen im Kot der Waldtiere im Vergleich zu denen der im Grasland lebenden Verwandten belegen diesen höheren Stress. Im offenen Grasland müssen sie mehr Feinde fürchten, also rascher auf Stress reagieren können – mit der Bereitstellung von Energie für das Gehirn. Die höhere ängstliche Wachsamkeit (Vigilanz) mit immer wieder starken Cortisolanstiegen hat allerdings einen negativen Einfluss auf die für den Winterschlaf der Tiere wichtige Speicherung von Fett: Die teilweise Unterdrückung der Insulinwirkung hemmt die Speicherung von Fett und verringert damit die für den Winterschlaf so wichtigen Reserven: das braune Fettgewebe.

Auch der nicht-habituierte Mensch wird immer wieder bevorzugt sein Gehirn mit Energie versorgen und die Speicher vernachlässigen. Die nach Stress erneut auftretende Cortisolbildung, wie sie im Zusammenhang mit der Nahrungszufuhr beschrieben wurde, könnte ihn auf Dauer zwar schlank bleiben lassen, aber dennoch krank machen. Vielleicht erklärt dies die erstaunliche Beobachtung, dass die Sterblichkeit an Herzinfarkt, Schlaganfall und einer Reihe weiterer Erkrankungen bei Menschen mit einem BMI von unter 25 höher ist als bei solchen, die einen BMI zwischen 25 und 30 aufweisen.

Stress, so die Theorie, kann dazu führen, dass die »Insulinbremse« mehr oder weniger heftig gezogen wird, um so die Energieversorgung des Gehirns sicherzustellen. Der gemütliche Dicke hat weniger Stress nach der Mahlzeit als der hibbelige Dünne, warum also sollte dann Energie an das Gehirn geliefert werden? Weniger Stress, keine Bremse, folglich stärkere Insulinausschüttung nach einer Mahlzeit mit dem Ergebnis: Lieber speichern als für Stressreaktionen verschwenden, die man nicht hat.

Auf jeden Fall ist die Vermutung berechtigt, dass die schwächere Stressantwort ein Vorteil war, als unsere Vorfahren gezwungen waren, den Wald zu verlassen. Vielleicht saß der gemütliche Zeitgenosse einfach länger auf seinem Baum und kaute noch ein paar Blätter mehr, ehe er nachsah, ob seine dünnen Kollegen vielleicht deshalb in Aufruhr waren, weil sich ein Raubtier näherte. Die aufmerksamen Dünnen waren zwar möglicherweise schneller auf den Bäumen als die etwas Trägeren und Dickeren, Letztere konnten aber wegen ihrer größeren Fettreserven länger dort ausharren, bevor sich nagender Hunger einstellte. Darin könnte durchaus ein Vorteil im Sinne der Evolution gelegen haben, der bei den weiblichen Mitgliedern bereits durch die Anlage des Stillfetts gegeben ist. Diese konnten mit den Nachkommen in den Bäumen bleiben, eine Weile von ihren Stillfettreserven leben und warten, was die jagenden Herren mit nach Hause brachten. Somit kam der Vorfahr, der mehr aufs Speichern setzte, dem Hungerrisiko zuvor, indem er die Konkurrenz von Hirn und Muskel um die Energie umging und Vorsorge für schlechte Zeiten betrieb.

Die Tatsache, dass unsere Vorfahren die Bäume verlassen und sich an ein anderes Nahrungsspektrum unter stressigeren Bedingungen anpassen mussten, hat möglicherweise ganz direkt zu ihrer Hirnentwicklung beigetragen. Solange sie noch das Leben auf den Bäumen führen konnten, war ihre Ernährung viel stärker vegetarisch als jene, die sie dann in der Savanne vorfanden. Vieles kulinarisch Neue war geschmacklich und auch von der Konsistenz her ungewohnt, aber sie mussten sich anpassen, wenn sie überleben wollten. »Anpassen« hieß in diesem Fall, die gewohnten Süßpräferenzen etwas hintanzustellen und auch zähes Fleisch und weniger angenehm zu kauende Blätter und Früchte zu verzehren. In der Zeit, in der der Urmensch dauerhaft von den Bäumen stieg und sich in vielen Einzelheiten (Verdauungstrakt, Zähne, Kaumuskulatur u. a.) einer omnivoren Ernährung anpasste, lebten noch andere, verwandte Urmenschenarten, die es vorzogen, auf den sicheren Bäumen zu bleiben und so diese Anpassung nicht durchmachen. Diese wegen ihrer mächtigen Kiefermuskeln so genannten »Nussknacker«-Menschen (*Paranthropus boisei*) sind jedoch ausgestorben.

Zuckerbrot und Salami:
Unser Belohnungssystem als Mittel zum Zweck

Wir haben von Hunger und Sättigung gesprochen. Viele Menschen haben damit kein Problem: Wenn sie satt sind, sind sie satt. Andere aber naschen ständig weiter, mit mehr oder weniger schlechtem Gewissen. Dazu treibt sie das Belohnungssystem in ihrem Gehirn, dem es allein darum geht, seine Energiezufuhr zu sichern. Was genau läuft bei den »süchtigen Essern« anders? Denn mit einem Suchtverhalten haben wir es eindeutig zu tun. Es läuft offenbar unabhängig von der sonstigen Hunger-Sättigungs-Regulation. Aus diesem Grund lautet die deutsche Bezeichnung für Adipositas »Fettsucht«. Das Essverhalten hat in der Tat sehr viel mit Hirnregionen zu tun, die auch das Suchtverhalten kontrollieren. Die Selbstsucht des Gehirns und die Sucht nach Essen stehen in engem Verhältnis zueinander.

Da das Gehirn bevorzugt Glukose als Energiequelle verwendet, sind viele der Kontrollinstanzen darauf ausgelegt, vor allem die Aufnahme von Kohlenhydraten zu steigern und diese – in Form von Glukose – dem Gehirn zuzuführen. Im Gegensatz zu Fett kann Glukose nur für kurze Zeit als Glykogen in Leber und Muskeln gespeichert werden. Bereits nach 24 Stunden sind diese Speicher geleert, wenn keine weitere Glukoselieferung erfolgt. Als Nächstes werden einige Aminosäuren angegriffen und zu Glukose umgebaut, und erst danach geht es an die Fettvorräte – aber nur solange keine Glukose verfügbar ist.

Wir sind, ganz im Sinne einer Sucht, abhängig von Glukose. Bereits die Wahrnehmung schmackhafter, vor allem aber süßer Lebensmittel führt zur Einleitung von Verdauungsvorgängen – z. B. setzt der Speichelfluss ein. Unsere Süßrezeptoren vermitteln uns ein »gutes Gefühl«, und gleichzeitig werden die Belohnungszentren des Gehirns aktiviert. Wird genug verzehrt, so gibt sich das Belohnungszentrum zufrieden, ist es zu wenig, so wird nachgefordert. Dabei scheint es nicht in erster Linie darauf anzukommen, dass ein intensiver Süßgeschmack vorhanden ist – selbst bei wenig süß schmeckenden Kohlenhydraten wird das Belohnungssystem aktiv. Wichtiger scheint das zu sein, was wir als »schmackhaft« bezeichnen. Dabei kann es sich um ein Stück Sahnetorte handeln oder um die berüchtigte Tüte Chips. Beides besteht aus einer offenbar unwiderstehlichen Kombination von Kohlenhydraten und Fett.

Werden trächtige Mäuse fettreich gefüttert, so kommt es bei deren Nachkommen zu einer Veränderung in der Aktivität von Genen, die das Belohnungs- und Suchtverhalten steuern. Aber das ist noch nicht alles: Fettreiche Ernährung führt auch zu einem Eintrag in die Ernährungsbiografie, der die »Hungerbremsen« ausschaltet. Vieles spricht dafür, dass es genetische bzw. epigenetische Faktoren sind, die mit darüber entscheiden, ob unser Essverhalten außer Kontrolle gerät und sich Übergewicht entwickelt oder nicht. Bei Nagern führten Experimente mit verschiedenen Diäten, die mal mehr oder weniger fettreich und schmackhaft waren, nur bei einem Teil der Tiere zu Übergewicht. Andere gaben sich ohne zu zögern mit einer fettarmen und weniger schmackhaften Kost zufrieden. Die dicken Tiere hingegen bevorzugten fettreiches und schmackhaftes Futter. Bei ihnen wurde eine schwächere Wirkung der Hormone Leptin und Insulin auf die Regulation von Hunger und Sättigung gefunden, was die Entwicklung des Übergewichts zum einen über das Belohnungszentrum und zum anderen über Veränderungen der Energiehomöostase erklärt. Auch Mäuse haben eine Ernährungsbiografie.

In diesen Experimenten zeigte sich weiter, dass das Gehirn eine schmackhafte und fettreiche Ernährung fast wie eine Droge behandelt, indem es das Belohnungssystem immer wieder aktiviert, was bei echten Drogen letztendlich zur Sucht führt. Allerdings fand diese Aktivierung nicht statt, wenn das Futter fettarm war und überwiegend aus Eiweiß oder Kohlenhydraten bestand. Hat die Zunahme fettreicher Lebensmittel in unserer Umwelt, insbesondere das sogenannte Junk-Food, aber auch fettreiche Snacks, vielleicht etwas mit der Vermischung von Ernährung und Sucht zu tun?

Unsere Nahrungsauswahl ist, so glauben wir zumindest, nicht nur »Instinktsache« zur Sicherung der Energieversorgung, sondern auch stark durch bewusste, auf Genuss ausgerichtete Entscheidungen geprägt, die wir selbst steuern können. Die meisten glauben, dass sie den »Hunger« auf Genuss bei Bedarf auch abschalten können. Aber das stimmt nicht. Das Belohnungssystem im Gehirn lässt sich nicht ohne Weiteres austricksen. Es tritt bereits beim Riechen oder Sehen von als schmackhaft bekannten Nahrungsmitteln in Aktion. Innerhalb des Gehirns werden dann über verschiedene Areale Neuronen aktiviert, die das Hormon Dopamin bilden und ausschütten. Dieses wiederum reagiert mit anderen Zentren, unter anderem im Hippocampus, und erzeugt damit Glücksgefühle. Das Belohnungssystem funktioniert nicht, indem es zufrieden ist, wenn es zum Erfolg gekommen ist, sondern es ist quasi eine nach vorne gerichtete Belohnungserwartung. Es stellt eine Belohnung in Aussicht, die dazu führt, dass wir bestimmte Dinge besonders gerne tun, aber es ist mehr ein Motivieren als ein Drängen. Deshalb glauben wir, wir könnten auch anders. Aber wenn die erwartete Belohnung ausbleibt, wird sie erneut »angefordert«.

Warum das Gehirn frühstücken will wie ein Kaiser

Das Gehirn will Energie um jeden Preis. Und so wundert es nicht, dass eine negative Energiebilanz, die bekanntermaßen Hunger erzeugt, zu einer Zunahme der Belohnungsaktivitäten im Gehirn führt. Das gilt sowohl für die Aufnahme als auch für die Auswahl der Nahrung. Je nachdem, wie lange jemand nichts gegessen hat bzw. wie groß der Hunger ist, können die Aktivitäten im Gehirn unterschiedlich ausfallen.

In einer sehr aufwändigen Studie sind britische Wissenschaftler der Frage nachgegangen, wie das Belohnungssystem auf verschiedene Lebensmittel reagiert, wenn die Testpersonen eigentlich mehr oder weniger satt sind. Die freiwilligen jungen Probanden mussten sich an einen sehr strengen Ernährungsplan halten, und ihr Belohnungssystem im Gehirn wurde mit einem bildgebenden Verfahren überwacht. Das Ergebnis: Probanden, die nicht gefrühstückt hatten, reagierten auf Bilder von energiereichen Lebensmitteln deutlich stärker als auf Bilder von energiearmen. Zeigte man ihnen dieselben Bilder nach einem Frühstück, so ergab sich keine deutliche Reaktion. Die Aktivierung des Belohnungssystems durch Hunger führte also eindeutig dazu, dass die Lebensmittel gewählt wurden, die mehr Energie versprachen. Diese Reaktion war stärker als persönliche Essensvorlieben der einzelnen Teilnehmer. Bei Hunger führte stets das kalorienreichere Produkt zu einer stärkeren Reaktion im selbstsüchtigen Gehirn.

Die Forscher konnten noch eine weitere, viel gestellte Frage beantworten: Was machen Menschen, die eine deutliche Gewichtsreduktion erreicht haben und ihr Gewicht über lange Zeit halten können, anders als die Mehrheit, also die Opfer des Jojo-Effekts, die nach zunächst deutlichem Gewichtsverlust einige Jahre später wieder ihr Ausgangsgewicht oder sogar ein noch höheres erreichen? Ergebnis: Erstere frühstücken regelmäßig. Dazu passen die Befunde der oben beschriebenen Studie. Verzicht auf das Frühstück führt dazu, dass bei der nächsten Möglichkeit das energiereichere Lebensmittel – möglicherweise ein Stück Kuchen oder ein besonders gutes Stück Käse – dem Knäckebrot und der Light-Margarine vorgezogen wird, die ebenfalls zu haben gewesen wären. Dieses Ergebnis wurde inzwischen vielfach bestätigt. Der Verzicht aufs Frühstück ist also ein entscheidender Fehler beim Versuch der Gewichtsreduktion und kann zu einer stärkeren erneuten Gewichtszunahme führen.

Zu einem solchen »Lerneffekt« – nur fette, also energiereiche Lebensmittel sind »interessant« – kann es kommen, wenn Präferenzen für hoch kalorische Lebensmittel schon frühzeitig gesetzt werden. Tierexperimente zeigen, dass eine fettreiche Ernährung trächtiger Ratten bei deren Nachkommen zu einer eindeutigen Bevorzugung von Fetthaltigem führt. Dies ist zweifellos in der Evolution ein wichtiger Vorteil, da auf diese Weise sichergestellt ist, dass gezielt nach energiereichen Lebensmitteln gesucht wird – gerade wenn Hungerphasen vorausgegangen sind. Ein entsprechender Eintrag in der Ernährungsbiografie des Kindes kann die spätere Entwicklung von Übergewicht begünstigen, wie Studien mit übergewichtigen Müttern bestätigen.

Alles Geschmackssache?
Könnte ein »Defekt« im Belohnungssystem dazu führen, dass viele, vor allem stark Übergewichtige, wider besseres Wissen immer wieder zu denselben schmackhaften und energiereichen Lebensmitteln greifen? Vermutlich würden viele sagen, das sei doch eine Frage der Geschmacksvorlieben. Zweifellos ist der subjektiv empfundene Geschmack eine wichtige Größe, allerdings können wir kaum sagen, inwieweit dieser subjektiv empfundene Geschmack durch das selbstsüchtige Gehirn bzw. durch Veränderung im Belohnungssystem

gesteuert wird. Nehmen wir z. B. die berühmten Chips. Hier lässt sich gut zeigen, dass im Grunde alle Sinne aktiv sind, wenn es darum geht, eine Tüte oder – noch geschickter – eine Rolle, in der alle Chips schon kompakt hintereinanderliegen, zu verzehren. Das beginnt bereits beim Einkaufen, wo wir ein lustvolles Gefühl beim Betrachten der Packungen erleben. Wenn es dann um den Verzehr geht, ist da zuerst der Geruch, der ganz stark übertragen wird, weil Chips eben immer fettreich sind. Dann ist es der Geschmack, der durch die spezielle Würzung und selbstverständlich auch durch den Fettgehalt entsteht. Und nicht zuletzt – und dies ist möglicherweise ein recht starker Stimulus für das Belohnungssystem – ist es das Geräusch beim Kauen. Immerhin investiert ein führender Kekshersteller – und dies ist in gleicher Weise auch für Chipshersteller anzunehmen – enorme Summen, um sicherzustellen, dass das Geräusch beim Kauen der Kekse immer gleich ist. Wenn also der Nachbar die Kekse oder die Chips kaut, aktiviert das umgehend unser Belohnungssystem.

Eine Besonderheit vieler Chips (und nicht nur dieser Produkte) ist es, dass sie den Geschmacksverstärker Glutamat enthalten. Dieser signalisiert unserem Umami-Rezeptor: Es kommt Eiweiß. *Umami* ist das japanische Wort für »köstlich«. Näheres zu unserer auf energiereiche Makronährstoffe ausgerichteten Geschmackswahrnehmung folgt etwas weiter unten.

Ein bisschen Belohnung genügt nicht

Es wäre aber zu einfach, davon auszugehen, dass alles nur über Geschmack, Geruch oder Geräusch geht. Vielmehr wird diskutiert, ob nicht eine als »Belohnungsdefizit-Syndrom« bezeichnete Veränderung dazu führt, dass der Belohnungsreiz offensichtlich immer zu gering ist und daher stetig wiederholt werden muss. Dieses Phänomen hat genetische wie epigenetische Ursachen und zeichnet sich durch eine verringerte Dopaminausschüttung nach Nahrungsaufnahme aus.

Dazu ein wenig Biochemie: Zu den chemischen Botenstoffen, die das Belohnungssystem des Gehirns betreiben, gehören Dopamin, Serotonin, Endocannabinoide und Opioide. Auch das Hormon Orexin, welches den Appetit steigert, gehört hierher. Das Hormon Leptin hingegen legt das Belohnungssystem »schlafen«. Bei Menschen mit Leptinresistenz lässt sich durch die Gabe von Leptin zeigen, dass das Belohnungssystem dann schwächer auf Lebensmittelbilder reagiert. Dopamin dagegen löst Hunger aus. Über den Hypothalamus ist es auch an die Nahrungsaufnahme gekoppelt; seine Bildung wird, wie zu erwarten, durch das »Hungerhormon« Ghrelin stimuliert. Wenn Menschen, denen Ghrelin verabreicht wurde, Bilder von Lebensmitteln betrachten, führt dies zu einer starken Aktivierung des Belohnungssystems. Ghrelin aktiviert im Übrigen nicht nur die Dopaminrezeptoren im Belohnungssystem für die Aufnahme von schmackhafter Nahrung, sondern auch für Suchtmittel wie z. B. Alkohol.

Dabei reagiert das Belohnungssystem auf Alkohol und verschiedene Drogen ganz ähnlich wie auf Nahrung, die als besonders schmackhaft empfunden wird: Ist der Dopaminreiz zu gering, so wird nach erneuter Belohnung verlangt. Im Falle der Ernährung führt dieses Suchtverhalten zu Übergewicht und Adipositas. Tatsächlich hat man bei Übergewichtigen einen Mangel an Dopaminrezeptoren gefunden – und auch eine verringerte Dopaminantwort nach Nahrungsaufnahme, also sozusagen eine Dopaminresistenz. Damit ist die Stimulation des Belohnungssystems vermindert, und die Betroffenen machen sich folglich erneut auf die Suche nach schmackhaftem, das heißt fettigem und/oder süßem Essen. Die Meldung »Danke, das war jetzt genug Torte« funktioniert bei Menschen mit starkem Übergewicht folglich nicht so gut wie bei anderen.

Studien zeigen, dass bei stark Übergewichtigen die Erwartung eines schmackhaften Lebensmittels zur Aktivierung von Zentren im Gehirn führt, die sowohl sensorische Wahrnehmungen wie Geschmack und Geruch positiv stimulieren wie auch das Belohnungssystem.

Dafür genügt sogar schon die Nennung eines Lebensmittels wie z. B. »Kakao-Milkshake«. Gleichzeitig gibt es Anzeichen dafür, dass sich bei ihnen keine Zufriedenheit einstellt, nachdem das Nahrungsmittel verzehrt wurde. Genau dies macht das **Belohnungsdefizit-Syndrom** aus. Viele, die mit ihrem Gewicht zu kämpfen haben, kennen dieses Salamitaktik-Phänomen: Es fängt mit einem ganz kleinen Stückchen Kuchen an, weil man ja eigentlich auf die Linie achten will, und jedes Mal, wenn man am Kuchen vorbeikommt, wird das abgeschnittene Kuchenstück etwas größer, bis dann schließlich die Lust (oder besser: der Belohnungsstress) überwiegt und man das letzte Stück Kuchen auch noch isst. In Erwartung der Belohnung wird das schlechte Gewissen vorübergehend ruhiggestellt.

Nach den verschiedenen Untersuchungen am Belohnungssystem könnte man Übergewicht als *Überkonsum von schmackhaften Belohnungslebensmitteln* darstellen, verursacht durch eine Imbalance zwischen Appetit und Hunger. Der Hunger dient in erster Linie zur Deckung des Energiebedarfs des Gesamtorganismus. Die hedonistischen Appetitsignale dagegen können durchaus als Aktionen des egoistischen Gehirns interpretiert werden. Es besteht kein Zweifel daran, dass sich Übergewicht auf der Basis einer positiven Energiebilanz entwickelt. Durch das vielfältige Angebot hoch schmackhafter Lebensmittel wird die Energiehomöostase im Hypothalamus ausgetrickst: Die Mechanismen, die die Energieaufnahme drosseln sollten, indem sie Sättigung signalisieren, werden vom Belohnungssystem scheinbar »ausgeschaltet«. Dies gilt besonders dann, wenn die Dopaminfreisetzung verringert ist und so ein mehr oder weniger chronischer Reiz entsteht, immer wieder auf die schmackhaften Lebensmittel zuzugreifen, obwohl schon längst genügend Energie für den ganzen Tag geliefert wurde.

Mittlerweile gibt es Forschungsergebnisse, denen zufolge epigenetische Mechanismen auf noch »tückischere« Weise in den Dopaminhaushalt eingreifen: Im Hypothalamus wird mehr Dopamin gebildet als nötig, was die Nahrungsaufnahme anregt – und im

Belohnungssystem gibt es zu wenig Dopamin. Das Belohnungssystem steigert demnach nicht direkt die Nahrungsaufnahme, sondern es führt dazu, dass der über den Hypothalamus dopamingesteuerte Hunger sich nun »gezielt« schmackhafte, also belohnende Lebensmittel aussucht.

Vor dem Hintergrund der »Wettervorhersage« hat es im Falle einer angekündigten Nahrungsknappheit durchaus Sinn, dass Dopamin den Hunger verstärkt und das Belohnungssystem auf Schmackhaftes und Energiereiches ausgerichtet wird, da so ein Maximum an Energie aufgenommen wird. Das bedeutet, dass nur ausreichend Stimuli angeboten werden müssen, um unser Belohnungssystem zu beeinflussen. Das heißt aber auch, dass wir es möglicherweise »umerziehen« können. Zumindest in Tierexperimenten wurde gezeigt, dass die entsprechenden Hirnregionen über eine hohe Plastizität verfügen.

Wie schmeckt's?

Der eine wird immer wieder bei Süßem schwach, wie Kuchen oder Pralinen, also bei Kohlenhydraten, die andere dagegen eher bei Wurst oder Käse. Unser Belohnungssystem scheint ganz auf die Makronährstoffe ausgerichtet zu sein – nur für sie haben wir auch einen Geschmackssinn. Und dieser Geschmack entscheidet weit mehr als Sehen und Riechen, ob wir bereit sind, einen Bissen mit Freude herunterzuschlucken, oder ihn verweigern. Die fünf Geschmacksqualitäten, die im gemeinsamen Konzert, aber auch einzeln festlegen, was wir essen, sind **süß**, **sauer**, **salzig**, **bitter** und **umami**. Die Bitter- und Sauerrezeptoren tragen eher zur Ablehnung einer Speise bei, während die anderen drei uns anregen, die Nahrung gezielt und mit Vergnügen zu verzehren. Bei den meisten Landtieren finden sich drei Klassen von Rezeptoren für Süß- und Umamigeschmack und eine deutlich größere Klasse für die Bitterrezeptoren; weil viele giftige oder unbekömmliche Substanzen bitter schmecken, ist es überlebenswichtig, dafür einen Geschmackssinn zu haben.

Süßes für Frugivoren

Die Geschmacksqualität *süß* wird bei vielen Säugetieren von zwei Rezeptoren vermittelt, die sich auf Zunge und Gaumen befinden. Diese Rezeptoren reagieren nicht nur auf Kohlenhydrate wie Glukose, sondern auch auf Stoffe, die einen Süßeindruck hinterlassen, sowie auf einige Proteine und Aminosäuren. Nun werden Gehirn und die Muskulatur aber nicht nur durch die (süß schmeckende) Glukose und die Fruktose mit Energie versorgt, sondern auch durch Kohlenhydrate, die Glukose in großen, unterschiedlich gut »erschließbaren« Mengen enthalten. Die meisten kennen den Effekt, dass ein Stück ungesüßtes Brot, auf dem man länger als üblich herumkaut, im Mund einen zunehmend süßen Geschmack annimmt – die Stärke wird durch den Speichel in ihre Zucker-Einzelbestandteile zerlegt.

Umami für Leckerschmecker

Die als *umami* bezeichnete Wahrnehmung kennzeichnet den Geschmack einer ganzen Reihe von Lebensmitteln, die traditionell vor allem im asiatischen Raum verzehrt werden. Deshalb ist sie bei uns erst relativ spät und als fünfter Geschmackssinn beschrieben worden – als sich asiatische Restaurants auszubreiten begannen. Umami ist, wie erwähnt, das japanische Wort für »köstlich«; es wird auch gerne mit »schmackhaft« oder »appetitanregend« übersetzt.

Lebensmittel mit der Geschmacksrichtung umami enthalten von Natur aus Glutamat – eine Substanz, die wir in erster Linie als industriell hergestellten Geschmacksverstärker kennen. Natürliche Glutamatquellen sind eine Reihe von Fischsorten sowie zubereitete Fischsoßen, vor allem aber Fleisch. Auch Pilze, verschiedene Gemüse wie Tomaten und Zwiebeln sowie Obstsorten wie Grapefruit und Äpfel erregen den Umamirezeptor. Was steckt hinter dieser fünften Geschmacksrichtung? Fleisch schmeckt ja nun, von Ausnahmen abgesehen, nicht süß. Und doch arbeiten die Rezeptoren für süß und umami eng zusammen, und auch dies hat seinen Grund in der Evolution. Insekten halten sich gerne in der Nähe von süßen

Früchten auf, was dazu führte, dass sie bewusst oder unbewusst mit den Früchten verzehrt wurden. Gerade Insekten enthalten aber nicht nur viel Eiweiß (das wir mit dem Umamirezeptor schmecken können), sondern auch viele unterschiedliche Mikronährstoffe.

Die Kombination von süß, der von Menschen bevorzugten Geschmacksrichtung, und der appetitanregenden Wirkung von Glutamat findet sich auch in der Muttermilch, die süß ist und eine große Menge freies Glutamat enthält: etwa 20 Milligramm Glutaminsäure pro 100 Milliliter Muttermilch und damit etwa dieselbe Glutaminmenge wie klassische japanische »Umamigerichte«. Der Mensch wird offensichtlich schon sehr früh an diese Geschmackswahrnehmung gewöhnt.

Die Süßpräferenz des Neugeborenen, die sich bereits vor der Geburt entwickelt, wie an Frühgeburten gezeigt werden konnte, zielt ganz darauf ab, die »süße« Muttermilch besonders schmackhaft zu finden. Süß vermittelt Geborgenheit und Wohlempfinden. Dies zeigt sich in einer Reihe erstaunlicher Reaktionen von Neugeborenen auf einen Süßreiz. Ein aufgeregtes Kind reagiert sofort, wenn etwas Süßes auf seine Zunge gelangt. Der Herzschlag wird langsamer und die Aufregung legt sich. Die beruhigende Wirkung von Süßem zeigt sich auch bei der Unterdrückung von Schmerz durch einen Süßreiz. Tatsächlich lässt sich dies auch nutzen, wenn es um die Unterdrückung oder Verringerung von Schmerzempfindung geht, wie z. B. bei einer Spritze.

Bitter schützt vor Gift

Die Bitterrezeptoren, für die es 25 Gene gibt, signalisieren, dass ein Lebensmittel möglicherweise nicht bekömmlich ist. Am besten lässt sich dies bei Kleinkindern feststellen, die meistens ungern bittere Gemüse wie Rosenkohl oder Chicorée essen. Erst in späteren Jahren legt sich diese Abneigung. Bemerkenswert ist, dass in der Schwangerschaft die Empfindlichkeit gegenüber bitteren Geschmacksrichtungen zunimmt und die Frauen oft sogar mit Übelkeit auf bittere

Lebensmittel reagieren. Dies wird gerne als Schutzwirkung erklärt, die das ungeborene Kind vor Schaden bewahren soll. Vergleichende Studien haben gezeigt, dass sich die Zahl der Geruchsrezeptoren bei Menschen im Vergleich zu der von vielen anderen Primaten deutlich verringert hat. Die Zahl der Bitterrezeptoren und wahrscheinlich auch ihre Empfindlichkeit ist jedoch gleich geblieben, was auf die große Bedeutung dieser Wahrnehmung hinweist. Als unerträglich bitter werden von den Trägern einer bestimmten Mutation übrigens auch die sogenannten *Thiocyanate* wahrgenommen, die in verschiedenen Früchten und Wurzeln wie z. B. Maniok vorkommen. Diese Substanzen hemmen die Jodaufnahme in der Schilddrüse und fördern damit die Kropfbildung. Die Mutation, die es bereits vor 4–5 Millionen Jahren gab, lässt ihre Träger Lebensmittel verschmähen, die die Jodversorgung gefährden würden, also in erster Linie Kreuzblütler, zu denen die verschiedenen Kohlarten gehören. Die Mutation findet sich heute noch gehäuft bei manchen Afrikanern, z. B. den Hadza, den Sandwa und einigen Pygmäen – sie leiden besonders unter einer ohnehin zu knappen Versorgung mit Jod.

Salzig und sauer

Die Geschmacksrichtung **salzig** erinnert uns daran, dass wir Salz für die Blutdruckregulation brauchen, und nicht umsonst suchen wir diesen Geschmack immer wieder. Über den Sinn der Geschmacksrichtung **sauer** gehen die Meinungen auseinander. Manche Wissenschaftler meinen, dass sauer zusammen mit süß Lust auf bestimmte Früchte macht, andere wiederum glauben, dass diese Geschmacksrichtung dazu da ist, besonders Vitamin-C-haltige Nahrung zu suchen. Man könnte aber auch – wie beim Geschmackssinn für Bitteres – eine Warnfunktion vermuten: vor dem Verzehr unreifer Früchte nämlich. Denn für unsere stets von Unterernährung und von Raubtieren bedrohten Vorfahren waren Magenschmerzen, Übelkeit oder Durchfall nicht so harmlos, wie sie für uns heute klingen mögen.

Nein, mein Gemüse mag ich nicht!
Eine gewisse Prägung des Geschmacks erfolgt bereits vor der Geburt. Der Fötus trinkt Fruchtwasser, welches Geschmacksnoten der mütterlichen Ernährung enthält, wie z. B. Anis, Knoblauch oder Zwiebel. Trinkt die Mutter während des letzten Trimesters Karottensaft, so akzeptiert das Kind später Cerealien mit Karottensaft besser als nicht derart »vorbereitete« Kinder. Gleiches gilt für Alkohol, der im Fötus eine epigenetische Veränderung des Geschmackssinnes erzeugt, die später zu einer positiven Geschmackswahrnehmung von Alkohol führen kann. Der Geschmack von Alkohol wird über Süßrezeptoren (angenehm) und Bitterrezeptoren (Ablehnung) vermittelt. Wird die Geschmackswahrnehmung bitter epigenetisch reduziert, so überwiegt das angenehme Gefühl.

Während Säuglinge und Kleinkinder Süßes und Salziges mögen, lehnen sie Bitteres, wie erwähnt, meist ab. Eine Ausnahme bilden Kinder, die eine bittere Substanz mit dem unaussprechlichen Namen 6-n-Propylthiouracil (kurz PROP) nicht schmecken können, weil das für diese Geschmacksrichtung verantwortliche Gen nicht arbeitet. Dies gilt für etwa 30 Prozent der Europäer. Das Besondere an diesen Kindern ist nun, dass sie besonders gerne Gemüse essen, was die, die PROP schmecken, eher ungern tun. Zwar kommt PROP selbst nicht in Lebensmitteln vor, aber es hat viel Ähnlichkeit mit den geschmackswirksamen Stoffen, die in Rosenkohl, Salat, Kohlrabi, Kohl, Brokkoli und einer Reihe weiterer Gemüse vorkommen.

Untersuchungen an Kindern verschiedener Herkunft zeigen das hohe Maß an Vererbung des Bittergeschmacks, der weder vom Alter noch von der Ethnie abzuhängen scheint. Kinder, die PROP nicht schmecken, essen nicht nur lieber Gemüse, sondern auch Zuckerhaltiges. Dementsprechend sind sie häufiger übergewichtig und haben einen größeren Bauchumfang als diejenigen, die bitter schmecken und ablehnen.

Jäger, Sammler und Gemüse

Nun gibt es aber auch noch eine andere Erklärung, warum manche von uns – und das müssen nicht unbedingt Vegetarier oder Veganer sein – eine ganz besondere Vorliebe für Gemüse haben, andere dagegen Fleisch bevorzugen.

Komplexe Kohlenhydrate (z. B. Stärke und Zellulose), wie sie reichlich in verschiedenen pflanzlichen, kaum aber in tierischen Lebensmitteln vorkommen, sind chemisch eigentlich nichts anderes als aneinandergereihte Glukosemoleküle. Einfachzucker oder Monosaccharide (Traubenzucker, Fruchtzucker), Disaccharide (Milchzucker, Kristallzucker) und Trisaccharide (Raffinose) haben eines gemeinsam: Sie sind wasserlöslich, wir können also ihren Süßgeschmack wahrnehmen, wenn sie im Speichel gelöst sind. Das ist bei den komplexeren Kohlenhydraten, die aus langen und zum Teil auch untereinander vernetzten Zuckerketten bestehen, kaum möglich, da ihre süß schmeckenden Untereinheiten nicht mit den Geschmacksrezeptoren in Berührung kommen. Es sei denn, die Stärke wurde durch physikalische Prozesse gespalten, das heißt verarbeitet – z. B. durch starkes Erhitzen von Kartoffeln (*baked potatoes*) oder auch dadurch, dass die Kartoffel Frost abbekommen hat. In beiden Fällen nehmen wir eine stärkere Süßnote wahr. Allerdings hat es verarbeitete Stärke, also solche, bei der der Zucker besser verfügbar ist, bei unseren Vorfahren kaum gegeben. Die Wurzeln und Knollen, die sie verzehrten, wurden weder erhitzt noch sonst irgendwie bearbeitet. Aber auch hier hat die Evolution einen Ausweg gefunden. Zunächst einmal verfügen wir, wie viele andere Primaten auch, über ein Enzym, die Amylase, die sich im Speichel befindet und geringe Mengen Stärke zu Glukose aufspalten kann. Außerdem ist das Gen, von dem dieses Enzym abgelesen wird, in mehreren Kopien vorhanden. Hier folgt die Natur dem Motto »viel hilft viel«: Je mehr Kopien vorhanden sind, desto mehr Enzym wird gebildet, und desto besser kann die Stärke im Mund »aufgeschlossen«, also in ihre Glukose-Untereinheiten zerlegt werden. Und je mehr stärkehaltige

Lebensmittel auf dem Plan stehen, desto mehr Glukose kann der Körper dann bekommen.

Europäer und Amerikaner verfügen über drei bis fünf Kopien des Amylase-Gens. Die Verbreitung von Genotypen mit solchen Genkopien wird mit der Einführung des Ackerbaus und damit der Zunahme kohlenhydratreicher Kost vor 8000 Jahren in Verbindung gebracht. Jüngste Ergebnisse von vergleichenden Studien der Genome von altsteinzeitlichen Jägern und Sammlern aus Spanien (8000 v. Chr.), dem sibirischen Raum sowie Bauern aus Deutschland und Luxemburg (7000 v. Chr.) haben diese Annahme bestätigt. Ein Bauer aus dem Raum Stuttgart, der sich vorwiegend von seinen stärkehaltigen landwirtschaftlichen Produkten ernährte, hatte die höchste Zahl an Genkopien (16), während spanische Jäger und Sammler, also vorwiegend Fleischesser, nur fünf und der schwedische Kandidat nur sechs Kopien aufwies. Bei den heute in Afrika lebenden Hadza mit vorwiegend pflanzlicher Nahrung finden sich bis zu 15 Genkopien, was ihnen offensichtlich eine effiziente Verwertung der sonst schwer verdaulichen Wurzeln ermöglicht.

Populationen, die auf eine Energieversorgung aus pflanzlichen Lebensmitteln angewiesen sind, müssen mehr Glukose aus pflanzlicher Kost gewinnen können als solche, die häufiger Zugang zu tierischen Lebensmitteln haben. In Zeiten, in denen unsere Vorfahren auf Wurzeln zurückgreifen mussten, waren diejenigen im Vorteil, die mehr Genkopien besaßen und damit aus der Nahrung mehr Glukose freisetzen konnten. Die Evolution hat den Jägern und Sammlern, die in trockenen Gebieten lebten und sich in hohem Maß von stärkehaltigen Wurzeln und Knollen ernährten, über die Selektion der Individuen mit vielen Genkopien einen Vorteil verschafft. Im Gegensatz dazu benötigten die Hirten oder auch die Jäger und Sammler, die im Regenwald lebten und sich mehr von tierischen Produkten ernähren konnten, diese Genkopien nicht, da ihre Nahrung energiereicher war und die Früchte ausreichend leicht verdauliche Glukose enthielten. Ballaststoffreiche Kost mag dem Fleischliebhaber daher eher fad vorkommen, während der Besitzer vieler Genkopien das Süße an diesen Lebensmitteln schmeckt und diese bevorzugt.

Fett schmeckt!
Fettes schmeckt nicht nur, weil Fett ein Träger (meist fettlöslicher) Aromastoffe ist, sondern weil es offensichtlich auch selbst eine angenehme Geschmacksempfindung auslösen kann – auch wenn es für Fett vermutlich keine Geschmackswahrnehmung ähnlich den fünf sogenannten Primärqualitäten (süß, sauer, bitter, salzig, umami) gibt. Das Gefühl, das *veresterte Fettsäuren* im Mund verursachen (»verestert« bedeutet, dass sie chemisch gesehen mit einem Alkohol verbunden sind), wird als angenehm beschrieben, während *freie*, also nichtveresterte *Fettsäuren* eher eine Aversion auslösen. Der »Sinn« hinter der unterschiedlichen geschmacklichen Bewertung der Fettsäuren könnte darin liegen, dass nur die veresterten Fettsäuren Träger wichtiger weiterer Verbindungen wie Vitamin A oder auch Vitamin E sind. Der Verzehr bietet also Vorteile bezüglich der Versorgung mit Mikronährstoffen.

Kehren wir noch mal zu unseren PROP-Kindern zurück, also denen, die sich nicht am Bittergeschmack stören. Eigentlich sorgt ihr Geschmackssinn für eine gute Zusammenstellung ihrer Ernährung: Gemüse enthält ebenso wie die fettreiche Kost Vitamine und andere Mikronährstoffe, Fett ist Träger von fettlöslichen Vitaminen, und süße Früchte bringen Energie und auch wieder wichtige Mikronährstoffe. Das Belohnungssystem und die Regulierung von Hunger und Sättigung tun ihr Übriges, damit möglichst viel davon verzehrt wird. Sehr zum Leidwesen der Eltern und Ärzte, die die Entwicklung des Übergewichts scheinbar nicht stoppen können.

Dahinter liegt allerdings ein Teil der Wettervorhersage, den wir bisher noch nicht betrachtet haben: Wie sicher eigentlich unser ganzer genetischer Ernährungsapparat, dass wir ausreichend mit *Mikronährstoffen* versorgt sind? Müsste es dafür nicht einen eigenen Geschmackssinn geben? Nun, den gibt es nicht, und das ist auch gut so. Würden wir an einem oder zwei Mikronährstoffen besonderen Geschmack finden, so wäre dies für die Versorgung mit den anderen wichtigen Mikronährstoffen möglicherweise von Nachteil. Es ist vielmehr die Kombination und Menge der *Makronährstoffe*, die den Geschmack ausmacht und damit ein breites Spektrum an essentiellen Mikronährstoffen liefert. Die Botschaft unseres Geschmacksinns lautet also: Iss genügend und abwechslungsreich von allen Makronährstoffen – und du bekommst automatisch alle Mikronährstoffe, die du brauchst.

Guten Appetit!
Wir haben zwar, wie gerade dargestellt, keinen Sensor für Mikronährstoffe, aber es gibt Hinweise, dass sich ein Mangel an lebenswichtigen Substanzen mithilfe des Appetits bemerkbar macht – sei es über das Belohnungszentrum oder die Regulierung von Hunger und Sättigung.

Junge Erwachsene, die täglich Multivitamin- bzw. Mineraltabletten nehmen, haben ein niedrigeres Gewicht und eine geringere Fettmasse. Und übergewichtige Frauen, die während einer Diät Vitamine einnahmen, hatten deutlich weniger Appetit als die Vergleichsgruppe ohne Mikronährstoff-Einnahme. Besonders bei Übergewichtigen mit einer Unterversorgung mit Mikronährstoffen kann die Supplementierung also eine Gewichtsreduktion unterstützen, indem sie den Appetit dämpft. Einigermaßen erstaunlich ist das Ergebnis, dass diäthaltende Frauen, die Vitamine und Minerale einnahmen, sogar weniger Appetit hatten als vor Beginn der Diät. Eigentlich müsste der Abbau von Körpersubstanz, den das Gehirn nur als »Problem« wahrnimmt, verstärkten Hunger und Appetit auslösen. Es ist nicht auszuschließen, dass hier unsere Ernährungsbiografie mitmischt und sich die teilweise widersprüchlichen Ergebnisse so erklären lassen.

Mangel macht hungrig

Da verschiedene Mikronährstoffe wie Zink, Magnesium, Kalzium und Selen für die Synthese und Wirkung vieler Hormone von Bedeutung sind, wundert es nicht, dass sie auch bei der Regulierung des Körpergewichts und des Appetits eine Rolle spielen, indem sie die Insulinempfindlichkeit, den Glukosestoffwechsel und letztlich die Energiehomöostase beeinflussen.

Zink

Die Beobachtung, dass Zink etwas mit der Regulierung des Appetits zu tun hat, gibt es seit Langem. Zinkmangel führt im Tierexperiment zu einer generellen Mangelsituation. Dies erklärt sich unter anderem dadurch, dass Zink für die Herstellung vieler Hormone (Leptin, Ghrelin, Insulin und Adiponektin) benötigt wird und so Einfluss auf die Energiehomöostase und den Appetit hat. Auch eine durch krankes Fettgewebe ausgelöste chronische Entzündung (siehe S. 154) wird durch Zinkmangel verstärkt – und kann durch Supplementierung abgeschwächt werden, wie eine Studie an übergewichtigen Kindern mit metabolischem Syndrom ergeben hat. Gerade bei Kindern, die im 1000-Tage-Fenster mangelversorgt waren, führt eine Zinksupplementierung zu einer Verbesserung der Körperzusammensetzung, also einer Zunahme der fettfreien Körpermasse sowie einer Reduktion des Fettgewebes und des BMI.

Die Zinkversorgung von Säuglingen mit Risiko für Übergewicht kann Einfluss darauf nehmen, ob und wenn ja, wie stark sich das Übergewicht tatsächlich entwickelt. Dabei dient Muttermilch für den Säugling als wichtige natürliche Quelle für die Zinkversorgung. Gerade in den ersten Wochen enthält sie große Mengen davon. Umso mehr muss nach dem Stillen auf eine gute Zinkzufuhr durch die Beikost und später mit der normalen Ernährung geachtet werden. Die beste Quelle ist hier Fleisch, weil die Bioverfügbarkeit des Zinks deutlich besser ist als bei pflanzlichen Lebensmitteln.

> **Bioverfügbarkeit** ist ein Begriff aus der Arzneimittelforschung. Er beschreibt das Erscheinen eines Medikamentenwirkstoffs im Blut nach einer bestimmten Zeit und in einer bestimmten Konzentration nach Einnahme. Dieser Begriff wird auch bei Nahrungsbestandteilen angewendet und gibt Information darüber, wie viel beispielsweise von einem Mikronährstoff wie lange nach dem Verzehr im Blut nachweisbar ist. Letztlich bedeutet eine hohe Bioverfügbarkeit, dass unser Organismus die in einem Lebensmittel enthaltenen Stoffe während der Passage durch den Darm besonders gut aufnehmen und verwerten kann.

Kalzium
Eine niedrige Kalziumzufuhr wird immer wieder im Zusammenhang mit Übergewicht beschrieben. Kalzium, so zeigt eine Vielzahl von Untersuchungen am Menschen, kann die Speicherung von Fett regulieren, fehlt Kalzium, wird mehr Fett gespeichert. Dagegen führt eine ausreichende Kalziumversorgung (ca. 800 Milligramm pro Tag) zu einer Steigerung der Fettoxidation um 11 Prozent. Allerdings ist die Wirkung des Kalziums auf die Fettoxidation nicht zu erklären, ohne das Vitamin D einzubeziehen.

Vitamin D
Die Studien, die einen Zusammenhang zwischen niedriger Vitamin-D-Versorgung und Übergewicht belegen, nehmen in den letzten Jahren zu. Es zeigt sich immer mehr, wie wichtig eine gute Vitamin-D-Versorgung nicht nur für unseren Energiestoffwechsel ist. Zur Erklärung schauen wir erneut auf unsere Evolution. Für den aus dem sonnigen Afrika nach Nordeuropa einwandernden Menschen ergab sich vor 30 000 Jahren ein Problem: Er brauchte die Sonne, um in der Haut Vitamin D bilden zu können. Dabei hatten all diejenigen einen Vorteil, deren Haut eine geringere Pigmentierung aufwies – was sich, wie an den hellhäutigen Europäern zu sehen, durchgesetzt hat. Im

Herbst und Winter allerdings wurden die Tage kürzer und kälter, und die sonnenlichtunterstützte Vitamin-D-Synthese ging zurück. Das war ein wichtiges Signal an den Organismus, sich auf Kälte und hohen Energieverbrauch einzustellen – und Menschen, die darauf mit der Anlage zusätzlicher Fettpolster reagierten, hatten unzweifelhaft einen Vorteil: Sie waren besser vor Auskühlung geschützt und hatten zudem Fettreserven für den Winter. Heute, da Nahrung und Wärme unbeschränkt zur Verfügung stehen, ist der Vorteil dahin: Es gibt nur noch das Vitamin-D-Defizit und seine appetitanregende Wirkung.

Vor allem bei stark Übergewichtigen wird ein niedriger Vitamin-D-Status beobachtet – und Vitamin-D-Mangel geht auch einher mit einem hohen Anteil an viszeralem (weißem) Fettgewebe. Füttert man Mäuse sehr fettreich, so bewirkt eine gleichzeitige moderate Vitamin-D-Unterversorgung, dass die Tiere durch gesteigerten Konsum der fettreichen Kost übergewichtig werden und verstärkt auf Suchtmittel ansprechen. Werden die Tiere mit Vitamin D supplementiert, so nehmen sie ab, und die Aufnahme von Suchtmitteln geht ebenfalls zurück.

Viele andere Mikronährstoffe (z. B. Vitamin A, Vitamin B_{12}, Eisen) zeigen sehr komplexe Beziehungen zur Energiehomöostase oder auch zu Hunger und Sättigung. Diese Wirkungen bedingen sich oft gegenseitig. Wir können davon ausgehen, dass der Körper auf einen Mangel an *Mikro*nährstoffen reagiert, indem er sich durch eine Steigerung von Hunger und Appetit mehr *Makro*nährstoffe besorgt – in der Erwartung, das Defizit so kompensieren zu können. Dass das mit Gewichtszunahme einhergeht, ist im Sinne der Evolution kein Nachteil. Voraussetzung für das Gelingen der »Aktion Appetit« ist allerdings, dass die Makronährstoffe das liefern, was gebraucht wird. Ist das nicht der Fall, arbeitet unsere Ernährungsbiografie im Hintergrund ihr Programm ab, die Fettspeicherung schreitet immer weiter voran, und aus dem eben noch gesunden Übergewicht wird rasch eine ungesunde Adipositas.

Kapitel 5:
Übergewicht – na und?

Bis ins 20. Jahrhundert hinein waren Pölsterchen und Rundungen vorwiegend positiv besetzt. Wer solche Vorräte anlegen konnte, musste über einen gewissen Wohlstand verfügen. Außerdem wusste man, dass ein beleibterer Mensch mehr »zuzusetzen« hatte, wenn er von einer der vielen Krankheiten geschlagen wurde, gegen die man damals kein Heilmittel hatte. Erst mit dem wachsenden Wohlstand in den Industrienationen wurden Fettpolster zum Problem (gemacht). Heute wird man – egal, welche Zeitung man aufschlägt, welches Fernsehprogramm man wählt oder wo man beim Surfen im Internet hingerät – bei jeder Gelegenheit darauf hingewiesen, dass man unbedingt abnehmen solle. Warum? Weil die Zahl der Übergewichtigen weltweit zunimmt, und das, obwohl an Light-Produkten, klugen Ratschlägen zum Kaloriensparen und Ersatzmahlzeiten in Pulverform sowie Fitness-Angeboten kein Mangel herrscht. Und sehr viele Menschen haben auch tatsächlich das Ziel, abzunehmen – sowohl aus gesundheitlichen wie aus kosmetischen Gründen.

Bei ihrem Kampf gegen die Pfunde jedoch erringen viele Abnehmwillige zwar hin und wieder kleine Siege, wesentlich öfter jedoch krachende Niederlagen. Warum nur ist es so schwer, den Zielvorstellungen von (echten wie selbsternannten) Gesundheitsexperten und Ernährungsratgebern zu genügen? Liegt es an unserer Willensschwäche? An unserer Ernährungsbiografie? An unserer bewegungsarmen Lebensweise? Am verführerischen Überangebot kalorienreicher Nahrung? Aber vor allem sei die ketzerische Frage gestattet: Sind diese Zielvorstellungen überhaupt sinnvoll? Schließlich ist unser Organismus auf Energiesicherung um jeden Preis eingestellt – weil sie Überlebenssicherung bedeutet. Diesem Ziel dienten alle Eintragungen unserer Eltern, Großeltern und indirekt auch unserer Umwelt in unsere Ernährungsbiografie: Sie hatten einzig und allein das Ziel, uns so gut wie möglich auf die Zukunft vorzubereiten.

In der heutigen Welt haben diese Energiesicherungsmechanismen allerdings einen ganz schlechten Ruf, der sich auch in wenig freundlichen Namen ausdrückt: *Über*-Gewicht, Fett-*Sucht*, Fettstoffwechsel-*Störung*, Insulin-*Resistenz*, Glukose-*Intoleranz*, Zucker-*Krankheit* (= Diabetes), *Syndrom X* (= metabolisches Syndrom). Und sie alle stehen im Verdacht, das Leben zu *verkürzen*, obwohl wir doch andererseits ständig hören, dass wir immer älter werden. Seltsam, nicht? Ein bisschen erinnern diese unterschiedlichen Betrachtungsweisen an die Geschichte von Robin Hood: Für die einen war der Mann ein Held, für die anderen ein Bandit. Aber was bedeutet das jetzt für mich, den Hauptdarsteller meiner Ernährungsbiografie? Nimmt das Drama nun seinen Lauf? Die Rollen der Bösewichte sind offenbar vergeben. Werden diese Schurken mich – vielleicht per Herzinfarkt – vorzeitig ins Jenseits befördern?

Nun, wie in jeder guten Geschichte wird es erst dann spannend, wenn sich abzeichnet, dass nicht alles so ist, wie es vordergründig aussieht. Die Akteure können vielschichtiger sein, als sie uns zunächst präsentiert werden. Unter Umständen besitzt der eine oder andere sogar gute Seiten, die seinen üblen Ruf zu relativieren vermögen. Betrachten wir also einige der Charaktere etwas genauer, die in der Fortsetzung unser Ernährungsbiografie eine Rolle spielen.

Messe, was gemessen werden kann, und mache messbar, was nicht gemessen werden kann. (Galileo Galilei)

Übergewicht – Wahrheit und Mythos

Es vergeht kaum ein Tag, an dem nicht an irgendeiner Stelle in den Medien über die dramatische Entwicklung des Übergewichts oder der *Adipositas* (Fettsucht) und ihrer schwerwiegenden gesundheitlichen

Folgen berichtet wird. Die Zahl der Warnungen nimmt besonders nach Weihnachten zu, und wir werden stetig angehalten, das Übergewicht zu bekämpfen. Bekämpfen tut man einen Feind – und dieser Feind scheint die schicksalhafte Verbindung von hohem Körpergewicht und Krankheit zu sein. »Verringerst du dein Gewicht, wirst du auch nicht krank!«, so wird es uns suggeriert.

In einer umfangreichen Analyse ist nachzulesen, dass in Deutschland 64,3 Prozent der Männer und 49 Prozent der Frauen übergewichtig und davon 21,9 bzw. 22,5 Prozent adipös seien. Bei Kindern und Jugendlichen gibt diese Analyse für Jungen 20,5 Prozent Übergewichtige (darunter 5,5 Prozent Adipöse) und für Mädchen 19,4 Prozent Übergewichtige (darunter 5,3 Prozent Adipöse) an.

Bei Kindern sind Übergewicht und Adipositas anders zu betrachten als bei Erwachsenen. Übergewichtige oder gar adipöse Kinder und Jugendliche bleiben dies auch oft als Erwachsene. Für Kinder ergeben sich während der Entwicklung besondere Probleme, was ihre Beweglichkeit und vor allem ihre Akzeptanz unter Gleichaltrigen angeht. Vor allem aber muss immer wieder betont werden, dass Übergewicht und Adipositas bei Kindern aus armen Familien dreimal häufiger auftreten als bei solchen aus gut situierten Familien. Bei Kindern geht es weniger um die Frage des Risikos, in 40 oder 50 Jahren durch das Übergewicht bzw. die Adipositas krank zu werden, als vielmehr darum, ihnen frühzeitig einen gesunden Lebensstil nahezubringen. Dazu gehört neben Kenntnissen über die Unterschiede zwischen Nahrungsmitteln vor allem die regelmäßige *Bewegung*. Damit kann nicht früh genug angefangen werden – und zwar völlig unabhängig vom BMI. Die Tatsache, dass bereits Kinder Diabetes Typ 2 (»Altersdiabetes«) entwickeln – dies betrifft etwa 1 Prozent der adipösen Kinder, hochgerechnet in Deutschland also 4000 Kinder –, ist zweifellos inakzeptabel und muss daher gezielt untersucht und dann speziell angegangen werden. Gerade die Früherkennung von Diabetes Typ 2 bei Kindern ist wichtig, da sich dieser anders als der Typ-1-Diabetes (ca. 20 000 Jugendliche) nicht durch typische Symptome wie Durstgefühl, Heißhungerattacken und Gewichtsverlust zu erkennen gibt. Die folgenden Überlegungen zur Schädlichkeit von Übergewicht beziehen sich deshalb nicht auf Kinder, sondern nur auf Erwachsene.

Und ein weiterer Hinweis ist wichtig: Dass es für die *Gelenke* nicht gut ist, wenn man zu viel Gewicht mit sich herumschleppt, soll hier nicht angezweifelt werden. In diesem Kapitel geht es aber um die Frage, ob unsere *organische* Gesundheit durch Übergewicht zwangsläufig gefährdet wird.

Gemessen an den oben genannten Zahlen hat nur jeder dritte Mann und nur jede zweite Frau in Deutschland Normalgewicht. Das müsste ja eigentlich auffallen, im Straßenbild, in öffentlichen Verkehrsmitteln und bei der Arbeit, wenn die Hälfte aller Frauen und zwei Drittel aller Männer keine normale Figur hätten. Aber so viele Übergewichtige scheint es gar nicht zu geben. Natürlich fallen uns die stark Übergewichtigen auf, also die Adipösen oder Fettsüchtigen. Aber auch hier fragt man sich, ob das wirklich jeder Fünfte ist.

Es fragt sich also, wie die Begriffe »übergewichtig« und »adipös« eigentlich definiert sind. Hierzu verwendet man den sogenannten *Body-Mass-Index* (BMI) – und damit beginnt auch schon das Problem, wenn es um die Einschätzung der gesundheitlichen Bedeutung, das heißt der Risiken für Diabetes oder Herz-Kreislauf-Erkrankungen als Folge von Übergewicht und Adipositas geht. Es lohnt sich auf jeden Fall, immer im Auge zu behalten, wer bestimmte Grundsätze verkündet und predigt und wer welche Warnungen ausspricht. Manchmal steckt auch einfach nur eine mächtige Industrie dahinter, die nicht nur ihre speziellen Diätprodukte verkaufen will, sondern auch Diätkurse und allerlei Wundermittel anbietet, und deren stetig steigende Umsätze auch dadurch garantiert werden, dass das Abnehmen nur in wenigen Fällen von dauerhaftem Erfolg gekrönt ist. Was für die einen eine Falle ist, in die sie immer wieder hineintappen, ist für die anderen eben eine wahre Goldgrube.

Was ist eigentlich der BMI?
Wo kommt das mit dem BMI eigentlich her? Erstmals erwähnt wurde er 1830 von Adolphe Quetelet, einen Statistiker mit starkem Bezug zur Anthropometrie, also dem vergleichenden Vermessen von Menschen. In den 1930er Jahren wollten amerikanische Lebensversicherungen aus durchaus nachvollziehbaren Gründen herausfinden, ob es Indikatoren gibt, bei deren Auftreten mit einem baldigen Ableben der Versicherten zu rechnen ist. Sie sahen sich ihre Policen an – insgesamt fünf Millionen – und stellten fest, dass der Faktor, der die Sterblichkeit am besten voraussagte, der Body-Mass-Index war. Die Sterblichkeit der Versicherten war bei einem BMI zwischen 20 und 25 am geringsten; mit steigendem BMI stieg sie an. Allerdings stieg sie auch an, wenn der BMI unter 20 fiel. Man hat den Versicherern gelegentlich unterstellt, dass sie das Normalgewicht ein bisschen tiefer als nötig ansetzten und damit die von den Kunden teurer zu bezahlenden Risiko-Gewichtsklassen vergrößerten. Klingt plausibel – aber ob es wirklich so war, wissen wir nicht. Bis heute werden der BMI und die darauf beruhende Beschreibung von Übergewicht und Adipositas jedenfalls von vielen fraglos akzeptiert.

Der Body-Mass-Index errechnet sich, indem man das Körpergewicht (in Kilogramm) durch das Quadrat der Körpergröße (in Meter) teilt. Beispiel: Eine Frau mit 65 Kilogramm hat bei einer Körpergröße von 1,65 Meter einen BMI von knapp 24, ein 100-Kilo-Mann mit 1,80 Meter kommt auf einen BMI von fast 31. Nach den aktuell verwendeten Einteilungen wäre sie damit normalgewichtig (BMI 18,5–25) und er stark übergewichtig oder »adipös« bzw. »fettleibig« (BMI über 30). Die BMI-Spanne zwischen 25 und 30 gilt als Übergewicht.

Die derzeit übliche Einteilung der BMI-Gewichtsklassen

	BMI-Spanne	Beispiel: Frau mit 1,70 Meter Größe	Beispiel: Mann mit 1,80 Meter Größe
Untergewicht	unter 18,5	unter 54 Kilo	unter 60 Kilo
Normalgewicht	18,5–24,9	54–71 Kilo	60–80 Kilo
Übergewicht	25–29,9	72–86 Kilo	81–95 Kilo
Adipositas Grad I	30–34,9	87–101 Kilo	96–113 Kilo
Adipositas Grad II	35–39,9	102–115 Kilo	114–129 Kilo
Adipositas Grad III	über 40	über 116 Kilo	über 130 Kilo

Die BMI-Formel für den Taschenrechner:

Wenn Sie Ihren BMI ausrechnen wollen, geben Sie einfach Ihr Gewicht in Kilogramm ein und teilen dies zweimal nacheinander durch Ihre Körpergröße (in Metern).

Ein Beispiel: 95 (Kilo) / 1,89 (Meter) / 1,89 (Meter) = **26,6** (BMI)

Der BMI – ein fragwürdiges Maß?

Kritisiert wird der BMI als Maßstab für (Über-)Gewicht, weil er die Zusammensetzung der Körpermasse, das Geschlecht und das Alter nicht ausreichend berücksichtigt: So kann das Verhältnis von Fettgewebe zu Muskelmasse sehr unterschiedlich sein; die Körpermasse von Frauen enthält natürlicherweise mehr Fettgewebe als die von Männern, und der BMI kann sich mit zunehmendem Alter verändern, selbst wenn das Gewicht gleich bleibt. Wie das? Die Erklärung ist relativ einfach. Mit den Jahren werden wir kleiner. Die Bandscheiben nutzen sich mehr oder weniger stark ab, und das kann schon mal einige Zentimeter ausmachen. Das birgt die Gefahr von Fehlinterpretationen: Weil ältere Menschen naturgemäß eine höhere Sterblichkeit haben und zugleich einen höheren BMI als gleich schwere Jüngere, kann der Fehlschluss lauten: Je höher der BMI, desto höher die Sterblichkeit. Das wäre genauso falsch, wie einen hohen Anteil grauer Haare als Ursache einer höheren Sterblichkeit zu betrachten. Es handelt sich nur um eine Gleichzeitigkeit, nicht um einen kausalen Zusammenhang.

Was macht denn nun eigentlich Gewicht? Früher gab es oft das Argument »Nun ja, ich habe eben schwere Knochen«, aber dass die nicht wesentlich zum Übergewicht beitragen, ist schon seit Längerem bekannt. Unterschiede im Gewicht werden ganz wesentlich durch zwei Körperstrukturen bedingt: Fett und Muskulatur. Aufgrund seiner höheren Dichte hat ein Muskel bei gleichem Volumen etwa 15 Prozent mehr Gewicht als ein Fettpolster. Das bedeutet, dass zwei Personen mit gleichem Gewicht und gleichem BMI sowohl schlank als auch übergewichtig aussehen können. Oder umgekehrt gesagt: Da die Muskulatur eben etwas mehr Gewicht auf die Waage bringt, kann ein durchtrainierter Bodybuilder ein höheres Gewicht und damit einen höheren BMI haben als ein gleich großer Schlaffi, der nur auf dem Sofa liegt. Ein nicht unwesentlicher Teil der laut BMI »Übergewichtigen« ist möglicherweise also eher »übertrainiert«, aber nicht wirklich übergewichtig und erst recht nicht gesundheitlich gefährdet. Manche Bodybuilder haben sogar einen BMI von über 30 – sie wären statistisch gesehen also sogar adipös! So hatte Arnold Schwarzenegger in seiner besten Zeit einen BMI von 31, der im Wesentlichen auf seiner Muskelmasse beruhte. (Heute kommt er wahrscheinlich auch wieder in die Nähe dieses BMI, allerdings hat er die Muskelmasse gegen Fett getauscht …)

Es gibt aber noch eine weitere Gruppe, bei der die Anwendung des BMI und die Kriterien der Risikobewertung fragwürdig sind: Frauen mit einer Fettverteilung vorwiegend im Bereich der Hüften. Wegen der Silhouette bezeichnet man sie oft als »Birnentyp«, während der bauchbetonte Typus, der vorwiegend bei Männern zu finden ist, als »Apfelform« beschrieben wird. Warum das (meist weibliche) Hüftfett durchaus ein gesundes Fett sein kann, werden wir noch lesen. Hier sei nur festgehalten, dass der BMI bei entsprechender Menge an Hüftfett durchaus deutlich über 25 liegen kann, sodass auch diese Gruppe von der Gesamtzahl der Übergewichtigen eigentlich abgezogen werden müsste. Wir merken, wie unsicher dieses Verfahren ist und wie wenig es wirklich über die angebliche »Übergewichtsepidemie« aussagt – vor allem, wenn alle in einen Topf geworfen werden. Im BMI-Bereich oberhalb von 30 sind Hüftfett oder Muskeln allein allerdings selten die Erklärung; hier kann und muss man in der Regel wirklich von einem zu hohen Gewicht sprechen.

Mittlerweile weiß man, dass sich der **Bauchumfang** als Risikoanzeiger weit besser eignet als der BMI, da er einen Hinweis auf die Menge an Fettgewebe im Bauchraum gibt – und das hat, wie wir noch sehen werden, einen wesentlich größeren (und oft schädlichen) Einfluss auf den Stoffwechsel als das Fettgewebe unter der Haut. Allerdings ist der Bauchumfang nicht so einfach zu messen wie der BMI, weil erstens das Maßband oft falsch angelegt wird und zweitens Blähungen oder ein voller Magen oder auch anlagebedingte Besonderheiten (z. B. die Zugehörigkeit zu einer eher rundlichen Ethnie) die Aussagekraft dieses Werts verfälschen können. Der Bauchumfang wird daher im Wesentlichen in der professionellen Ernährungsberatung, beim Arzt und in wissenschaftlichen Studien verwendet. Für dieses Buch bleiben wir deshalb notgedrungen beim BMI, haben aber stets im Kopf, dass er manchmal fragwürdig oder irreführend ist.

Was macht mich eigentlich dick?

Bin ich nun Opfer meiner Ernährungsbiografie, gegen die ich mich nicht wehren kann, und gehe ich unweigerlich auf all die immer wieder genannten Katastrophen wie Diabetes, hohen Blutdruck oder gar Herzinfarkt zu?

Mein Belohnungssystem, meine Epigenetik, meine persönliche Lebenssituation und sogar mein Wohnort – all diese Dinge und noch weitere Variablen wie Vorlieben und Besonderheiten des

Ernährungsverhaltens tragen wesentlich dazu bei, wie sich mein Körpergewicht entwickelt. In jüngster Zeit hat man die sogenannte *obesogene Umwelt*, das heißt die »fettmachende Umwelt«, als einen wichtigen Faktor nicht nur bei der Entwicklung des Übergewichts, sondern bei der bekannten Widerstandsfähigkeit unseres Körpers gegen alle Arten von Abspeckkuren entdeckt. Mit der obesogenen Umwelt ist nicht nur die Verfügbarkeit der sogenannten »Dickmacher« wie Zucker und fettreiche, sonst aber qualitativ nicht besonders gute Lebensmittel gemeint, sondern auch die Nachbarschaft, die immer wieder zum fröhlichen Schmausen einlädt, und letztlich auch die Akzeptanz untereinander, wenn es um die Beurteilung der gegenseitigen Körperlichkeit geht.

Es wäre also zweifellos zu einfach, das Übergewicht nur auf Epigenetik oder Verführbarkeit zurückzuführen – die Ursachen sind so vielschichtig, dass sie weit über den Rahmen dieses Buches hinausgehen, zumal die Wechselwirkungen zwischen den verschiedenen gewichtsbestimmenden Faktoren oft so schwer zu ermitteln sind. Wir haben gelernt, dass Hormone uns ebenso steuern wie verschiedene Lebensmittel, die Einfluss wiederum auf diese Hormone bzw. auf die damit zusammenhängenden Geschmacksbedürfnisse haben. Gleichzeitig aber müssen wir festhalten, dass die Entwicklung unserer Körperzusammensetzung hin zu mehr oder weniger Fett oder mehr oder weniger Muskulatur nicht nur eine Frage des Lebensstils ist, sondern ihre Grundlagen auch in der Evolution hat. Womit sich die Frage stellt, ob das denn alles so falsch gewesen sein kann, was sich hier entwickelt hat – und wie aussichtsreich es ist, sich diesen uralten Mechanismen entgegenzustellen. Oder haben wir in unserem Jahrhundert durch die Vielzahl unserer Lebensmittel die Evolution im Hinblick auf die Verteilung von Körperenergie überlistet? Und genauso unseren Stoffwechsel, der sich noch in der Steinzeit befindet?

Macht Fett fit? Über Gewicht und evolutionäre Fitness

Gehen wir noch einmal zwei bis drei Millionen Jahre zurück. Schließlich ist das Problem der Wettervorhersage nicht neu, so wenig wie es Nahrungsüberschüsse sind. Wie schon erwähnt, war der Mensch damals aufgrund von Klimaveränderungen und dadurch immer kleiner werdenden Wäldern gezwungen, sich an ein Leben in der Savanne zu gewöhnen. Damit musste er auch seine Ernährung umstellen – und hatte dadurch plötzlich sehr viel mehr Energie in Form von Eiweiß und Fett zur Verfügung. Aus der Not wurde also eine ungeheure Chance, die letztlich zu dem Entwicklungssprung führte, der den Menschen zur »Krone der Schöpfung« machte. Allerdings stand die neue, energiereiche Kost nicht immer zur Verfügung. Es ist davon auszugehen, dass auf üppige Festmähler nach erfolgreicher Jagd auch immer wieder Hungerperioden folgten (und umgekehrt), sodass das Problem einer falschen »Wettervorhersage« auch damals schon existierte – und unser Vorfahr dann genauso reagierte wie der moderne Mensch: Er speicherte Fett auf Teufel komm raus und möglicherweise auch im Übermaß, selbst wenn die Notlage inzwischen vorbei war. Der »Speichertypus« dürfte also unter den Bedingungen unserer Vorfahren einen Selektionsvorteil gehabt haben.

Betrachtet man zum Vergleich Schimpansen, Paviane und andere Primaten, so kann man zwar im Zoo immer wieder einzelne Exemplare sehen, die anscheinend die von uns gesetzten »Sollgrößen« für das Körpergewicht deutlich überschreiten, also einen BMI von über 25 hätten – vor allem, weil ihnen die Bewegung fehlt. Dies betrifft insbesondere die Männchen, die in freier Wildbahn für die bewegungsintensive Jagd zuständig sind.

In der Natur hingegen entwickeln Primaten kaum je die Form von Fettleibigkeit und daraus folgender weitgehender Bewegungsunfähigkeit, wie wir sie beim Menschen sehen – und das, obwohl sie wie wir in Sozialverbänden mit Frust und Lust leben und dazu neigen, je nach Stimmungslage und auch aus Langeweile zu fressen. Aber die Häufigkeit von Übergewicht und Adipositas hat eben nicht nur mit den überall verfügbaren Lebensmitteln mit hoher Energiedichte zu tun, sondern auch mit der abnehmenden *körperlichen Aktivität*. Wenn doch einmal eine solche Kombination aus Überfluss und mangelnder Bewegung eintritt, führt sie auch bei unseren wildlebenden Vettern, den Pavianen, zu starkem Übergewicht. So können beispielsweise Pavianweibchen, die in der Nähe von Mülldeponien leben, bis zu 50 Prozent mehr Körpermasse entwickeln als Artgenossinnen, die keinen so bequemen Zugang zu den Essensresten der menschlichen Zivilisation haben. Der Körperfettanteil der überernährten Äffinnen beträgt 23 Prozent – gegenüber 2 Prozent bei denen, die nicht im Schlaraffenland Müllkippe leben. Warum betrifft das nicht die Männchen? Nun, die werden trotz des Überflusses von den Weibchen gezielt und aggressiv von den Futterquellen vertrieben. Ein uralter Instinkt scheint die Weibchen nach dem Motto handeln zu lassen: Wer sich nicht jagend um Beute bemüht, soll der Mutter und den Jungen auch nichts wegfressen.

Ob es unter unseren Vorfahren vor ein oder zwei Millionen Jahren übergewichtige oder gar fettleibige Individuen gab, wissen wir nicht, aber die Wahrscheinlichkeit für Adipositas dürfte eher gering gewesen sein. Ihr Lebensstil war grundsätzlich anders als der unsrige – von der schwankenden Verfügbarkeit von Nahrung bis zum Bewegungsaufwand, den es erforderte, um sie zu bekommen. Es ist aber durchaus denkbar, dass es auch unter den frühen Menschen beide Typen gab: Individuen, die eine geruhsamere Lebensweise pflegten und von eher rundlicher Statur waren, und solche, die schlanker und beim Jagen etwas flinker waren. Der schlanke wie der übergewichtige Typus haben in der Evolution überlebt, also muss jeder für sich durch seinen Phänotypus einen Vorteil gehabt haben. Erst die moderne Zivilisation und ihr dauerhaftes Überangebot an Nahrung könnten den Vorteil des »gemütlichen Dicken« relativiert bzw. in einen Nachteil verwandelt haben.

Dick und krank – eine schicksalhafte Verbindung?
Die stete Mahnung vor dem Übergewicht wird immer damit begründet, dass uns dies krank mache und damit auch die Solidargemeinschaft schädige. Wer also abnehme, lebe gesünder und schone damit das Budget dieser Solidargemeinschaft. Daher hat es auch nicht an Vorschlägen gefehlt, die Übergewichtigen mehr oder weniger sanft zu ihrem Glück zu zwingen. Angefangen von höheren Krankenkassenbeiträgen bei Übergewicht, höheren Steuern oder gar Bonuszahlungen bei Gewichtsreduktion über spezielle Belohnungsprogramme einzelner Krankenkassen bis hin zu höherer Besteuerung von Lebensmitteln, die angeblich dick machen. Aber um welche Krankheiten geht es eigentlich? Und wo gilt es, genauer hinzuschauen und die Unterschiede zwischen Übergewichtigen und Adipösen zu beachten?

Wer oder was ist Syndrom X?
Syndrom X, das klingt bedrohlich – und so wird es in den Medien meist auch dargestellt. Gleichzeitig steht das »X« aber auch für eine gewisse Ratlosigkeit: Warum wird der eine, obwohl er sich vielleicht sogar um eine gesunde Lebensweise bemüht, davon heimgesucht, während der andere, der scheinbar unbekümmert alles »Ungesunde« genießt, davon verschont bleibt? Im offiziellen medizinischen Sprachgebrauch spricht man übrigens eher vom »metabolischen Syndrom« als vom plakativeren *Syndrom X*. Gemeint ist dasselbe: eine Kombination von Stoffwechselstörungen, von denen jede einzelne die Lebenserwartung verkürzen soll.

Treten drei dieser Erkennungszeichen zusammen auf, dann haben wir es mit *Syndrom X* zu tun. Manche Experten und Fachgesellschaften sind allerdings etwas strenger, wenn es um die Diagnose geht: Für sie muss zwingend *Übergewicht* vorliegen (plus zwei andere Symptome), damit sie vom metabolischen Syndrom sprechen. Dabei stellt sich auch die Frage nach Henne und Ei: Zieht Übergewicht die anderen Symptome zwangsläufig nach sich, oder sind die Symptome unabhängig voneinander? Und gibt es Unterschiede im Grad der

Symptom	Grenzwert
Übergewicht	Bauchumfang: Männer über 102 cm, Frauen über 88 cm
Bluthochdruck	systolischer Wert: über 135 mmHg, diastolischer Wert: über 85 mmHg
Blutfette (Triglyceride)	über 150 mg/dl
HDL-Cholesterin	Männer: über 40 mg/dl, Frauen: über 50mg/dl
Blutzucker (morgens, nüchtern)	über 100 mg/dl

Überschreitung des angeblichen Normalgewichts, die bisher nicht beachtet wurden, sodass man statt »Übergewicht« künftig eher »Adipositas« in die Definition einsetzen sollte?

Angenommen, drei Faktoren, die zusammen das metabolische Syndrom ergeben können – also Übergewicht, Insulinresistenz und Diabetes sowie Bluthochdruck –, sind in meiner Ernährungsbiografie angelegt: Wer sagt eigentlich, dass die Geschichte so laufen muss, wie sie in den bisherigen Kapiteln skizziert wurde? Kann ich ihr vielleicht noch einen eigenen Dreh geben und sie in eine andere Richtung lenken? Und was ist, wenn ich es bisher nur mit Übergewicht zu tun habe? Kann ich die unliebsamen Begegnungen mit den anderen »Bösewichten« vermeiden, oder ist der Ablauf der zukünftigen Ereignisse festgeschrieben?

Wie krank macht Übergewicht, und was macht dabei krank?
Ein Blick auf die verschwimmende Taille, und der Hausarzt teilt in den meisten Fällen relativ einfach und lapidar mit: »Sie müssen abnehmen!« Auf die Nachfrage »Warum?« wird man zur Antwort bekommen: »Weil Sie sonst krank werden.« Mag sein, dass man sich in diesem Moment zwar krank fühlt, weil man einen Infekt hat, aber sonst? Nun wird der Zusammenhang zwischen Körpergewicht und drohender Krankheit schon so lange ebenso unermüdlich wie

scheinbar kompetent gepredigt, dass wir selbst bei geringem Übergewicht dazu neigen, uns eine Lebensveränderung in großem Stil vorzunehmen, damit der wohlmeinende Hausarzt uns beim nächsten Besuch nicht wieder tadelt.

Die wenigsten werden ihrem Arzt antworten »Wieso denn? Ich bin doch gesund.« Immerhin wagen es manche, darauf hinzuweisen, dass in der Familie eigentlich alle etwas übergewichtig sind, der Großvater schon 93 Jahre alt ist, und auch berühmte Politiker mit nicht unerheblichem Übergewicht ein hohes Alter erreichen. Das wird normalerweise mit der Bemerkung abgetan, dass die Ausnahme zwar die Regel bestätige, man aber nicht sicher sein könne, dass man zu dieser Ausnahme gehöre. Weitere Argumentationsversuche werden mit einem süffisant-mitleidigen Lächeln beantwortet: »Ja, ich weiß schon, die Drüsen« oder »Ach ja, die Gene«. (Diesbezüglich sei am Rande vermerkt, dass man inzwischen 135 sogenannte Kandidatengene kennt, die zur Entwicklung von Übergewicht beitragen können. Jedes menschliche Chromosom, mit Ausnahme des männlichen Y-Chromosoms, trägt solche Gene.) Am Ende setzt sich in uns das ungute Gefühl fest, dass wir irgendetwas grundsätzlich falsch machen und nur eine radikale Reduktion unseres Körpergewichts uns vor den angedrohten Erkrankungen retten kann.

Unser Hausarzt macht allerdings einen ganz wesentlichen Fehler: Er tut so, als habe jedes Gewicht, das über dem derzeit definierten Normalgewicht, also über einem BMI von 25 liegt, Krankheitswert. Im Prinzip vergleicht er da aber Äpfel mit Birnen – und zwar im wahrsten Sinne des Wortes, wenn man die bereits erwähnten, verschiedenen Übergewichtstypen bedenkt. Diese Fehleinschätzung darf man ihm nun nicht unbedingt persönlich anlasten, sie war eine der »unumstößlichen« medizinischen Wahrheiten des 20. Jahrhunderts. Viele in Ehren ergraute Mediziner und Ernährungswissenschaftler vertreten den Standpunkt »Übergewicht = Krankheit« sogar heute noch – und zwar umso nachdrücklicher, je schlanker sie selbst sind, wie Beobachtungsstudien gezeigt haben. Diese allgemeine medizinische Betrachtungsweise, wonach das individuelle Übergewicht Ursache und Voraussetzung für alle Folgeerkrankungen wie die des metabolischen Syndroms sei und diese unvermeidbar seien, ist so heute wissenschaftlich kaum noch haltbar. Trotzdem gehen auch in aktuellen Veröffentlichungen wie dem *13. Ernährungsbericht* der *Deutschen Gesellschaft für Ernährung* von Februar 2017 die Begriffe Adipositas und Übergewicht munter durcheinander. Dort ist von einer »Adipositasepidemie« in Deutschland die Rede – die genannten Zahlen beziehen sich dann aber unterschiedslos auf den BMI-Bereich ab 25.

Natürlich haben Patienten mit Bluthochdruck und Diabetes ein höheres Risiko für Herzinfarkt und Schlaganfall. Die entscheidende Frage lautet aber, ob Übergewichtige für diese beiden Erkrankungen, also Bluthochdruck und Diabetes, automatisch ein erhöhtes Risiko und deshalb eine verkürzte Lebenserwartung haben. Die hierzu vorliegenden Studien und Meta-Analysen geben dazu keine klare Auskunft und lassen sich in jede Richtung interpretieren. Manche Studien messen eine höhere Sterblichkeit bei Übergewichtigen und Adipösen, andere sogar das Gegenteil. Oft betrachten solche Studien leider nur isolierte Phänomene. Allen gemeinsam ist, dass sie die erst nach und nach ins Bewusstsein rückende Bedeutung des viszeralen Fettgewebes massiv unterschätzen.

Das Fettgewebe – ein unterschätztes Organ

Das bereits erwähnte subkutane Fett liegt unter der Haut und umgibt uns als Polster und Schutzmantel; außerdem dient es als Reserve für schlechte Zeiten. Das viszerale Fett ist im Bauchraum gespeichert und wird heute als eigenständiges Organ betrachtet, wie Niere oder Leber. In dieser Funktion wird es häufig völlig unterschätzt. Das Bauchfett reagiert im Prinzip wie eine Drüse, die Botschaften abgibt und empfängt, in denen es um die Speicherung oder Bereitstellung von Energie geht. Auf diese Weise ruft es bei anderen Organen und bei hormonproduzierenden Drüsen Reaktionen hervor, die weit vom Fettgewebe entfernt stattfinden.

Das Leptin, das dem Gehirn den Füllungszustand der Fettspeicher meldet, haben wir bereits im Kapitel 4 kennengelernt. Es wird im Fettgewebe gebildet und ist, zusammen mit anderen Hormonen, maßgeblich an der Regelung des Energiehaushalts beteiligt. Gemeinsam regeln sie Hunger und Sättigung. Und es gibt noch eine Reihe weiterer Hormone, die Einfluss auf die Insulinwirkung und den Glukosestoffwechsel haben. Sie sind aber in den meisten Fällen noch nicht so weit erforscht, dass wir genau wissen, wie sie wirken. Es scheint sich um ein Netzwerk aus verschiedenen Botenstoffen zu handeln, das die Speicherung und die Freisetzung von Energie variiert; dies geschieht vor allem durch die Beeinflussung der Insulinempfindlichkeit. Es ist leicht vorstellbar, dass Störungen innerhalb dieses Netzwerks – sei es aufgrund epigenetischer Einflüsse oder durch Interaktionen mit anderen Hormonen – die Energiehomöostase vorübergehend oder auch langfristig aus dem Gleichgewicht bringen können.

Wenn Fettgewebe krank wird: Die Adiposopathie

Einige Wissenschaftler vertreten inzwischen die Auffassung, dass das viszerale Fettgewebe selbst krank sein kann. Dieses Phänomen wird auch als »Adiposopathie« bezeichnet. Ganz ähnlich wie die Neuropathie eine Erkrankung der Nerven, die Nephropathie eine Erkrankung der Niere und die Hepatopathie eine Erkrankung der Leber darstellt, soll der Begriff Adiposopathie deutlich machen, dass es krankes Fettgewebe gibt, das ebenso wie die anderen genannten »Pathien« zur Erkrankung des gesamten Organismus beitragen können. Und ebenso, wie man bei einer der anderen Krankheiten nicht allein die Symptome behandelt, sondern danach trachtet, die Ursachen zu therapieren, sollte man sich auch bei der Adiposopathie nicht auf die Symptombehandlung beschränken.

Aus diesen Gründen hat eine Entwicklung eingesetzt, die das kranke Fettgewebe ins Zentrum der Überlegungen stellt und die verschiedenen Symptome des metabolischen Syndroms als Folgeerscheinungen des kranken Fettgewebes betrachtet. Dieser Ansatz ist vergleichbar dem bei anderen Organerkrankungen, wie z. B. obstruktive Atemwegserkrankungen, bei denen die Verengung der Atemwege im Zentrum steht und die Begleitsymptome, wie Schwierigkeiten beim Ausatmen, höherer Energieverbrauch oder gesteigerte Infektbereitschaft, keine eigenständigen Krankheitsbilder darstellen. Oder bei erworbener oder angeborener Herzleistungsschwäche, die mit Kurzatmigkeit oder starkem Gewichtsverlust verbunden sein kann. Der Sichtweise, dass das kranke Fettgewebe der eigentliche Übeltäter ist, haben sich inzwischen auch große Fachgesellschaften angeschlossen, und dies hat Konsequenzen nicht nur für die Behandlung, sondern auch für die gesamte Interpretation des Übergewichts und seiner Folgeerkrankungen. Ziel einer adäquaten Therapie muss es demnach sein, die Menge an krankem Fettgewebe zu reduzieren bzw. seine »Erkrankung« zu behandeln. Die Symptome dieser Krankheit, wie Blutzucker- und Blutfettwerte, sollten demnach als Kennziffern für den Erfolg der Behandlung des kranken Fettgewebes betrachtet und beobachtet werden.

Die Adiposopathie gibt sich dadurch zu erkennen, dass das kranke Fettgewebe Entzündungsmediatoren (Cytokine), Hormone (Adiponektine) und Produkte des Fettabbaus (freie Fettsäuren) in das Blut freisetzt. Die dauerhaft erhöhten Spiegel an freien Fettsäuren im Blut, sei es durch Freisetzung aus den »kranken« Fettzellen oder gestörte Aufnahme, führen zur Entwicklung einer Insulinresistenz in Muskeln und Leber. Sie sind auch für weitere Zeichen des metabolischen Syndroms wie hohen Blutdruck verantwortlich. Dieser wird unter anderem damit erklärt, dass das Fettgewebe Stoffe freisetzt, die zur Aktivierung des sympathischen Nervensystems und der Hormone führen, die an der Blutdruckregulierung beteiligt sind.

Folgt man dem Ansatz, dass das Fettgewebe krank sein kann, so lässt sich beispielsweise zeigen, dass ein »Heilungsvorgang« in Gang kommt, wenn die Menge dieses kranken Fettgewebes reduziert wird.

Zwischen der Menge an Fettgewebe und dem Auftreten der Krankheitszeichen scheint ein direkter Bezug in beiden Richtungen – Verbesserung bzw. Verschlechterung – zu bestehen.

Krankes und gesundes Fettgewebe

Wie aber kann das Fettgewebe »krank« werden? Als Ursache dafür kommen die Ernährungszusammensetzung, aber auch genetische Faktoren oder aber epigenetische Effekte aus unserer Ernährungsbiografie infrage. Epigenetische Effekte und Bewegungsmangel machen das Fett besonders krankheitsanfällig. Mit wachsendem Bauchfettdepot scheint sich dieser Krankheitsprozess zu verstärken.

Das entzündete Organ

Wieso geht das Fett eigentlich in den Bauch und nicht nur unter die Haut, wo es mich vor Kälte schützt und ansonsten keinen Ärger macht? Fettgewebe kann auf zwei Arten wachsen. Die vorhandenen Fettzellen können immer mehr Fett einlagern und dadurch immer größer werden; das nennt man *Hypertrophie*. Oder es werden aus Fettvorläuferzellen immer neue Fettzellen gebildet; dieser Vorgang heißt *Hyperplasie* und ist aufwändiger. Man kann das mit den beiden Möglichkeiten vergleichen, die man hat, wenn man Brot backen will und weiß, dass einem das Ergebnis des Grundrezepts nicht reichen wird. Man verdoppelt also die Teigmenge und hat jetzt die Wahl: Entweder formt man ein Riesenbrot (Hypertrophie) oder man sucht sich eine zweite Brotbackform und macht zwei Laibe der ursprünglichen Größe (Hyperplasie). Das viszerale Bauchfett wächst in erster Linie durch Hypertrophie, also die Vergrößerung vorhandener Fettzellen, das Unterhautfett dagegen mehr durch Hyperplasie, also die – aufwändigere – Neubildung von Fettzellen. Hypertrophie (große Fettzellen) findet sich eher bei Männern, Hyperplasie (mehr Fettzellen) eher bei Frauen.

Nehmen wir mehr Energie auf, als wir verbrauchen, so reagiert der Körper ganz überwiegend mit Hypertrophie: Das »überschüssige« Fett wird bevorzugt in den Zellen gespeichert, die sich vergrößern können. Das funktioniert so lange, wie die Aufnahmekapazitäten des viszeralen Fettgewebes ausreichen. Erst dann stellt der Körper auf Hyperplasie um, wenn es um Überschüsse geht. Das Problematische an der Hypertrophie ist: Sie geht oft mit einer chronischen *Entzündung* einher. Auf eine akute Entzündung, wie sie z. B. in den Körper eindringende Bakterien verursachen können, reagiert unser Organismus, indem – nach mehreren Zwischenschritten im Gewebe – Fresszellen (*Makrophagen*) gebildet werden, die die Eindringlinge auffressen oder auf andere Art zerstören. Diese Abläufe werden über die Bildung von »Entzündungsvermittlern« reguliert, die das ganze Geschehen koordinieren und zu denen auch mehrfach ungesättigte Fettsäuren gehören. Kommt es zu Störungen dieses Systems, kann sich eine chronische Entzündung entwickeln.

Wie genau eine chronische Entzündung im Fettgewebe entsteht, ist nicht in allen Details geklärt. Vermutlich spielen sowohl Ernährungsfaktoren (etwa fettreiche Ernährung) als auch Lebensgewohnheiten (z. B. Bewegungsmangel) eine Rolle. Die chronische Entzündung wird für verschiedene Erkrankungen verantwortlich gemacht, die zum metabolischen Syndrom gehören, allen voran die Insulinresistenz. Diese kann in der Leber auftreten (und zur Fettleber führen), aber auch in der Muskulatur, wo sie eine Glukosestoffwechselstörung mit der Folge Diabetes verursacht. Ebenso kann die Hormonbildung des Fettgewebes sich auf die chronische Entzündung auswirken. So bildet sich bei viel viszeralem Fettgewebe auch viel Leptin, was wiederum die Entzündung begünstigt. Auch hier kann die Epigenetik wieder ihre Finger im Spiel haben, wie bereits am Beispiel der Leptinresistenz gezeigt wurde.

Kugelrund und doch gesund?
Wenn es krankes Fettgewebe gibt, dann muss es auch gesundes geben. Ein gesundes Fettgewebe wird keines der erwähnten Symptome verursachen. Menschen, die ein solches Fettgewebe haben, nennt man stoffwechselgesund. Stoffwechselgesunde Adipöse haben weniger

Bauchfett als Adipöse mit metabolischem Syndrom. Umgekehrt haben Normalgewichtige mit Zeichen des metabolischen Syndroms, wie Insulinresistenz und Fettstoffwechselstörung, mehr Bauchfett als stoffwechselgesunde Normalgewichtige.

Stoffwechselgesunde Übergewichtige	Metabolisch kranke Übergewichtige	Stoffwechselgesunde Normalgewichtige	Metabolisch kranke Normalgewichtige
wenig Bauchfett	viel Bauchfett	wenig Bauchfett	viel Bauchfett
hoher BMI	hoher BMI	niedriger BMI	niedriger BMI
---	---	viel Muskelmasse	wenig Muskelmasse
ausgeprägte Reaktion auf Insulin	geringe Reaktion auf Insulin	ausgeprägte Reaktion auf Insulin	geringe Reaktion auf Insulin
hohes HDL-Cholesterin	niedriges HDL-Cholesterin	wenig Fett in der Leber	viel Fett in der Leber
niedrige Triglyceridwerte	hohe Triglyceridwerte	niedrige Triglyceridwerte	hohe Triglyceridwerte
geringes Herzinfarktrisiko	hohes Herzinfarktrisiko	niedriges Herzinfarktrisiko	hohes Herzinfarktrisiko

Einige der in der Tabelle beschriebenen Kennzeichen des kranken Fettgewebes (geringe, also gestörte Reaktion auf Insulin, hoher Körperfettanteil) können bereits im 1000-Tage-Fenster festgelegt und in unsere Ernährungsbiografie eingeschrieben werden. Die verstärkte Fettspeicherung kann zusammen mit der geringen Insulinempfindlichkeit (Insulinresistenz) die anderen Veränderungen mitbewirken. Kommen Bewegungsmangel (der sich negativ auf die Muskelmasse auswirkt), eine Ernährung, die dauerhaft kalorisch über dem Bedarf liegt, und eine Unterversorgung mit Mikronährstoffen hinzu (leider keine seltene Kombination, wie wir noch sehen werden), so verstärkt dies den Krankheitsprozess im Fettgewebe und die Auswirkungen auf den Stoffwechsel. Gleichzeitig kann man aus diesem Ansatz noch

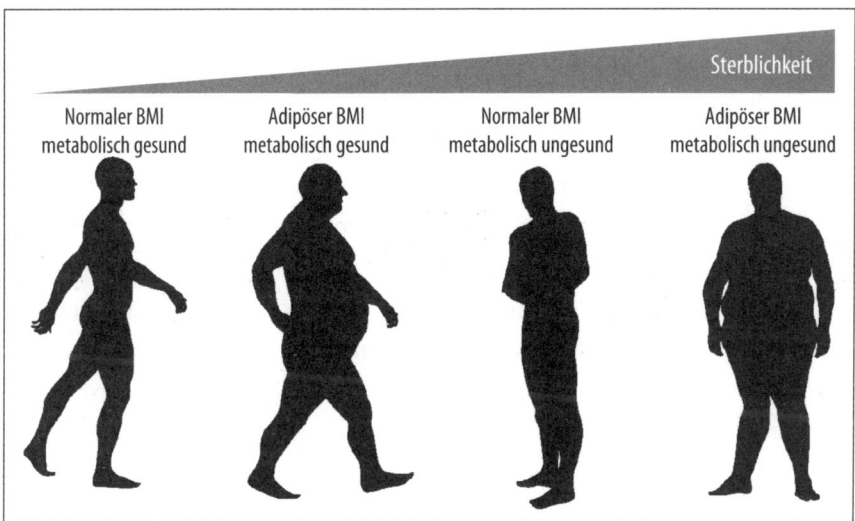

eine Botschaft herauslesen: Vergrößere deine Muskelmasse! Beweg dich! Dies hat einen positiven Einfluss auf die Insulinresistenz und damit auf die Gesundheit. Immerhin sind die Skelettmuskeln unser größter Glukosespeicher, sie tragen damit dazu bei, dass die Glukosewerte im Blut nicht zu hoch werden.

Bei Normalgewichtigen werden die Symptome des kranken Fettgewebes meist übersehen, da bislang nicht vorstellbar erschien, dass es diese Kombination überhaupt gibt. Insulinresistenz und weitere Zeichen des metabolischen Syndroms wurden immer als Folgeerscheinung von Übergewicht angesehen. Ergo, so der falsche Schluss, ohne Adipositas kein metabolisches Syndrom.

Seit der Jahrtausendwende wird das Thema »gesundes Übergewicht« – genauer: »stoffwechselgesunde« Adipositas oder, wie es im wissenschaftlichen Sprachgebrauch heißt, *Metabolic Healthy Obesity* (MHO) – in der Wissenschaft zunehmend erörtert. Je nachdem, welche Kriterien zugrunde gelegt werden, sollen 10–34 Prozent der Adipösen (BMI über 30) zu dieser Gruppe gehören. In einer Studie aus Finnland wird über 9–16 Prozent metabolisch gesunder Adipöser berichtet, in anderen Studien über 10–25 Prozent. Unter US-Amerikanern über 20

Jahren, so die Schätzung einer Studie, sind 23,5 Prozent der Normalgewichtigen stoffwechsel*ungesund*, während umgekehrt 51,3 Prozent der Übergewichtigen und immer noch 31,7 Prozent der Adipösen als stoffwechsel*gesund* bezeichnet werden können. Nach anderen Analysen wird der Anteil der »metabolisch kranken Normalgewichtigen« an der Gesamtbevölkerung inzwischen auf 13–18 Prozent geschätzt.

Auffällig ist, dass es weitaus mehr Frauen mit gesunder Adipositas gibt als Männer. Grund dafür ist wohl, dass der erhöhte BMI bei diesen Frauen auf Unterhaut- und nicht auf Bauchfettgewebe zurückzuführen ist und daher ein geringeres Risiko für die metabolischen Begleiterkrankungen darstellt. So wie es tatsächlich eine stoffwechselgesunde und eine metabolisch ungesunde Adipositas gibt, so gibt es auch ein metabolisch gesundes Übergewicht und ein metabolisch ungesundes Normalgewicht. Entscheidend ist die Menge des viszeralen Fettgewebes und seines »Gesundheitszustands«. Warum sagt uns das keiner?, fragt man sich zu Recht. Die Vorstellung, dass Normalgewicht generell »gesund« bedeutet, und Übergewicht und erst recht Adipositas generell »krank«, sitzt so fest in den Köpfen auch der meisten Ärzte, dass sie weitere Untersuchungen für überflüssig halten und sich ganz auf das Mantra »Sie müssen abnehmen, sonst werden Sie krank« verlassen. Und auf die komplementäre Aussage: »Sie haben Normalgewicht, sind also gesund.«

Völlig unabhängig davon, ob der Mensch metabolisch gesund oder ungesund ist: Ein erhöhter BMI kann auf eine positive Energiebilanz zurückgehen, die im 1000-Tage-Fenster vorprogrammiert worden ist. Dabei ist alles auf »Bunkern« eingestellt, und das so gespeicherte Fett wird auf verschiedene Gewebe verteilt. Mit einer dauerhaft positiven Energiebilanz steht der Organismus irgendwann vor dem Problem: Wohin mit dem Fett? Wie oben gezeigt, hat er zwei Möglichkeiten: Die vorhandenen Zellen größer werden lassen (Hypertrophie) – diese Lösung findet sich typischerweise im viszeralen Fettgewebe. Oder neue Fettzellen anlegen (Hyperplasie), das ist die im Unterhautfettgewebe bevorzugte Strategie. Das erklärt, weshalb auch Schlanke, das heißt Menschen mit einem BMI unter 25, oder nur leicht Übergewichtige (BMI 25–30) metabolisch ungünstige Begleiterscheinungen entwickeln können – wenn sich nämlich ihr Fettdepot vor allem im Bauchraum und weniger unter der Haut befindet. Bei den Schlanken mit Bauchansatz handelt es sich möglicherweise um den herzinfarktgefährdeten, stark gestressten Typus, wie ihn Achim Peters definiert hat (siehe Kapitel 4).

Für eine Therapie des kranken Fettgewebes genügt bereits ein moderater Gewichtsverlust, wie das folgende Beispiel zeigt: Für eine Studie wurden 1106 japanische Männer über einen Zeitraum von drei Jahren immer wieder mit bildgebenden Verfahren (CT) untersucht. Man wollte wissen, wie sich eine Gewichtsabnahme auf den Bauchumfang und das Bauchfett sowie das Unterhautfettgewebe auswirkt. Nach den Ergebnissen dieser Studie gingen Veränderungen im Körpergewicht zwar vor allem auf die Verringerung des Unterhautfettgewebes zurück, doch es zeigte sich auch, dass bereits eine Verringerung des Bauchfetts um 50 Kubikzentimeter (das entspricht 50 Millilitern oder 4–6 Esslöffeln) die erhöhten Blutfett- und Blutzuckerwerte senkte.

Fazit: Das Organ Bauchfett kann wie jedes andere Organ erkranken. Die Krankheit des Fettgewebes, auch als *Adiposopathie* bezeichnet, äußert sich wie viele andere Krankheiten auch in messbaren Symptomen wie Diabetes und Fettstoffwechselstörung. Werden nur die Symptome behandelt, bleibt das Fettgewebe krank, und die Symptome werden immer wieder auftreten.

Woher kommt der kleine Unterschied beim Fett?

Die häufigste Todesursache bei Übergewichtigen (und besonders bei stark Adipösen) sind, so die immer wieder zitierten Studien, Herz-Kreislauf-Erkrankungen, an deren Ende oft der Herzinfarkt steht. Mit zunehmendem Körpergewicht nimmt die Häufigkeit solcher Erkrankungen zu. Erstaunlicherweise gibt es aber eine »paradoxe« Beziehung zwischen Körpergewicht und Herz-Kreislauf-Erkrankungen, wenn man Frauen mit Männern vergleicht: Frauen derselben BMI-Klasse bekommen seltener eine koronare Herzkrankheit als Männer – vielleicht weil ihr Fett eher auf den Hüften als im Bauch sitzt?

Im Normalfall besteht der Körper einer jungen Frau zu 20–30 Prozent aus Fett, der eines jungen Mannes nur zu 10–20 Prozent. Männer deponieren jedoch ein Fünftel ihres Körperfetts im Bauchraum, Frauen hingegen nur 6 Prozent. Frauen gehen auch sparsamer mit ihren Fettreserven um. So ist die Freisetzung von Fett, welches dann im Blut zu anderen Geweben transportiert werden kann, bei Frauen geringer als bei Männern, die Aufnahme von Fettsäuren in das Stillfettdepot dafür umso höher. Zusammengenommen bedeutet das, dass Frauen vor der Menopause ihre subkutanen Fettspeicher füllen, so gut es geht. Männer dagegen verlagern die Depots in den Bauchraum, wo sie, im Unterschied zum subkutanen Fett, ein hormonelles Eigenleben entwickeln.

Wie so oft, hat auch hier die Evolution wieder ihre Finger im Spiel. Als der Mensch vor 2,5 Millionen Jahren seine Wälder verlassen musste, um nach Nahrung zu suchen bzw. diese zu jagen, brauchte er mehr Energie als vorher, um sich ausreichend zu versorgen. Die Anreicherung von Fett im Bauch beim Mann war der Speicher, um Perioden mit geringerer Energiezufuhr bei gleichzeitig hohem Energieverbrauch zu überbrücken und so zu überleben. Dieser Auf- und Abbau des viszeralen Fetts wurde, wie bereits im Kapitel 4 beschrieben, streng kontrolliert, damit immer genug Energie verfügbar war. Das war unzweifelhaft ein Vorteil, der durch die Selektion begünstigt wurde. Allerdings musste nicht nur die Ernährung, sondern auch die Reproduktion gesichert sein. Genau dafür war die andere Fettverteilung der Frauen von Vorteil. Dieses Fett wird für Schwangerschaft und Stillzeit gebraucht und unterliegt nicht derselben Regulation wie das viszerale Fett. Wenngleich auch Orang-Utans und Gorillas solche Unterschiede in der Fettverteilung zeigen, haben Letztere weitaus mehr Muskulatur als Fett. Der Mensch ist unter den Primaten derjenige, der das meiste Fett und im Verhältnis dazu die geringste Muskelmasse hat. Der eher »fette« Phänotyp wurde demnach von der Evolution bevorzugt – allerdings in einer Zeit, in der Energieverbrauch und Energieaufnahme noch mehr in der Balance waren.

Die typischen Unterschiede in der Fettverteilung bei Männern und Frauen legen nahe, dass hier die Sexualhormone eine Rolle spielen. In der Tat kommt es sowohl bei Frauen als auch bei Männern zu einer Zunahme von Fettgewebe im Bauchraum, wenn die Produktion des Östrogens bzw. des Testosterons nachlässt. Frauen, die eine Hormonersatztherapie machen, weisen einen geringeren Bauchumfang auf. Das Östrogen sorgt also dafür, dass das Fettgewebe bei Frauen mehr im subkutanen Bereich angelegt wird. Bei Männern hingegen führt eine Testosterontherapie (die hier keinesfalls empfohlen werden soll!) zu einer Abnahme des Bauchfetts und zu einer Zunahme der fettfreien Körpermasse, also der Muskulatur (sofern sie durch körperliche Betätigung einen Anreiz zum Wachsen erhält).

Das Gegenstück zum (Apfel-)Bauch, die breite (Birnen-)Hüfte, ist nicht nur das unterbewusst wie auch bewusst wahrgenommene Signal für »Gebärfreudigkeit« und die Sicherheit, dass die »Brut« gut versorgt werden kann, sondern auch ein enorm wichtiger Speicher für die Versorgung des Kindes innerhalb des 1000-Tage-Fensters bis zum Ende der Stillzeit. Wegen dieser Funktion wird es auch als *Stillfett* bezeichnet. Bereits während der Schwangerschaft kommt es, je nach Ernährung der Mutter, einerseits zur weiteren Anreicherung von Fett im Hüftbereich, andererseits zum Verbrauch solcher Vorräte. An den Fettdepots kann man eine gesteigerte Aktivität von Hormonen beobachten, die für den Fettabbau verantwortlich sind. In der Stillzeit wird dann weiterhin Fett abgebaut, welches der Versorgung des Säuglings dient. Besonders interessant ist in diesem Zusammenhang die in vielen Studien gemachte Beobachtung, dass bei Müttern, die vor oder auch während der Schwangerschaft viel *Bauchfett* gespeichert haben, das Risiko für Stoffwechselerkrankungen und Schwangerschaftsdiabetes steigt.

Aus evolutionsbiologischer Sicht ist es wichtig, dass eine Frau für Schwangerschaft und Stillzeit ausreichend Fettreserven hat, die sich leicht mobilisieren lassen und die sie nach jeder Schwangerschaft als das subkutane Stillfett auf den Hüften wieder neu anlegt. Immerhin »kostet« eine Schwangerschaft etwa 80 000 Kilokalorien, was einer Fettmenge von neun Kilogramm entspricht. Hinzu kommen 500–1000 Kilokalorien extra pro Tag in der Stillzeit. Dabei sollte man daran denken, dass die Kinder unserer Vorfahren, ähnlich wie die Jungen heutiger Orang-Utans, mehrere Jahre lang gestillt wurden.

Fett ist also nicht gleich Fett, und BMI ist nicht gleich BMI. Fett auf den Hüften ist die Lebensversicherung für Mutter und Kind während Schwangerschaft und Stillzeit – und es hat auch keinen Bezug zu den Symptomen, die im *Syndrom X* so düster an die Wand gemalt werden. Diese eher günstige Fettverteilung gilt aber bei Frauen nur bis zur Menopause. Danach steigt der Anteil an viszeralem Fett, wenn zu viel Energie zugeführt wird, und die Gewichtsentwicklung gleicht sich der der Männer an. Dies erklärt auch, warum die zunehmende Entwicklung von Adipositas und starker Adipositas gerade bei Frauen über 50 beobachtet wird. So gehen Prognosen in Deutschland davon aus, dass die Zahl der Übergewichtigen in den kommenden Jahren langsam zurückgehen wird, die der adipösen und schwer adipösen über 50-Jährigen jedoch stark zunehmen wird.

Das Übergewichtsparadox
Das griechische Wort »paradoxos« beschreibt genau das, was mit dem Begriff »Übergewichtsparadox« gemeint ist: Etwas, das der allgemeinen Vorstellung von Logik und der allgemeinen Annahme widerspricht. Entgegen der unter Wissenschaftlern und der Allgemeinheit verbreiteten Ansicht, dass Übergewicht krank macht und die Lebenserwartung verkürzt, zeigt sich in einer Vielzahl von klinischen Studien, dass Übergewicht offenbar manchmal Überlebens-*Vorteile* bringt.

Dieses Phänomen zeigt sich beispielsweise daran, dass Übergewichtige und sogar Adipöse chirurgische Eingriffe an Gefäßen und Organen inklusive Transplantationen sowie schwere Nierenerkrankungen besser überstehen als Normalgewichtige – und viel besser als Untergewichtige mit einem BMI unter 20. Bei den Übergewichtigen gibt es selten Komplikationen während des Eingriffs oder danach, sie genesen schneller und haben kürzere Liegezeiten im Krankenhaus. Gerade bei Intensivpatienten wird dieser Zusammenhang besonders deutlich, und er erstreckt sich sogar bis in BMI-Bereiche über 30 – auch diese Patienten haben, wie eine ganze Reihe von Studien zeigt, bessere Überlebenschancen als Normalgewichtige mit einem BMI unter 25, wenn sie schwer krank sind und intensivmedizinisch betreut werden müssen.

Die Beobachtung, dass Menschen mit Übergewicht und sogar stark Adipöse bessere Überlebenschancen haben, zieht sich durch alle medizinischen Fachgebiete – aber es fehlt noch an Erklärungen. Allerdings spielt der Ernährungsstatus der Patienten offensichtlich eine wesentliche Rolle. »Ernährungsstatus« meint in diesem Zusammenhang die Frage, ob der Übergewichtige gut ernährt oder nur übermäßig mit Energie versorgt ist. Übergewichtige können quantitativ wie qualitativ »überernährt« sein, wenn ihre Ernährung entsprechend zusammengestellt ist. Das scheint sie für Krisensituationen eher zu stärken. Wer aber trotz Übergewicht mangelernährt ist, weil seine Ernährung zwar deutlich mehr Kalorien enthält als nötig, aber trotzdem zu wenig Mikronährstoffe bekommt, der lebt unter Umständen gefährlich.

Studien zur Sterblichkeit von Übergewichtigen und Adipösen ergeben ein überraschendes, neues Bild. Ein BMI zwischen 25 und 35 muss nicht zwangsläufig zu Herz-Kreislauf-Erkrankungen führen, die immer wieder als die wesentliche Todesursache bei Übergewicht/Adipositas angesehen werden. Selbst bei bereits bestehender Herzleistungsschwäche erhöht Übergewicht/Adipositas nicht zwingend die Sterblichkeit. Dies gilt ganz besonders für die fitten Dicken, die anscheinend einen Überlebensvorteil gegenüber den unfitten Schlanken haben (siehe Kapitel 6). Das Übergewichtsparadox scheint die Annahme zu bestätigen, dass der wenig gestresste Dicke bereits vor

Millionen Jahren einen Vorteil hatte, da er eben fitter war und so auch schlechte Zeiten überlebte. Der entsprechende Eintrag in unsere Ernährungsbiografie kann demnach so falsch nicht sein.

Doppelte Last und umstrittene Darm-OP

Als »doppelte Last« (englisch *double burden*) bezeichnet man das gemeinsame Auftreten von Übergewicht bzw. Adipositas und Mangelernährung. Hier ist das Verhältnis zwischen Energiezufuhr (hoch) und Mikronährstoffzufuhr (niedrig) äußerst ungünstig. Eine solche Kombination findet sich dann besonders häufig, wenn die finanziellen Mittel sehr knapp sind oder das Wissen über eine ausgewogene Ernährung fehlt. Es sind wie so oft die Armen mit geringer Bildung, die hier betroffen sind. In Deutschland ist dies, von ganz wenigen Ausnahmen abgesehen, bisher nicht untersucht. Eine Gruppe, bei der eine solche Doppelbelastung auftritt und die damit erhebliche Probleme bekommen kann, sind die Adipösen und besonders stark Adipösen. Je nach Studie schwanken die Häufigkeiten, mit der bei dieser Personengruppe einzelne Mikronährstoffdefizite nachgewiesen werden, zwischen 20 und 70 Prozent. Besonders oft betroffen sind die fettlöslichen Vitamine sowie Folsäure und Vitamin B_{12}, aber auch Minerale wie Eisen und Zink. Wie lässt sich das erklären? Zum einen haben die stark Adipösen oft mehrere Diäten hinter sich, die energiereduziert waren und damit auch weniger Mikronährstoffe hatten. Zum anderen braucht die doch erhebliche Gewebemasse mehr Vitamine, um den dafür notwendigen Stoffwechsel in Gang zu halten.

Irgendwann, nach der x-ten erfolglosen Diät, entscheiden sich manche Betroffene dann – oft unterstützt von ihrem Arzt – zu einem chirurgischen Eingriff, in dem Teile des Magens und des Darmes entfernt werden, um einerseits die sättigenden Portionen zu verkleinern und andererseits den Darm daran zu hindern, die gesamte zugeführte Energie aufzunehmen. In Deutschland werden auf 100 000 Einwohner jährlich »nur« 12 solcher Eingriffe vorgenommen (Stand 2013); damit hat sich die Zahl seit 2006 aber verfünffacht. Zum Vergleich: In

Belgien sind es sogar 104 Operationen auf 100 000 Einwohner, und in Schweden immer noch 80 – obwohl der Anteil der extrem Adipösen an der Gesamtbevölkerung in diesen Ländern ganz sicher nicht sieben- bis neunmal so hoch ist wie in Deutschland.

Der genannte Eingriff soll gemäß den Regeln ärztlicher Kunst nur bei extrem Adipösen mit einem BMI von über 45 vorgenommen werden, die dazu noch Begleiterkrankungen haben und bei denen jede andere Form der konservativen Therapie gescheitert ist. Deren Zahl hat sich zwischen 2006 und 2013 allerdings mitnichten verfünffacht – sie ist gerade mal um 15 Prozent gestiegen. Der Eingriff wirkt sich zwar günstig auf das Gewicht, den Diabetes und den Bluthochdruck aus – allerdings ist die Sterblichkeit in den ersten vier Jahren fast achtmal so hoch wie bei nicht operierten Personen mit demselben (extrem hohen!) Gewicht. Hinzu kommen häufige Krankheiten des Verdauungssystems und sogenannte Eingeweidebrüche. Und es werden oft die Teile des Dünndarms mitentfernt, die für die Aufnahme von Mikronährstoffen wichtig sind, sodass der ohnehin bestehende Mangel noch verschärft wird. Die Erfahrung aus vielen hundert Operationen der letzten Jahre zeigt, dass genau die Mikronährstoffe, die bereits vorher knapp waren, nun noch knapper sind. Die Einnahme von Supplementen nach dem Eingriff wird zwar empfohlen, die Bereitschaft dazu sinkt jedoch bereits nach einem Jahr deutlich. Wenn die Operierten aber die Vitaminversorgung nicht beachten, kann dies zu erheblichen Mangelsituationen führen, die die Gesundheit nachhaltig schädigen. Es liegen mittlerweile mehrere Berichte vor, die einen schweren Vitamin-A-Mangel, aber auch Mängel an anderen fettlöslichen wie wasserlöslichen Vitaminen und Mineralen beschreiben. Genau das, was beabsichtigt war – die Gesundheit zu verbessern –, wird auf diese Weise infrage gestellt.

Zum Abschluss dieses Kapitels wollen wir kurz auf die Frage eingehen, was ältere Menschen entgegnen sollten, wenn ihnen jemand nahelegt, sie müssten dringend abnehmen.

Abnehmen im Alter?

Wir werden immer älter, das ist unbestritten. Und haben sich Erkrankungen einmal eingestellt, lebt es sich unter Umständen nicht mehr so angenehm. Viele Alterserkrankungen, sei es Diabetes, Osteoporose oder Herz-Kreislauf-Erkrankungen, werden meist in einer Zeit angelegt, in der wir aktiv sind und uns wohlfühlen. Dass diese Erkrankungen nicht unbedingt durch Übergewicht verursacht werden, haben wir gelesen. Und auch, dass Übergewicht, ja in manchen Fällen sogar Adipositas mit einem längeren Leben verbunden sein können, scheint die Wissenschaft mittlerweile als einigermaßen gesichert hinzunehmen. Was aber, wenn ich mit fortschreitendem Alter mein Gewicht beibehalte, was in den meisten Fällen – von Krankheiten als Ursache eines Gewichtsverlustes einmal abgesehen – auch der Fall ist? Wegen des altersbedingten »Schrumpfens« steigt ja dann mein BMI. Muss ich dann also abnehmen, um gesünder zu leben?

Die Pressemitteilung der *Deutschen Gesellschaft für Ernährung* zum bereits erwähnten *13. Ernährungsbericht* vom Februar 2017 stellte jedenfalls mit tadelndem Unterton fest: »Am Ende ihres Berufslebens sind 74,2 Prozent der Männer übergewichtig. Bei den Frauen im gleichen Alter sind es 56,3 Prozent.« Und kürzlich erschien die Publikation einer deutschen Arbeitsgruppe, die Trends in der Entwicklung des Übergewichts in der älteren Bevölkerung Deutschlands hochrechnete. Hier wird für den BMI-Bereich 25–29,9 zunächst einmal ein neuer Begriff eingeführt: Er heißt nicht mehr Übergewicht, sondern neuerdings *Prä-Fettsucht* (englisch *pre-obesity*) oder *Prä-Adipositas*. Das Signal ist eindeutig: Die Vorsilbe *prä* birgt immer die Gefahr, dass aus dem, was jetzt noch *prä*, also in einer Vorstufe ist, ein Faktum wird, der Betreffende also schicksalhaft erkrankt, wenn er nichts dagegen tut. Das gilt für Begriffe wie *Prä-Diabetes*, *Prä-Kanzerose* (Krebsvorstufe) oder gar *Prä-Demenz* in gleicher Weise. Was stellt die Studie nun fest? 2009 waren 48,2 Prozent der über 50-Jährigen in Deutschland prä-adipös. Adipös waren 18,7 Prozent der Älteren. Während die Zahl der Prä-Adipösen bis 2030 leicht zurückgehen soll, werde die der Adipösen um mehr als 30 Prozent steigen – immer unterstellt, dass Prä-Adipositas ein Risiko dafür ist, tatsächlich auch adipös zu werden. Die Autorinnen schlussfolgern, dass dies zu einer erheblichen Belastung des Gesundheitssystems führen werde, schränken das aber mit dem Hinweis auf einzelne Studien zum Übergewichtsparadox gleich wieder ein. Personen mit Herz-Kreislauf-Erkrankungen leben, wenn sie adipös sind, länger als solche mit Normalgewicht, wie kürzliche Untersuchungen ergaben.

Was also tun im Alter? »Being fat may not be all bad – if you are 70« (»Fettsein muss nicht schlecht sein – wenn du 70 bist«), titelte das *Time Magazine* als Fazit aus einer Studie an übergewichtigen alten Menschen. Australische Wissenschaftler haben übergewichtige und adipöse Menschen im Alter zwischen 70 und 75 Jahren über einen Zeitraum von 10 Jahren beobachtet. Das Sterblichkeitsrisiko war für Übergewichtige geringer als für Adipöse und entsprach dem der Normalgewichtigen.

Für eine sehr sorgfältig durchgeführte Studie mit 12 523 Teilnehmern, die bei Studienbeginn im Alter zwischen 50 und 60 Jahren waren, wurde nicht nur über einen Zeitraum von 20 Jahren deren Gesundheitszustand erfasst, sondern auch die Ernährung, das Ernährungsverhalten, das Einkommen, der Bildungsgrad, das Bewegungsverhalten sowie die Entwicklung des Körpergewichts. Ergebnis: Starke Adipositas (BMI über 35) zu Beginn der Studie verdoppelte die Sterblichkeit. Übergewicht und Adipositas (BMI 25–34,9) dagegen führten zu keiner Zunahme des Sterblichkeitsrisikos im Vergleich zu Normalgewichtigen. Erstaunlich dagegen ein Resultat, wenn man den Verlauf des BMI im Untersuchungszeitraum betrachtet: Gewichtsverlust während der Untersuchungszeit *steigerte* das Sterblichkeitsrisiko im Vergleich zu denjenigen, die nicht an Gewicht verloren hatten. Diese Ergebnisse werden von mehreren anderen Studien bestätigt, die alle zu dem Ergebnis kommen, dass eine Verringerung des Körpergewichts bei Älteren (50–70 Jahre, BMI über 32) über

Beobachtungszeiträume von 20 Jahren und mehr das Sterblichkeitsrisiko erhöht, wenn man es mit dem von Menschen vergleicht, die ihr Gewicht in dieser Zeit stabil gehalten hatten.

Mit zunehmendem Alter nimmt die Muskelmasse ab – nicht zuletzt, weil die für den Muskelaufbau wichtige Bewegung fehlt. Abbau von Muskelmasse bedeutet jedoch auch, dass sich das entwickelt, was die Medizin als *Sarkopenie* bezeichnet, die wiederum Ursache für nachlassende physische wie psychische Leistungsfähigkeit ist. Die Altersmediziner gebrauchen für diesen Zustand das englische Wort *Frailty*, was soviel wie »Gebrechlichkeit« bedeutet. Auch bei normalem BMI kann eine abnehmende Muskelmasse (Glukosespeicher!) dazu beitragen, dass sich eine Insulinresistenz entwickelt. Vor diesem Hintergrund muss man sich fragen, wie sinnvoll Abmagerungskuren im Alter sind, die im Zweifelsfall die Sarkopenie und damit die Gebrechlichkeit verstärken. Wenn aus orthopädischen Gründen oder anderen Erkrankungen eine Gewichtsreduktion empfohlen wird, so sollte dies besonders im höheren Alter immer unter fachlicher und auch ärztlicher Beobachtung erfolgen. Hinzu kommt, dass eine physiologische Reduktion der Energieaufnahme, die im Alter nicht selten ist, das Risiko einer Mangelernährung mit Mikronährstoffen erhöht. Ein Optimalgewicht kann im Alter nicht definiert werden, wohl aber eine optimale Ernährung (siehe Kapitel 6) und, soweit irgend möglich, tägliche angepasste Bewegung.

Was soll ich, was kann ich tun?

In diesem Kapitel wurde beschrieben, dass die allgemeine Meinung (wer macht die eigentlich?), wonach Übergewicht uns schicksalhaft krank machen und wir diesem Schicksal nur durch Abnehmen bis zum »Normalgewicht« entkommen können, falsch ist. Ausschlaggebend für Krankheiten im Zusammenhang mit dem Stoffwechsel scheint nicht das Gewicht, sondern das viszerale Fettgewebe zu sein, das die sogenannte Adiposopathie auslösen kann. Ob ich darunter leide – auch wenn ich normalgewichtig bin –, muss der Hausarzt überprüfen.

Die Feststellung, dass Übergewicht an sich noch keine Krankheit und auch kein automatisches Krankheitsrisiko bedeutet, soll allerdings nicht heißen, dass Übergewicht an sich begrüßenswert wäre (von der Ausnahme älterer Menschen einmal abgesehen). Natürlich spielen andere Faktoren mit, wie die Körperzusammensetzung, die Stoffwechselgesundheit und der Lebensstil (Rauchen, Alkohol, Bewegung), das Geschlecht und nicht zuletzt auch die Genetik. Wenn ich aber stoffwechselgesund bin, genügt es, wenn ich mich regelmäßig bewege, mich ausgewogen ernähre und immer mal auf das Gewicht, den Bauchumfang und bei Bedarf auf die Laborwerte und den Blutdruck schaue.

Im Klammergriff der Ernährungsbiografie?

Dass nur 5–10 Prozent der Menschen, die abnehmen wollen, langfristig Erfolg haben, liegt an unserer Ernährungsbiografie – sie legt unsere persönliche Variante der Regelung des Energiestoffwechsels scheinbar fest.

50 übergewichtige und adipöse Probanden haben sich für eine Studie einem zehnwöchigen Gewichtsreduktionsprogramm unterzogen. Zu Beginn wurden all die Hormone analysiert, die die Energiehomöostase und den Appetit regeln; wir haben sie in Kapitel 4 kennengelernt. Der Gewichtsverlust führte zu einem signifikanten Abfall der Hormone, die bei der Energiespeicherung eine Rolle spielen, also Leptin und Insulin, aber auch zu einem signifikanten Anstieg des Hormons Ghrelin, welches Appetit auslöst, sowie des Hormons GIP, welches die Energiespeicherung unterstützt. Das sinkende Leptin wiederum führte dazu, dass die sättigenden Nervenverbindungen gehemmt wurden. Verständlicherweise berichteten die Probanden über größeren Hunger und Appetit als vor dem Programmbeginn. Das bemerkenswerteste Ergebnis dieser Studie war aber, dass sich die Veränderungen der Hormone noch 62 Wochen nach Beginn der

Gewichtsreduktion nachweisen ließen. Und wir ahnen das Resultat: Das nach 10 Wochen deutlich erniedrigte Körpergewicht (im Mittel um 14 Prozent des Ausgangsgewichts) war nach 12 Monaten wieder auf dem Weg zu seinem Ausgangswert. Was sagt uns das für unsere Ernährungsbiografie? Wenn wir auf Mangel »programmiert« sind, dann ist unser System so eingestellt, das es mit allen Mitteln versucht, unsere Abnehmbestrebungen zu unterlaufen. Und das nicht nur kurzfristig. Aber die Mechanismen, die die Energieaufnahme und Speicherung kontrollieren, lassen sich überlisten. Wie das gehen kann, lesen Sie im Kapitel 6.

Kapitel 6:
Was tun?

Da stehen wir nun also mit unserer Ernährungsbiografie – also mit dem, was wir mit auf den Weg bekommen haben und was sie aus uns gemacht hat. Aber dieses (mehr oder weniger erfreuliche) Schicksal ist keineswegs unabänderlich. Die Ausrede, es sei alles genetisch und man müsse deshalb nicht auf seine Gesundheit und auf sein Gewicht achten, zählt nicht. Aber wie können wir nun an den Einträgen in unsere Biografie aus dem 1000-Tage-Fenster, an den vielen Geneinstellungen und an den Umweltbedingungen, die Einfluss auf die Regulierung des Körpergewichts haben, etwas ändern?

Die naheliegende und immer wieder empfohlene Strategie ist *FdH* (»Friss die Hälfte«). Wer das dauerhaft hinkriegt, ist gut dran und sollte froh sein. Aber bekanntermaßen scheitern 90 bis 95 Prozent aller Kandidaten an den Anforderungen der mit klugen Ratschlägen, Pillen oder allerlei Wundermitteln verbundenen Zielsetzung, durch Hungern dauerhaft abzunehmen. So leicht lässt sich unser Gehirn nicht austricksen – und unser Stoffwechsel auch nicht. Wie wir bereits gesehen haben, versucht der Körper, seinen Energiehaushalt, also die Zufuhr, die Speicherung und die Verteilung genau zu kontrollieren. Dies ist vor allem dann wirksam, wenn die Energiezufuhr unter den täglichen Bedarf sinkt – und diesen Bedarf legt nun mal der Körper fest und nicht der Ernährungsberater. Übrigens: Unser Körper kennt das Wort »Fasten« nicht. Er kennt nur »Hunger«. Und den findet er nicht gut, ganz egal, wie toll er in Bikini oder Badehose aussehen könnte.

Unterschreitet unsere Energiezufuhr also unseren Energiebedarf, springt das sympathische Nervensystem an. Das schaltet sich immer dann ein, wenn es um die auf die Umwelt gerichtete Aufmerksamkeit geht. Es bereitet den Organismus auch auf »Kampf-oder-Flucht«-Reaktionen vor. Logisch: Wenn nicht genug Nahrung kommt, dann muss dafür gesorgt werden, dass welche aufgespürt wird: Dafür ist zum einen Aufmerksamkeit und zum anderen Aktivität notwendig. Die Aktivierung des sympathischen Nervensystems bewirkt, dass die Zuckerspeicher der Leber abgebaut werden, mit dem Ergebnis, dass die Glukosekonzentration im Blut ansteigt, weil das Gehirn Energie braucht, um die Nahrungsjagd zu planen. Ein Nebeneffekt ist, dass das Körperwasser, mit dem das Glykogen verbunden war, jetzt ausgeschieden wird. Deshalb kommt es in den ersten 24–48 Stunden nach Beginn einer Fastenperiode zu einem deutlichen Gewichtsverlust. Sobald wieder Nahrung aufgenommen wird, füllen sich die Zuckerspeicher wieder, außerdem werden die dafür notwendigen 2–3 Liter Wasser aufgenommen und eingelagert – und das Ausgangsgewicht ist wieder da!

Das Hungern sorgt auch dafür, dass der Körper auf Energiesparen schaltet: Für verschiedene Stoffwechselvorgänge wird weniger Energie verbraucht als normalerweise. Deshalb stagniert das Gewicht nach dem anfänglichen (und nicht nachhaltigen) (Wasser-)Verlust häufig. Außerdem lässt die Bildung des Hormons Leptin im Fettgewebe stark nach. Dadurch werden die für den Hunger zuständigen Hormone im Gehirn nicht mehr durch Leptin gehemmt – mit der Folge, dass der Organismus nun vollständig auf Nahrungssuche eingestellt ist. Während Schlanke dank dieser Mechanismen vor Energiedefiziten geschützt werden, haben Übergewichtige das Problem, dass sie – wenn sie abnehmen wollen – immer wieder von ihrem Stoffwechsel überlistet werden, der ihnen »Hunger« signalisiert, obwohl er eigentlich überversorgt ist.

Die Regulierung der Energiehomöostase ist einerseits eng mit den beiden Hormonen Leptin und Insulin verbunden, deren Bildung direkt mit der vorhandenen Körperfettmenge zusammenhängt, und andererseits mit einem Netzwerk an Sensoren, die – sozusagen als Verkehrszähler – die gelieferte Energie (Glukose) in verschiedenen

Geweben (etwa in der zur Leber verlaufenden Pfortader oder dem Dünndarm) und den für Hunger und Sättigung zuständigen Neuronen im Gehirn erfassen. Solange dieses komplexe System nicht gestört wird, bleibt das Körpergewicht stabil – egal, ob wir normal- oder übergewichtig sind. Und diese »Stabilität« hat, wie wir lesen konnten, viel mit unserer Ernährungsbiografie zu tun. Stellt sich also die Frage, was wir tun können, um eigene, »gesunde« Einträge in diese Biografie vorzunehmen bzw. einige Teile der Biografie zu verändern, die sich als nachteilig erwiesen haben.

Ein Ansatzpunkt könnten die verschiedenen epigenetischen Mechanismen sein, mit denen die Einträge in unsere Ernährungsbiografie geschrieben wurden. Das Epigenom reagiert, wie gezeigt, anders als das Genom dynamisch auf aktuelle Umweltbedingungen und erlaubt so eine Anpassung des Stoffwechsels an Veränderungen dieser Umwelt (Klima, Nahrung), indem es das Ablesen unterschiedlicher Gene hemmt oder fördert. Nur so konnten wir kurzfristige Veränderungen überleben, während das mehr statische Genom die langfristige Perspektive von Überleben und Reproduktion sicherte. Aber auch an Genen, die scheinbar schicksalhaft unseren Stoffwechsel und unser Körpergewicht festlegen, können epigenetische Reaktionen erfolgen und so Einfluss auf dieses Schicksal nehmen. Vielleicht lassen sich ja Muskel- und Fettzellen durch unser Verhalten »erziehen«. Wir werden im Folgenden einige Beispiele für ein solches Reset unserer Biografie sehen.

Wenn es ein »Set« gibt, sollte es auch ein Reset geben

Unsere Ernährungsbiografie und die Gene, die wir von unseren Eltern mitbekommen haben, haben zwar einiges festgelegt, aber unser Lebensstil trägt wesentlich dazu bei, ob aus diesen Festlegungen tatsächlich Krankheiten entstehen. Wie bei vielen anderen Dingen auch haben wir die Entwicklung selbst in der Hand. Dabei helfen uns das Wissen und die kritische Auseinandersetzung mit den wichtigen und den weniger wichtigen Dingen, die unsere Ernährung und Gesundheit betreffen – und nicht zuletzt die Umsetzung dieser Erkenntnisse. Doch nicht immer ist es leicht, sich im Dschungel der Empfehlungen zurechtzufinden, zumal hinter vielen Verlautbarungen wirklicher und selbsternannter Experten leider oft interessengeleitete Empfehlungen stecken.

Die große Frage lautet: Gibt es eine Art »Reset-Knopf« für unsere Ernährungsbiografie? Wie erkennen wir die Besonderheiten unserer Biografie? Und wo fangen wir an, wenn es darum geht, diese zu korrigieren? Allerdings sollten wir uns immer zuerst fragen, ob eine Veränderung wirklich nötig ist und wer uns das nahelegt. Fragwürdige Schönheitsideale, die eine ungesunde Magerkeit predigen, sind keine medizinisch kompetente Richtschnur. Wenn aber ein fachkundiger Arzt die Empfehlung gibt, etwas zu verändern, sollten wir aktiv werden.

Je jünger wird sind, desto stärker kann unser Lebensstil, vor allem Bewegung und Ernährung, unsere Ernährungsbiografie beeinflussen. Diese Möglichkeiten verringern sich mit dem Alter – auch, weil ein ungünstiger Lebensstil und die Folgen einer nicht angepassten Ernährung (wegen einer falschen Wettervorhersage) immer länger wirken und auf diese Weise Schäden setzen, die schwerer zu beheben sind. Das erklärt auch, warum gerade dem Übergewicht im Kindesalter unsere ganze Aufmerksamkeit gelten sollte. Dies bedeutet jedoch nicht, dass es danach zu spät wäre, mit regelmäßiger Bewegung anzufangen und die Ernährung eventuell anders zu gestalten.

Warum gerade Ernährung und Bewegung? Nun, das waren die einzigen Variablen, die unsere Vorfahren hatten. Alles andere, wie Temperatur, Hungerzeiten, Gefahren durch Raubtiere oder auch Schwangerschaften, mussten sie hinnehmen, ohne dass sie in irgendeiner Form Einfluss nehmen konnten. Sie hatten weder sichere und beheizte Behausungen noch Supermärkte noch Verhütungsmittel.

Die wesentlichen Unterschiede zwischen dem *Homo sapiens* des 21. Jahrhunderts und seinem Vorfahren vor 2 Millionen Jahren liegen nicht nur in der Größe des Gehirns oder des Bauchumfangs, sondern auch darin, dass er sich seine Ernährung nicht mehr erkämpfen und erlaufen muss. Zweifellos haben unsere Vorfahren auch Tage gehabt, an denen sie sich so richtig satt essen konnten, etwa wenn ein großes Tier erjagt und dann verzehrt wurde. Dann lag die Energiezufuhr sicherlich weit über dem Bedarf, und es musste eine Weile nicht mehr gejagt werden. Solange Früchte und Blätter in der Nähe waren, konnte man sich ausruhen und hatte so insgesamt eine Verpflegung, die wir heute als »ausgewogene Mischkost« bezeichnen würden. Doch dieser Zustand war – anders als heute – nicht von Dauer. Ohne Bewegung war Ernährung nicht vorstellbar, und dies bedeutet, dass beide Komponenten einen Einfluss auf unser Epigenom haben können.

Die Kampf-oder-Flucht-Reaktionen, die unseren Vorfahren das Überleben sicherten, sind fest in unserem Stoffwechsel verankert – wir nutzen sie nur nicht mehr in diesem Sinn. Werden sie ausgelöst, etwa durch Stress bei der Arbeit oder durch Reizüberflutung, setzen sie vielmehr Stoffwechselmechanismen in Gang, die in der heutigen Zeit in vielen Fällen ins Leere oder, besser gesagt, in die Fülle führen. Die untrennbare Verbindung zwischen Hunger, Stress und Bewegung wird für uns immer dann zum Nachteil, wenn wir vom Stress zu viel und von der Bewegung zu wenig haben. Zu den überlebenssichernden Kampf-und-Flucht-Grundeinstellungen kommen die epigenetischen Weichenstellungen, die während des 1000-Tage-Fensters an jedem Individuum vorgenommen werden, um es – Stichwort »Wettervorhersage« – auf die zu erwartende Umwelt vorzubereiten. Aber diese epigenetischen Einträge in die Ernährungsbiografie müssen, selbst wenn sie nachteilig sind, weil sie auf einer falschen »Wettervorhersage« beruhen, keineswegs schicksalhaft zu Adipositas und Krankheit führen. Darüber hinaus spielen viele weitere Faktoren eine nicht unbedeutende Rolle, wenn es um die Ernährungsbiografie geht, wie etwa Bildung, Einkommen, soziales Umfeld, Tradition, Verfügbarkeit von Lebensmitteln, um nur einige zu nennen.

Die Ernährungsbiografie setzt »Marker« in unserem Stoffwechsel – wie stark diese sich dann durchsetzen, hat eben am Ende auch mit unserem Lebensstil zu tun. Wir können diese Einträge in die Biografie – auch die ganz frühen – zu unseren Gunsten verändern und damit von der roten Linie einer Entwicklung mit hohem Risiko auf die grüne mit niedrigem Risiko für unsere Gesundheit kommen. Was ich beeinflussen kann, sind die Vorzeichen und die bereits vorhandenen Folgen einer Stoffwechsel- oder Herz-Kreislauf-Erkrankung, also mein krankes Fettgewebe. Hier kann ich den Spieß möglicherweise umdrehen und das Epigenom überlisten. Wann und wie das geht, werden wir im Folgenden erfahren. So viel sei vorweggenommen: Die Überlistung gelingt am besten mit einem gesunden Lebensstil.

Wenn ich also wissen will, wie ich meine Ernährungsbiografie beeinflussen kann, müssen zwei Fragen beantwortet werden:

Was kann man mit welcher Art von Ernährung erreichen?

Welchen Effekt hat Bewegung, und wie viel Bewegung ist notwendig?

Was heißt gesunde Ernährung?

Zunächst einmal sei vorausgeschickt: Unsere Nahrungsmittel waren noch nie so gesund wie heute! In diesem Punkt sind sich ausnahmsweise einmal alle Ernährungswissenschaftler und auch die Lebensmitteltechnologen einig. Damit ist gemeint, dass Nahrungsmittel sicher, also frei von gewollten oder ungewollten Verunreinigungen sind, die unmittelbar Krankheiten verursachen könnten (verdorbene Lebensmittel, Gift). Die »natürliche« Ernährung vor 100 oder 200 Jahren war weitaus gefährlicher und ungesünder als der immer wieder so beschimpfte »Agrarchemie-Fraß« von heute. »Bio« ist also nicht aus Gesundheitsgründen notwendig, sondern aus Umweltgründen sinnvoll.

Es ist heute die von uns gewählte *Zusammenstellung*, die darüber entscheidet, ob unser Essen gesund oder weniger gesund ist. Die meisten Menschen wissen oder ahnen auch, was guttut und was nicht so. Aber es gibt eine Reihe von Hürden, die Verbraucher angeben, wenn man sie fragt, warum sie nicht vernünftiger essen: fehlende Zeit und Ruhe (50 Prozent), fehlendes Durchhaltevermögen und Willensschwäche (ca. 40 Prozent), Geldmangel (22 Prozent), fehlende Kochkenntnisse (21 Prozent) und fehlendes Wissen (19 Prozent). Diese Probleme, die die Techniker-Krankenkasse in einer Umfrage ermittelt hat, hatten unsere Urahnen sicherlich nicht.

Der Mensch hat sich über viele Millionen Jahre entwickelt, und die Selektion der Fittesten erfolgte immer auch entsprechend der verfügbaren Nahrung. Wie sah sie also aus, die »gesunde« Ernährung vor 2,5 Millionen Jahren, als *Homo erectus* erscheint und sich zu dem weiterentwickelt, was wir heute *Homo sapiens* nennen? Die Charakteristika dürften Ihnen irgendwie bekannt vorkommen: **saisonal, regional und bio!** Und nicht nur das, auch die goldenen Regeln der Deutschen Gesellschaft für Ernährung hat *Homo erectus* berücksichtigt: viel Obst und Gemüse, Fleisch und Fett nicht ständig, sondern nur an besonderen Tagen (mit Jagdglück), immer mal wieder Fisch. Fleisch in Mengen zu organisieren war gefährlich und anstrengend, während man Fisch unter Umständen an Bächen oder am Seeufer mit der Hand fangen konnte, wie z. B. den Flösslhecht, der im Schlick lebte. Und kleine Nager oder andere Mitbewohner in den Wäldern waren leichter zu fangen als Antilopen oder Gnus. Die Ballaststoffe kamen aus den Wurzeln, die er ausgrub, und ab und zu gab es auch mal ein rohes Ei. Dazu kam die für die Nahrungsbeschaffung erforderliche Bewegung – und fertig war der gesunde Lebensstil! Natürlich verhält es sich andersherum als oben scherzhaft behauptet: Die Deutsche Gesellschaft für Ernährung zieht in ihren Empfehlungen die Konsequenz daraus, wie wir Menschen genetisch nun mal ausgestattet sind. (Anhänger der »Paleo-Diät« sollten jetzt aber nicht zu früh frohlocken – einige Argumente gegen die moderne Variante dieser Ernährungsweise folgen weiter unten.)

Im Abwechslungsreichtum der verfügbaren Nahrung liegt deren besonders hohe Qualität. Und genau diese Qualität hat die

Entwicklung des Menschen vorangetrieben. Mal gab es Feigen, mal keine, manchmal haben sich die Löwen über das erlegte Wild hergemacht und manchmal gab es Fleisch im Überfluss. Aber eben nicht immer und vor allem nicht immer reichlich. Es war diese Abwechslung in der Verfügbarkeit und die gute Qualität der »Paleo-Mischkost«, die unsere Ahnen mit allem versorgte, was sie brauchten, nämlich Energie und Mikronährstoffe.

Heute ist die Verunsicherung darüber, was nun gesund ist und was nicht, enorm. Sie ist nachvollziehbar, weil spätestens seit den 1950er Jahren eine Studie und plakative Empfehlung nach der anderen öffentlichkeitswirksam durch die Medien gejagt wird. Und leider wurden dabei manchmal falsche Schlussfolgerungen gezogen.

So stellte Ancel Keys, ein amerikanischer Ernährungswissenschaftler, in den 1960er Jahren völlig zu Recht fest, dass die sogenannte *mediterrane Kost* der Italiener, Spanier und Griechen (manchmal auch *Kreta-Diät* genannt) ziemlich gesund ist. Unter anderem maß er das daran, dass in den Vergleichsländern Finnland, Niederlande und den USA die Herzinfarkthäufigkeit weitaus höher lag als in den Mittelmeerländern. Keys hatte seinerzeit im Mittelmeerraum Bauern untersucht. Deren Kost bestand traditionell aus viel Olivenöl, Schafskäse und wenig Fleisch (Huhn, Ziege, Schaf), denn den Großteil des erzeugten Fleisches mussten die überwiegend armen Bauern und Hirten verkaufen. Daraus hat sich das Konzept der mediterranen Ernährung entwickelt: eine Kost, die 45 Prozent der Energie durch Fett deckt, davon aber nur um die 12 Prozent durch gesättigte (tierische) Fette und den Großteil mit Olivenöl. Dazu viel Gemüse, Fleisch, Fisch, Nudeln, Brot, Milch und Milchprodukte. Olivenöl war der neue Star am Ernährungshimmel.

Zweifellos entspricht die klassische mediterrane Küche dem, was man allgemein als gesund erachtet: Sie enthält ausreichende Mengen an Obst und Gemüse, Kohlenhydrate, aber durchaus auch Fett und Fleisch – und entspricht damit letztendlich dem, was man heute eine *gesunde Mischkost* nennt. Eine solche gesunde Mischkost gibt es allerdings auch in Deutschlands traditionellen regionalen Küchen – dafür müssten wir also nicht unbedingt nach Italien fahren.

Mittlerweile als überholt gilt Keys damalige Schlussfolgerung (eigentlich war es seine Ausgangshypothese, die er nur bestätigen wollte), wonach die eigentlichen Übeltäter der westlichen Ernährung die gesättigten, also vorwiegend tierischen Fette seien, die zum Herzinfarkt führten. Große Meta-Analysen ergeben keinen Zusammenhang mehr zwischen dem Verzehr von gesättigten Fetten und dem Risiko für Schlaganfall oder Herzinfarkt. Allerdings wird immer sicherer, dass die sogenannten *Transfette*, die bei der Härtung von Pflanzenfett, also aus ungesättigten Fettsäuren entstehen, die eigentlichen Kandidaten sind, die uns schaden können. In der klassischen mediterranen Küche dürften sie kaum vorkommen, wohl aber in der sogenannten westlichen Ernährungsform mit ihren Pommes frites, Chips, frittierten Speisen und durch Transfette dauerhaft knusprig gemachten Fertiglebensmitteln. Auch hier versucht man jetzt aber, den Gehalt an Transfetten so gering wie möglich zu halten.

Oder nehmen wir die japanische Küche, die fettarm ist, viel Fisch (aber auch durchaus nicht unerhebliche Mengen an anderem Eiweiß) sowie Kohlenhydrate enthält, und die darüber hinaus sehr salzreich sein kann. Wir wissen, dass die Japaner die höchste Lebenserwartung aller Erdenvölker haben, und der eine oder andere bei uns mag – auch angeregt durch Ratschläge von Ernährungsexperten – auf die Idee kommen, das könne nur an der Ernährung liegen, und deshalb auf japanische Kost umstellen. Er wird dies aller Erfahrung nach nicht lange durchhalten. Das liegt nicht nur daran, dass es nicht einfach ist, die dafür notwendigen Lebensmittel zu beschaffen, sondern dass die traditionelle japanische Küche bei uns geschmacklich nicht so ohne Weiteres durchsetzbar ist. Und vor allem hat natürlich auch jeder Japaner – ebenso wie jeder Bewohner des Mittelmeerraums und jeder Bayer und jeder Norddeutsche – eine eigene Ernährungsbiografie, die durch die Nahrungsverfügbarkeit und die besondere Form der

Ernährung der Mutter geschrieben wurde. Auf eine mitteleuropäische Prägung einfach eine ganz andere Küche aus Japan oder Kreta »draufzusetzen«, wird keine Wunderdinge bewirken.

Die Ernährungsweise verschiedener Völker lässt sich also nicht unbedingt auf andere Bevölkerungen übertragen, selbst wenn sie sehr gesund ist. Die Genetik, die Voreinstellungen aus dem 1000-Tage-Fenster und die traditionellen Lebensmittel sind eben verschieden.

Ein weiterer Aspekt, der gegen ein munteres »Ernährungs-Hopping« spricht, rückt zunehmend ins Bewusstsein: unsere **Darmflora**, auch *Microbiota* genannt. Diese unterscheidet sich nicht nur von Individuum zu Individuum, sondern auch zwischen verschiedenen Ethnien, und zwar ganz deutlich. Weil es nämlich das traditionelle Ernährungsmuster ist, welches die Darmflora und ihren Umgang mit dieser Nahrung prägt. Die Microbiota hat nach neueren Erkenntnissen einen nicht unwesentlichen Einfluss auf die Verstoffwechselung unserer Nahrung und damit auf das Körpergewicht. Und umgekehrt prägt die aufgenommene Menge an Zucker, Fett, Eiweiß und Ballaststoffen die Mikroflora, wie man an vergleichenden Untersuchungen an Jägern und Sammlern, US-Amerikanern und Italienern nachweisen kann. Je nach Zusammensetzung der landestypischen Ernährung kann die Microbiota Stoffe bilden, die als Signale für unseren Stoffwechsel und das Hunger-Sättigungs-System wirken, was unmittelbare Folgen für unser Gewicht und unsere Gesundheit haben kann. Auch die Zusammensetzung der pflanzlichen Lebensmittel kann Einfluss auf die Microbiota haben. Die darin enthaltenen sogenannten bioaktiven Inhaltsstoffe, wie z. B. Flavonide, werden von der Microbiota der Asiaten ganz anders verstoffwechselt als von der der Europäer, und auch innerhalb Europas gibt es hier Unterschiede.

Wir müssen erkennen, dass wir über die »Unterhaltung« zwischen Microbiota, angebotener Nahrung (soweit sie den Dickdarm erreicht, in dem die Microbiota im Wesentlichen zu Hause ist) und unserem Stoffwechsel noch sehr wenig wissen. Immerhin lässt sich im Tierexperiment eindrucksvoll zeigen, dass die Transplantation von Kot mangelernährter Tiere in den Darm normal ernährter Tiere bei diesen zu Mangelerscheinungen führt. Und umgekehrt führt die Transplantation von Kot übergewichtiger Tiere in den Darm normal ernährter Tiere bei diesen zu Übergewicht. Erste Versuche mit menschlichen Stuhlproben weisen in eine ähnliche Richtung. Und schließlich muss auch die Wirkung von *Antibiotika* auf die Zusammensetzung der Microbiota berücksichtigt werden: Wie wird Nahrung verwertet und wie werden ihre Bestandteile gespeichert?

Auch die Microbiota ist also ein Grund, aus dem wir nicht ohne Weiteres andere Ernährungsmuster auf uns übertragen und dadurch so gesund werden können wie Italiener oder Japaner. Wenn überhaupt, so erfolgt eine solche Anpassung über mehrere Generationen, wie das Beispiel von nach Hawaii ausgewanderten Japanern zeigt. Erst in der dritten und vierten Generation wiesen die Immigranten ein Krankheitsmuster auf, das mit dem der schon länger dort lebenden Amerikanern vergleichbar war.

Kehren wir also zu einer gesunden Ernährung zurück, die unserem Angebot und unserer Tradition entspricht.

Wie könnte eine Definition von gesunder Ernährung lauten? Eine gesunde Ernährung ist weder eine, die uns dauerhaft gesund hält – auch der Gesündeste ist vor Infektionen oder chronischen Krankheiten nicht geschützt – noch eine, die uns gesünder macht, denn gesünder als gesund gibt es nicht. Drehen wir den Spieß also einfach um: **Eine gesunde Ernährung ist eine Ernährung, die uns nicht krank macht!** Und dies völlig unabhängig davon, ob wir bereits an bestimmten Krankheiten leiden, ob und wie wir genetisch geprägt sind, oder aber ob wir bestimmte Lebensmittel nicht vertragen. Eine Ernährung, die krank macht oder das Risiko für eine Krankheit erhöht, kann nicht gesund sein.

Eine solche Erkenntnis hat zwei mögliche Konsequenzen:

1. *In meiner Ernährung sind Bestandteile, die mich – so empfinde ich es, oder so wird mir gesagt – krank machen, z. B. Laktose, Gluten, Zucker, tierische Produkte. Also lasse ich sie einfach weg, dann wird es mir besser gehen.*
2. *Meiner Ernährung fehlen Bestandteile, und das könnte mich krank machen. Also achte ich darauf, dass alles drin ist!*

Gesund durch Weglassen?

Diäten im klassischen Sinn sind Ernährungsformen, die dadurch, dass sie einen Nährstoff weglassen oder ergänzen, einen positiven Effekt auf eine Krankheit haben (sollen). Bei manchen angeborenen Stoffwechselstörungen ist dies eine sinnvolle und oft sogar überlebenswichtige Maßnahme. Anders sieht es bei den verschiedenen organbezogenen Diäten aus. Noch bis in die 1970er Jahre gab es eine Vielzahl solcher spezieller Diäten, die als Leber-, Nieren-, Magen- oder auch als Stoffwechseldiät, z. B. bei Diabetes, beworben und als Therapie eingesetzt wurden. Bei diesen Diäten wurden vorwiegend die Anteile an Eiweiß, Fett und Kohlenhydraten modifiziert, um den kranken Organismus zu »entlasten«. Mit der Zeit hat man erkannt, dass dies nicht unbedingt der richtige Weg war – und die Zahl der wissenschaftlich als sinnvoll betrachteten Diäten ist mehr und mehr zusammengeschrumpft.

Dagegen tauchen seit einigen Jahren Ernährungstrends auf, die den Verbrauchern frühere, inzwischen verworfene Diäten in neuem Gewand ans Herz legen und dabei scheinbar auf typische Nebenwirkungen unserer Lebensweise eingehen. Gesunde Ernährung ist mehr denn je angesagt und soll auch ein Garant sein für ein gesundes und vor allem langes Leben. Die Ernährung ist auch nicht mehr »Privatsache« und eine Frage individueller Vorlieben, sondern sie orientiert sich an gesellschaftlichen Strömungen und Ansprüchen. Dahinter steht eine gigantische Industrie, die Produkte liefert, die diesen Ansprüchen gerecht werden, und so den Konsumenten bei seinen gesellschaftlich geprägten Vorstellungen von gesunder Ernährung abholt.

Seit wir in einer mediengeprägten Massengesellschaft leben, gibt es immer wieder Produkte, die als mehr oder weniger gesund eingestuft werden. Es sei nur an den Slogan der 1960er Jahre erinnert: »Milch macht müde Männer munter«. Solche Strömungen, die oft auch weltanschaulich unterlegt sind, erfassen heute schnell größere Teile der Gesellschaft – und sie werden kaum je hinsichtlich ihrer tatsächlichen Wirkung auf unsere Gesundheit hinterfragt. Ernähre ich mich gesund, so die Vorstellung und auch die Werbung, dann fühle ich mich gesund – und wenn ich mich nicht gesund fühle, dann muss das an Besonderheiten meiner Ernährung liegen. Irgendwas muss drin sein, was mir nicht bekommt!

Laktose
Mit dem Beginn der Landwirtschaft vor etwa 12 000 Jahren erschien nicht nur der Weizen, sondern auch die Milch als neues Lebensmittel auf dem Speiseplan des Menschen. Im Normalfall geht die Fähigkeit, die in der Milch vorhandene Laktose (Milchzucker) zu verdauen, gegen Ende des Säuglingsalters verloren, da die Menge des dafür verantwortlichen Enzyms heruntergeregelt wird. Das ist ein durchaus sinnvoller Vorgang, da das gestillte Kind nur so zu einer anderen Nahrung »gezwungen« werden kann. Trinkt es dennoch Muttermilch, so wird es an Bauchschmerzen und Übelkeit leiden – eine Erfahrung, die sicherlich dafür sorgt, dass der Versuch nicht allzu oft wiederholt wird. Dies gilt in erster Linie für Milch, weniger für Milchprodukte wie Butter, Käse oder Joghurt, die wegen der geringeren Laktosemengen oft besser vertragen werden.

Allerdings haben viele Europäer dank einer Mutation (das Laktose verdauende Enzym wird nicht abgeschaltet) die Fähigkeit, auch im Erwachsenenalter Milchzucker zu verdauen. Mit der Domestizierung von Rindern und der Verwertung der Milch kommt es zur Selektion derjenigen Mitglieder der Spezies Mensch, die Laktose vertragen. Zu der Zeit, als Erwachsene erstmals Milch in größeren Mengen zu sich nahmen, dürfte der Anteil derer, die diese Mutation hatten, die Milch also problemlos vertrugen, höchstens 1–2 Prozent betragen haben. Da Milch aber nicht nur ein guter Lieferant von Kalzium, sondern auch von Eiweiß ist, und damit die Proteinversorgung sicherer und besser wurde, bevorzugte die Evolution die Individuen, bei denen die Produktion des Enzyms nicht heruntergeregelt wurde, die also auch als Erwachsene Milchzucker vertrugen. Die Häufigkeit der Laktoseverträglichkeit liegt in Schweden und Dänemark, wo schon sehr lange regelmäßig Milch getrunken wird, inzwischen bei 90 Prozent und nimmt Richtung Südeuropa auf etwa 50 Prozent bei der spanischen und französischen Bevölkerung ab.

Der Anteil der Menschen mit nachgewiesener Laktoseintoleranz ist umso höher, je weniger die entsprechende Bevölkerung an Milch gewöhnt ist. In China liegt der jährliche Pro-Kopf-Verbrauch bei 9 Litern; Käse und Butter werden fast gar nicht gegessen. In Irland, dem europäischen Spitzenreiter, sind es sage und schreibe 135 Liter (in Deutschland 52 Liter, also 1 Liter pro Woche). Entsprechend vertragen geschätzte 95 Prozent der Chinesen und Japaner keine Milch. Dies hat letztlich damit zu tun, dass eine wirkliche Weidewirtschaft mit Rindern dort niemals so wie bei uns existiert hat – wie bei den meisten Asiaten, den amerikanischen Ureinwohnern und allen Jäger-und-Sammler-Gemeinschaften. Sieht man sich die Milchwerbung in Deutschland an, der zufolge Milch nicht nur müde Männer munter macht, sondern auch für die kindliche Entwicklung, starke Knochen und ein starkes Immunsystem unentbehrlich scheint, so fragt man sich, womit die langlebigen Japaner und Chinesen das kompensieren. Es fehlt ihnen offensichtlich nichts, wenn sie auf Milch verzichten. Die Anpassung der Europäer an den Milchverzehr hat in einem relativ kurzen Zeitraum stattgefunden. Zusammen mit der Verbesserung der Vitamin-D-Synthese in der Haut nach dem Rückgang der dunklen Pigmentierung war damit eine ausreichende Kalziumzufuhr für den Aufbau eines stabilen Skelettsystems gesichert, was besonders bis zum Ende der Pubertät wichtig ist, da bis dahin die maximale Knochendichte erreicht wird. Neben Kalzium enthält Kuhmilch je nach

Fütterungsbedingungen nicht unerhebliche Mengen an Vitamin B_2 und B_{12}, sodass man mit der Aufnahme eines halben Liters Milch bis zu 75 Prozent der heute empfohlenen Tagesdosis für beide Vitamine zu sich nehmen kann. Diese Vitamine sind allerdings auch in 40 Gramm Leber enthalten, und Kalzium, B_2 und B_{12} finden sich auch in Käse, der von den meisten Laktoseintoleranten gut vertragen wird.

Über den tatsächlichen Stellenwert der Milch im Zusammenhang mit gesunder Ernährung kann man also durchaus streiten. Wer sie nicht verträgt, sollte darauf verzichten. Einen Nachteil hat er dadurch nicht.

In Deutschland vertragen über 80 Prozent der Bevölkerung Milch ohne Beschwerden; nur 18 Prozent sind laktoseintolerant. Die Zahl derer, die glauben, dass laktosefreie Lebensmittel sie vor Ungemach bewahren, ist aber weit höher – was die Industrie sehr freut, denn laktosefreie Produkte werfen deutlich höhere Gewinne ab als natürliche. Der Verbraucherschutz Hamburg hat die Preise von laktosehaltigen und laktosefreien Lebensmitteln verglichen und Unterschiede von bis zu 140 Prozent festgestellt. Dies gilt auch für Wurstwaren, Butter und Käse, die in den meisten Fällen ohnehin sehr wenig oder gar keine Laktose enthalten und bei denen noch höhere Preisunterschiede vorkommen. Und auch bei den 18 Prozent Laktoseintoleranten ist das Spektrum groß: Manche vertragen fettreduzierte Milch durchaus und damit auch Butter und Käse, andere wiederum bekommen schon beim Anblick der Milchpackung Blähungen. Bevor man seine gesamte Ernährung laktosefrei und damit teuer macht, sollte man also einfach mal ausprobieren, was genau man nicht verträgt, und was doch.

Die Tatsache, dass wir den Verdauungsprozess und seine vielfältigen Interaktionen mit Nahrung und Microbiota immer besser zu verstehen beginnen, ist für viele Ernährungsapostel ein besonderer Reiz, immer neue Übeltäter zu entlarven, die uns scheinbar krank machen. Der aktuell beliebteste Kandidat ist das Gluten – angeblich ein kleiner Teufel im Weizen, der uns das Leben schwer macht.

Gluten

Hinter dem Ziel, sich glutenfrei zu ernähren, steckt der (werbewirksame) Gedanke, ein zeitweiliges Unwohlsein, eine Verdauungsstörung, eine Verstopfung, eine Müdigkeit oder was auch immer hätten mit einem Lebensmittel zu tun, auf das wir eigentlich gar nicht eingestellt seien: Weizen! Diesen gibt es in der menschlichen Ernährung »erst« seit knapp 10 000 Jahren, und es gibt eine ganze Welle, die inzwischen erklärt, dass Weizen die Wurzel allen Übels sei und sich alle Zivilisationskrankheiten allein darauf zurückführen ließen. Aber daraus kann man noch kein Produkt machen. Wir begegnen Weizen in vielerlei Form und können ihn nicht ohne Weiteres umgehen. Also wird versucht, den vermeintlich schädlichen Bestandteil des Weizens auszuschließen: ein Eiweiß namens *Gluten*.

In der Tat gibt es eine geringe Anzahl von Menschen, die eine echte Glutenallergie aufweisen und schon bei geringen Mengen an Gluten erhebliche Beschwerden bekommen. Die nicht heilbare Krankheit, die aus dieser Allergie entstehen kann, nennt man *Zöliakie*. Sie beruht darauf, dass das Immunsystem des Darms sich gegen das Gluten richtet, was zu einer chronischen Entzündung der Darmschleimhaut führt. Für die Krankheit gibt es klare diagnostische Anzeichen: spezielle Antikörper, typische Veränderungen der Schleimhaut (feststellbar durch eine Biopsie) und typische Symptome nach dem Verzehr von glutenhaltiger Kost. Die einzige Möglichkeit, diesen heftigen Entzündungen zu entgehen, ist das konsequente Vermeiden von Gluten und ähnlichen Proteinen, wie sie in Gerste, Roggen, aber eben besonders im Weizen sowie einigen anderen Getreidesorten vorkommen. In Deutschland leiden ca. 0,3 Prozent der Bevölkerung unter Zöliakie. Glutenfrei dagegen ernähren sich mittlerweile knapp 25 Prozent der Deutschen – mit steigender Tendenz. Die Werbung macht's möglich.

Auf einem völlig andern Blatt steht die *Weizenallergie*. Sie macht sich meist wie eine normale Pollenallergie bemerkbar. Die Symptome treten im Bereich der Atemwege, in Mund und Nase, aber auch in den Augen auf. Es kann zu Ekzemen auf der Haut kommen und in schweren Fällen, beim sogenannten »Bäcker-Asthma«, zu asthmatischen Beschwerden. Teilweise werden auch Darmbeschwerden wie Krämpfe, Erbrechen, Blähungen und Übelkeit beobachtet. Letzteres ist dann nicht einfach von einer Zöliakie abzugrenzen, sodass hier nur eine nähere Untersuchung Klarheit verschaffen kann. Dies gilt auch für die sogenannte *Weizenempfindlichkeit*, deren Ursache man nicht vollständig geklärt hat und die auf die Anwesenheit bestimmter Eiweißstoffe im Weizen zurückgeführt wird. Diese werden von der Pflanze gebildet, um Parasiten verhungern zu lassen; sie hemmen bei den Betroffenen die Verdauung. Die Symptome können denen der Zöliakie wiederum ähnlich sein. Der entscheidende Punkt ist jedoch: Bei den meisten Weizenallergikern und bei allen Weizenempfindlichen ist glutenfreie Kost keine Lösung. Da sitzt schlicht der Falsche auf der Anklagebank.

Es ernähren sich also sehr viel mehr Menschen glutenfrei, als es medizinisch notwendig wäre. Warum? Die Antwort steht wie so oft im Internet:

Von leichten Konzentrationsschwächen über das vorübergehend bis dauerhaft vernebelte Gehirn – kein Alzheimer, sondern geistiger Nebel am Arbeitsplatz –, es könnte das Frühstücksbrötchen gewesen sein oder die Pizza zum Abendessen: Ursache ist eine durch Gluten ausgelöste Verwirrung der Hormone im Gehirn.

Wer das liest und von Zeit zu Zeit von leichter Müdigkeit am Arbeitsplatz übermannt wird oder ab und zu über Konzentrationsschwierigkeiten klagt, der sieht sofort ein: Glutenfrei ist die Lösung. Zumal die mitgelieferte Erklärung dafür, dass gerade Gluten solche furchtbaren Wirkungen entfaltet (und nicht etwa der glutenfreie Wein vom Vorabend schuld ist an diesen typischen Kater-Symptomen), scheinbar leicht nachvollziehbar ist: Gluten wirkt demnach wie eine opiumähnliche Verbindung. Man sei schlicht high nach der Pasta. Tatsächlich ist an Zellkulturen gezeigt worden, dass *Gliadin*, ein Weizenprotein, opiumähnliche Wirkungen entwickeln kann, indem es die Opioid-Rezeptoren im Darm wie auch im Gehirn aktiviert. Im menschlichen Darm kann Gliadin in verschiedene sogenannte Exorphine (Substanzen mit morphinähnlicher Wirkung) aufgespalten werden. Allerdings ist derselbe Effekt auch für Proteine aus Milch, Reis, Fleisch und sogar aus Spinat nachgewiesen worden. Glutengegner müssten also konsequenterweise auch auf Reis und Spinat verzichten, wenn sie der Begründung aus dem Internet vertrauen – denn auch Spinat müsste demnach high machen. Das wäre immerhin eine originelle Erklärung für den Popeye-Effekt ...

In Wirklichkeit gibt es keinerlei Grund, Gluten zu meiden, wenn ich keine Zöliakie habe oder die Erfahrung gemacht habe, dass die Symptome meiner Weizenallergie bei glutenfreier Ernährung zurückgehen. Für den Rest gilt: Glutenfreie Ernährung ist rausgeschmissenes Geld, verkompliziert eine der wichtigsten sozialen Tätigkeiten, nämlich die gemeinsamen Mahlzeiten mit Verwandten und Freunden, und birgt sogar Risiken (siehe Schlusswort).

Wie viel Salz darf's denn nun sein?

Es ist wie so oft: Der eine kann so viel salzen, wie er will, und taumelt trotzdem mit einem niedrigen Blutdruck durchs Leben, der andere blickt nur den Salzstreuer an und der Blutdruck geht in die Höhe. Warum ist das so? Salz zu reduzieren wird uns immer wieder empfohlen, und wenn man sich die Begründung ansieht, klingt das ja auch nur vernünftig: »Zu viel Salz macht hohen Blutdruck.« Aber gilt das wirklich, in dieser verallgemeinerten Form?

Es gibt tatsächlich schon seit vielen Jahren Hinweise, dass manche Menschen auf Salz empfindlich reagieren, nämlich mit einer Erhöhung des Blutdrucks. Sie werden deshalb als »salzsensitiv« bezeichnet und sollten nicht mehr als 5–6 Gramm täglich zu sich nehmen. Wie viele salzsensitive Menschen es gibt, lässt sich schwer sagen – Schätzungen für Deutschland liegen bei ca. 10 Prozent der

Bevölkerung. Salzsensitivität tritt typischerweise bei Älteren, bei stark Übergewichtigen und bei solchen mit Insulinresistenz auf. Einen erhöhten Blutdruck können sie durch eine konsequent salzarme Kost wieder auf Normalwerte senken. Für salzresistente Menschen hingegen stellt sich die Frage, ob die grundsätzliche Empfehlung, den Salzverzehr einzuschränken, für sie überhaupt sinnvoll ist, solange kein erhöhter Blutdruck vorliegt.

Das Problem bei der Salzreduktion ist nicht das Salz, das wir selbst, per Salzstreuer, einer Speise zusetzen – das lässt sich am leichtesten reduzieren. Unsere Hauptsalzquelle ist das Salz in vorgefertigten Lebensmitteln. Häufig erhalten wir wenig bis keine Angaben über den Salzgehalt eines Lebensmittels. Und leider werden wir auch nicht über die eventuell darin enthaltene Menge Jod informiert. Denn die Aufforderung, den Salzkonsum zu minimieren, kann in einem Land wie Deutschland, in dem die Jodversorgung aufgrund der jodarmen Böden kritisch ist und Jod überwiegend über jodiertes Speisesalz aufgenommen wird, den vorhandenen Jodmangel noch verschärfen. Dies gilt ganz besonders für Kinder und Schwangere.

Die allgemeine Empfehlung an die gesamte Bevölkerung, weniger Salz zu verzehren, ist auch ein Zeichen der Unsicherheit: Niemand weiß wirklich, wie hoch der Anteil der Salzsensitiven und der Salzresistenten in der Bevölkerung ist (weil sich das nicht ohne Weiteres messen lässt), und ob ein ursprünglich salzresistenter Mensch nicht vielleicht doch noch eine Salzsensitivität entwickeln kann. Die Amerikanische Gesellschaft für Ernährung empfiehlt eine Begrenzung der täglichen Salzmenge auf 5 Gramm nur denjenigen, die eine Vorstufe zum Bluthochdruck aufweisen (diastolisch 80–89 mmHg, systolisch 120–139 mmHg) oder einen Hochdruck haben (90/140 mmHg und höher). Je nach Statistik betrifft das 10–15 Prozent der Bevölkerung.

Diese Empfehlungen stehen durchaus im Einklang mit kürzlich durchgeführten weltweiten Untersuchungen, die zeigten, dass eine Blutdruckerhöhung lediglich bei einer Salzaufnahme von mehr als

12 Gramm pro Tag oder bei Personen mit bereits bestehendem hohem Blutdruck oder solchen über 55 Jahren zu beobachten ist. Bei jüngeren Menschen und solchen mit normalem Blutdruck hatte eine Salzaufnahme bis 12 Gramm pro Tag keine Auswirkung auf den Blutdruck – und auch nicht auf das Herzinfarktrisiko. Dies bestätigt die Unterscheidung von salzsensitiven und nicht sensitiven Personen. Letztere ziehen keinen Nutzen aus einer drastischen Salzreduktion. Im Gegenteil: Mengen unter 5–6 Gramm pro Tag sind laut den Studien sogar ein Gesundheitsrisiko. In Deutschland liegt die tägliche Salzaufnahme übrigens bei 9 Gramm (Männer) bzw. 6,5 Gramm (Frauen), so das Ministerium für Landwirtschaft und Ernährung.

Eine Senkung des Salzkonsums bedeutet unter Umständen eine drastische Änderung der Ernährungsgewohnheiten. Während es gilt, möglichst wenig Kochsalz aufzunehmen, muss aber gleichzeitig die Jodzufuhr sichergestellt werden. Dies kann durch Supplemente oder eine gezielte Ernährung (Seefisch, Algen) erfolgen.

Wenig Salz – wenig Jod
In Deutschland wird, so die Nationale Verzehrsstudie, die Empfehlung der täglichen Jodzufuhr weit unterschritten. Unabhängig von der Altersklasse erreichen die meisten Menschen gerade einmal 40 Prozent der Empfehlung, und das ist viel zu wenig. Erst wenn Jodsalz ins Spiel kommt, liegen die Männer alle im Bereich der Empfehlung und sogar darüber, während bei den Frauen, besonders den jüngeren, die Jodzufuhr in der Regel immer noch unter den Empfehlungen liegt. Die Erklärung ist relativ einfach: Männer essen deutlich mehr Fleisch und Wurst als Frauen, und diese Nahrungsmittel sind wichtige Träger von jodiertem Speisesalz. Eine europaweite Studie hat eindrucksvoll dokumentiert, dass selbst in den europäischen Ländern, in denen eigentlich genügend Jod vorhanden sein müsste, die Versorgung – besonders bei jungen Frauen und vor allem Schwangeren – kritisch ist. Über die Folgen einer Unterversorgung mit Jod während der Schwangerschaft werden wir weiter unten noch lesen können.

Daten aus den Niederlanden zeigen, dass eine Salzreduktion um 50 Prozent bei 10 Prozent der Bevölkerung, die vorher ausreichend versorgt waren, zu einer unzureichenden Jodversorgung führen würde. Bei der unbestrittenen Bedeutung eines ausreichenden Jodverzehrs für die kindliche Entwicklung innerhalb des 1000-Tage-Fensters sollte eine solche allgemeine Empfehlung klare Hinweise für junge Frauen enthalten, wie sie ihre Jodversorgung verbessern können, wenn sie weniger (jodiertes) Kochsalz zu sich nehmen. Die Empfehlung der WHO, Jod mit Nahrungsergänzungsmitteln aufzunehmen, wird nur von einem geringen Prozentsatz von Frauen befolgt, wobei der Anteil in der Stillzeit sogar noch weiter sinkt und damit die Jodversorgung des Neugeborenen zusätzlich kritisch wird.

Sinn und Unsinn von Spezialsalzen
Voll im Trend liegen derzeit schicke und hippe Salze, die unter den verschiedensten Namen und meist sündhaft teuer verkauft werden. Für nüchterne Zeitgenossen ist es nicht nachvollziehbar, für viele Verbraucher aber ein starkes Verkaufsargument, dass naturbelassenes Salz schon deshalb qualitativ höherwertig sein soll, weil es nicht aufgearbeitet wurde. Angeblich ist das weiße, raffinierte Kochsalz »tot«, da es die vielen Mineralstoffe – angeblich 80 in rohem Meersalz – nicht mehr enthält. Kochsalz, so wird behauptet, schade uns, während naturbelassenes Salz »gesund« sei. Produkte, die als »Ursalz« oder »Kristallsalz« gehandelt werden, seien frei von den Verschmutzungen der heutigen Meere, würden ohne Zusätze bergmännisch abgebaut, nicht behandelt und enthielten viele lebenswichtige Minerale und Spurenelemente. Damit erfüllen diese Salze all das, was sich der moderne Verbraucher wünscht: frei von Zusätzen, frei von Verschmutzungen, nicht behandelt und natürlich gewonnen. Bedauerlicherweise enthalten sie aber so gut wie kein Jod und auch nicht die anderen ausgelobten Inhaltsstoffe. Auf jeden Fall ist das Ganze ein gut funktionierendes Geschäftsmodell, das vor allen Dingen solche Verbraucher anspricht, die besonders bewusst mit

ihrer Ernährung umgehen. Wer zu solchen Modesalzen greift, mag ein besseres »Gefühl« haben – Fakt ist, dass sich dadurch das Risiko für einen Jodmangel eher erhöht. Die Versorgung kann der Hausarzt durch die Analyse des Jods im Urin prüfen.

Wie soll ich mich denn nun ernähren?

Kein Weizen, keine normale Milch, Zucker und Fett sollen auch nicht sein, und Cholesterinhaltiges schon gar nicht. Wie soll man sich denn nun ernähren? An was kann man sich überhaupt noch orientieren? Dazu müssen wir uns die Bestandteile nochmals näher ansehen, die bereits Thema im Kapitel 3 waren.

Makronährstoffe – wozu und wie viele?

Nähern wir uns dem Problem der gesunden Ernährung zunächst von der Seite der Makronährstoffe. Diese liefern uns – wie beschrieben – Energie und sind gegenseitig austauschbar. Das heißt, unser selbstsüchtiges Gehirn ist vollauf zufrieden, wenn entweder Kohlenhydrate oder Fett oder auch nur Eiweiß über längere Zeit zugeführt werden. Hauptsache, es werden dann Stoffwechselprodukte wie Glukose oder Ketokörper gebildet, die dem Gehirn anschließend für die Energieversorgung zur Verfügung stehen.

Wie bereits geschildert, wird unser Gehirn alles tun, um seinen Energiebedarf zu decken – ganz unabhängig davon, ob für den Rest des Körpers dann noch genügend übrig bleibt oder nicht. Sinkt die Energiezufuhr unter den Bedarf, so beginnt das Gehirn gezielt Gewebe abzubauen bis zu einem Zustand, den wir auch als *Kachexie* bezeichnen und häufig bei Tumorpatienten oder schwer mangelernährten Personen (z. B. bei Essstörungen) antreffen. Die Betroffenen können geistig voll auf der Höhe sein, aber zugleich körperlich schwer mangelernährt, ausgezehrt und erschöpft. Das selbstsüchtige Gehirn wird sich so lange bedienen, wie noch Substanz vorhanden ist. Das erklärt, warum viele Krebspatienten, die durch die Krankheit einen sehr hohen Energieverbrauch haben, nicht an der eigentlichen Erkrankung, sondern an Auszehrung versterben. Hier streiten sich die Krebszellen, manchmal mit viel Raffinesse, mit dem Gehirn um die Ressourcen. Der Abbau von Körpersubstanz lässt sich kaum kompensieren.

Deshalb ist eine tägliche Energiezufuhr, die nicht dem Energiebedarf entspricht (der ist unter anderem abhängig von Geschlecht, Alter und Tätigkeit), auf Dauer nicht gesund. Wir sind dann unterernährt, verlieren Gewicht, und unterhalb eines bestimmten Grenzwertes (in den meisten Fällen bei einem BMI unter 18,5) werden wir krank. Das war in 99,9 Prozent der Menschheitsgeschichte das eigentliche Nahrungsproblem der Menschen. Man nennt es »Hunger« – ein Gefühl, welches die meisten von uns zum Glück nie kennenlernen mussten.

Liegt die Energieversorgung *über* dem Bedarf, so beginnt der Körper, die überschüssige Energie zu speichern – in den meisten Fällen in Form von Fett. Es droht Übergewicht oder sogar Adipositas mit den möglichen zusätzlichen Erkrankungen wie Diabetes oder anderen Stoffwechselerkrankungen. Treten diese auf, so können wir ebenfalls sagen, dass uns diese Ernährung, auch im Kontext mit dem selbst gewählten Lebensstil, krank gemacht hat. Sie kann also nicht gesund gewesen sein. Nun ist die richtige Energiezufuhr für jeden Einzelnen eine individuelle Größe. So stellen wir immer wieder fest, dass Menschen gleicher Statur, gleicher Größe, gleichen Alters sowie vergleichbarer körperlicher Belastung sehr unterschiedliche Energiemengen aufnehmen können, bevor sie beginnen zuzunehmen. Die Vielesser unter ihnen ernähren sich nur scheinbar ungesund.

Was die *Zusammensetzung* unserer Nahrung bezüglich der Makronährstoffe angeht, gibt es die sehr allgemeine Empfehlung verschiedener Fachgesellschaften, dass sie wie folgt aussehen sollte:

55 % aus Kohlenhydraten (bevorzugt ballaststoffreiche)
30 % aus Fett (mehr pflanzliches als tierisches)
15 % aus Eiweiß

Andere Empfehlungen, auf die wir weiter unten eingehen werden, sehen den idealen Anteil an Fett bei über 30 Prozent und dafür kompensatorisch den der Kohlenhydrate unter 55 Prozent. Große Fachgesellschaften und einzelne Wissenschaftler haben sich gegenseitig mit Empfehlungen übertroffen, warum wir nun mehr oder weniger Kohlenhydrate essen sollten, und eine ganze Reihe von Geschäftsmodellen der Ernährungsberatung beruft sich auf die unterschiedlichsten Argumente oder Studien, wenn es um die Energieverteilung geht. Es gibt aber bis heute keine wirklich verwertbaren Daten, welchen Vorteil eine Veränderung des einen Werts nach unten oder des anderen nach oben hätte. Denn die Schwierigkeit besteht darin, die Folgen solcher Variationen zu interpretieren. Steigert man die Fettzufuhr, muss man die Kohlenhydrat- oder Eiweißzufuhr senken, um so immer bei den 100 Prozent Gesamtenergie zu bleiben. Was hat nun den beobachteten Effekt verursacht – das Weniger an Kohlenhydraten bzw. Eiweiß oder das Mehr an Fett?

Halten wir also fest: Die Energieversorgung sollte möglichst ausgewogen sein und unseren täglichen Bedarf decken, was wir am leichtesten über unser Körpergewicht kontrollieren können.

Macht Fett fett?

Lange schien die Botschaft klar: Personen mit hoher Fettzufuhr waren dicker, die Zunahme der Fettproduktion in den USA korrelierte mit der Zunahme der Dicken und mit der Zunahme der Herzinfarkte, und eine Reduktion des täglichen Fettverzehrs um 10 Prozent führte zu einem deutlichen Gewichtsverlust. Die Folge war die Empfehlung, den Fettanteil an der Ernährung von im Mittel 40 auf 25 Prozent zu reduzieren. Als lobendes Beispiel wurden immer die Japaner erwähnt, die tatsächlich auf einen Fettanteil von unter 30 Prozent kommen.

Nun ist Fett bekanntlich ein Geschmacksträger. Wer einmal versucht hat, für längere Zeit mit einem Fettanteil von 25 Prozent auszukommen, wird wesentliche Geschmackserlebnisse und das Vergnügen am Essen vermissen. Aber auch der geradezu explodierende

Markt der Low-Fat-Produkte mit gutem (weil mit Aromastoffen aufgepepptem) Geschmack hat nicht dazu beigetragen, die stete Zunahme von Übergewicht und Adipositas zu bremsen. Auch wenn die typischen fettreichen Naschereien wie Chips und Eis mit einem Stoff versetzt wurden, der die Fettaufnahme hemmen sollte, hatte dies bestenfalls ein Defizit an fettlöslichen Vitaminen zur Folge, aber keinen Gewichtsverlust.

Nach einer langen wissenschaftlichen Debatte kam man schließlich zu dem Ergebnis, dass unter vergleichbaren energetischen Bedingungen Fett die Entwicklung von Übergewicht nicht mehr begünstigt als Kohlenhydrate. Das gilt zumindest für große Gruppen. Im Einzelfall mag es anders sein – abhängig von der individuellen Ernährungsbiografie und dem Lebensstil.

Das aktive braune Fettgewebe als Freund
Einen direkten Bezug zwischen Körpergewicht und Genen stellt das sogenannte FTO-Gen (englisch *fat mass and obesity-related gene*) her. Eine stärkere Aktivität des FTO-Gens führt dazu, dass sich Fettzellen weniger zu braunen respektive beigen Fettzellen entwickeln können, sodass der Energieverlust durch die zitterfreie Wärmebildung abgeschwächt wird, die auch beim Erwachsenen im braunen Fettgewebe stattfindet. Die Folge ist, dass überschüssige Energie nicht in Form von Wärme abgegeben, sondern als Fett gespeichert wird – und zwar in erheblicher Menge. Wenn man von der Annahme ausgeht, dass der Mensch etwa 60 Gramm braunes Fettgewebe besitzt, so können je nach Zusammensetzung der Nahrung (fettreich oder fettarm) zwischen 5 und 20 Prozent der aufgenommenen Energie als Wärme abgegeben werden. Auf diese Weise kann die individuelle Energiebilanz beeinflusst werden. Nimmt jemand 120 Prozent an Energie auf und gibt 20 Prozent als Wärme ab, so ist seine Bilanz ausgeglichen. Nimmt ein anderer 100 Prozent auf und gibt 20 Prozent ab, so wird er Gewicht verlieren, da die fehlende Energie aus den Fettspeichern oder der Muskulatur genommen wird.

Im Wesentlichen findet sich das braune Fettgewebe beim Erwachsenen im Bereich des Schultergürtels. Allerdings nimmt die Wärmebildung mit zunehmendem Alter deutlich ab. Das liegt auch daran, dass das braune Fettgewebe während des Alterungsprozesses in beiges übergeht, und Letzteres hat eine deutlich geringere Wirkung auf den Energieverlust. Auch die Ernährung spielt eine Rolle, wenn es um die Aktivität des braunen Fettgewebes geht: Ein Mehr an Eiweiß führt zu einer stärkeren, ein Mehr an Fett zu einer schwächeren Wärmebildung. Vielleicht erklärt dies den Effekt der Paleo-Diät mit ihrem hohen Eiweißanteil auf das Körpergewicht. Das funktioniert aber nur so lange, wie der Fettanteil nicht steigt. Also nur mageres Fleisch – und das kann teuer werden.

Nicht zuletzt ist es Kälte, die das System der zitterfreien Wärmebildung über das braune Fettgewebe »anspringen« lässt. Da der moderne Mensch sich vor Kälte gezielt zu schützen weiß, spielt dies möglicherweise nur noch eine sehr geringe Rolle – außer in Regionen, wo zweistellige Minusgrade erreicht werden. Und so muss es auch nicht verwundern, dass Inuits einen sehr hohen Energieumsatz haben und auch bei westlicher Ernährung seltener übergewichtig werden.

Sugar Baby
Der Hypothese von Ancel Keys, dass gesättigte Fette die Übeltäter seien, setzte der Arzt und Ernährungswissenschaftler John Yudkin 1974 seine Zuckerhypothese entgegen. (Das verleitete Keys zu einer heftigen Attacke, in der er die Hypothese als einen Berg voller Unsinn und als Propaganda für die Fleisch- und Milchindustrie bezeichnete.)

Ganz wie beim Fett hat man auch beim Zucker beobachtet, dass die Zunahme der Produktion von zuckerhaltigen Lebensmitteln parallel zur Zunahme der Zahl der Menschen mit Übergewicht und Adipositas verläuft. Auch hier gibt es eine ganze Reihe von (umstrittenen) Studien und Meta-Analysen, die nahelegen, dass Zucker, besonders wenn er in Softdrinks verzehrt wird, wesentlich zur

Übergewichtsentwicklung beiträgt. Dabei sollte nicht übersehen werden, dass die gezuckerten Drinks sehr viel weniger satt machen als entsprechend gezuckerte Lebensmittel, da der Zucker rascher aufgenommen wird (und deshalb alleine nicht sättigt) und die Flüssigkeit den Magen nicht dehnt. Der Zucker in den Drinks kommt also oft noch als Energielieferant oben drauf – die Cola zu den fetten Pommes oder dem Eis. Bei den Softdrinks ist es vor allem die Fruktose, also der Fruchtzucker, der in Verdacht steht, nicht nur das Gewicht nach oben zu treiben, sondern auch die Leber zu verfetten. In vier großen Meta-Analysen wurde jedoch beschrieben, dass der energetisch gleichwertige Austausch von Zucker oder Fruchtzucker gegen andere Kohlenhydrate keinen Einfluss auf das Körpergewicht hatte. Eine Kalorie ist eine Kalorie, egal wo sie herkommt. Wenn es zu viele sind, steigt das Gewicht, sind es zu wenige, sinkt es. Das Problem, sind also die Zusatzkalorien der Softdrinks.

Nun ist es aber nicht alleine das Körpergewicht, welches unter einem Zuviel an Kalorien leiden kann, sondern auch der Stoffwechsel. Er reagiert nicht nur auf die Kalorien selbst, sondern auch auf deren Quelle. Deshalb hat man versucht, eine Ernährung zu entwickeln, die verhindert, dass übermäßig viel Glukose ins Blut gelangt und so die Entwicklung einer Insulinresistenz begünstigt bzw. diese noch verstärkt.

LOGI (LOw Glycemic Index) – dem Feind auf der Spur
2002 fand in Las Vegas ein großer Ernährungskongress statt. Damals waren sowohl die Paleo-Diät, von der wir noch lesen werden, als auch *Low Carb* und am besten beides in Kombination der absolute Renner. Als Besonderheit gab es in dem riesigen Kongressgebäude mit vielen kleinen Restaurants neben sehr viel Fast Food auch eine völlig neue Fast-Food-Idee, die sich »Low Carb Burger« nannte und beworben wurde mit dem Slogan »Lowest Carb Burger in Town«. Was verbarg sich hinter diesem geheimnisvollen Wundermahl? Nun, eine sehr große Bulette, die ohne irgendwelche Brot- oder Brötchenhälften

angeboten wurde. Um zu verhindern, dass man sich die Finger fettig machte, und damit auf beiden Seiten noch ein Salatblatt positioniert werden konnte, gab es oben und unten immerhin jeweils eine größere Oblate. In diesen Hauch von Nichts aus dem Reich der bösen Kohlenhydrate war mit Lebensmittelfarbe eingeprägt: »No Need to Eat« (»Muss nicht mitgegessen werden«). Was zeigt das? Die unglaubliche Flexibilität und Phantasie der Lebensmittelhersteller, wenn es um Trends geht, auf die Verbraucher dann aus den unterschiedlichsten Gründen aufspringen.

Der LOGI-Trend schaut auf den sogenannten *glykämischen Index* eines Lebensmittels, und der teilt die Lebensmittel danach ein, wie stark sie den Blutzucker nach Verzehr ansteigen lassen. Je mehr leicht verdauliche Kohlenhydrate und je weniger Fett gleichzeitig aufgenommen werden, desto stärker ist der Blutzuckeranstieg und damit auch der des Insulins. Verzehrst du wenig Kohlenhydrate, so die Logik dahinter, dann schonst du deine Insulinproduktion und verbesserst folglich deine diabetische Stoffwechsellage. Das kann durchaus sinnvoll sein – jedenfalls, wenn einem in den 1000 Tagen eine Insulinresistenz oder die Neigung zu Übergewicht in die Wiege gelegt wurde, oder wenn wir diese durch unseren Lebensstil erworben haben.

Was ist der glykämische Index und was ist daran gesund?
Durch die Insulinausschüttung, die bereits kurz nach Aufnahme der Glukose über den Darm erfolgt, wird der Blutzucker in die Zellen transportiert. Je mehr Insulin vorhanden ist, desto rascher geht dieser Transport vonstatten, sodass der Blutzucker schnell wieder absinkt und unter den Normwert abfällt. Dieser als »Hypoglykämie« bezeichnete Zustand löst Hunger aus. Die grundsätzliche Idee hinter der Verwendung des glykämischen Index (GI) lautet: Durch die Wahl von Lebensmitteln mit niedrigem GI kann der Anstieg der Glukose im Blut und damit auch die Ausschüttung von Insulin in Grenzen gehalten werden. Das soll helfen, die anabole Wirkung des Insulins, das

heißt seinen Einfluss auf die Speicherung der Energie als Fett, zu verringern. Auch hoffen die Vertreter der LOGI-Methode, dass durch die Konzentration auf Lebensmittel mit niedrigem glykämischen Index, also solchen mit wenig Kohlenhydraten und Zucker, die Unterzuckerung und damit der Hunger nicht so stark wird.

Das Problem der LOGI-Methode ist allerdings, dass die meisten Lebensmittel wie z. B. Brot nicht isoliert verzehrt werden, sondern meist in Kombination mit Fett und/oder Eiweiß (z. B. Wurst und Käse). Fett aber verzögert die Aufnahme der Glukose, sodass sich ein völlig anderer glykämischer Index ergeben kann, wenn ich ein Brot mit Butter verzehre. Ähnliches gilt z. B. für Schokolade, bei der der glykämische Index je nach Fettgehalt deutliche Unterschiede aufweisen kann. Werden viele solcher Lebensmittel kombiniert, so können sich sehr unterschiedliche Blutzuckerspiegel ergeben. Für Diabetiker mag eine Ernährung, die die Aufnahme von kohlenhydratreichen Lebensmitteln reduziert also durchaus günstig sein (obgleich es heute keine spezielle Diätempfehlung für Diabetiker mehr gibt), und eine Reduktion rasch verfügbarer Kohlenhydrate wie z. B. Zucker oder auch Fruktose ist sicher keine schlechte Maßnahme, wenn es um Adipositas und Fettleber geht.

Einen interessanten Nebenbefund, der uns wieder an unser selbstsüchtiges Gehirn erinnert, erbrachte eine Studie, in der eine Ernährung mit hohem GI mit einer mit niedrigem GI verglichen wurde. Auf das Körpergewicht hatten beide Diäten keinen Einfluss. Allerdings kam es bei der Diät mit niedrigem GI zu einer Verringerung der fettfreien Masse, also der Muskulatur. Hier hat sich das Gehirn mangels ausreichender Glukoseversorgung an der Körpersubstanz bedient.

Letztendlich setzt eine kohlenhydratreduzierte Ernährung auf die gezielte Veränderung der Mengenverhältnisse der Makronährstoffe. Solche Diäten können durchaus schmecken und ausreichend sättigen. Sie konsequent und dauerhaft einzuhalten, dürfte jedoch mit Schwierigkeiten verbunden sein.

Low Carb – weg mit der Sättigungsbeilage!
Beim radikaleren Low-Carb-Ansatz soll auf eine ganze Reihe von Lebensmitteln verzichtet werden, wie z. B. stärkehaltige Gemüsesorten (Kartoffeln, Mais, Bohnen, Erbsen) oder Obst mit hohem Fruchtzuckergehalt (Birnen, Trauben, Feigen, Bananen) oder andere zuckerhaltige Dinge (Schokolade, Süßigkeiten, Honig, Softdrinks) und ganz besonders Lebensmittel, die mit Mehl hergestellt werden (Brot, Brötchen, Kuchen und nahezu alles, was der Bäcker zu bieten hat). Erlaubt sind dann die verbleibenden Gemüsearten sowie Salat und besonders tierische Lebensmittel aller Art. Das führt unweigerlich zu einer höheren Fett- und Eiweißaufnahme. Dabei wäre ein vernünftiges Low Carb schon möglich, indem man konsequent auf den normalen Haushaltszucker und Softdrinks verzichtet – damit kann man je nach bisher konsumierter Menge recht viele Kalorien einsparen.

Die Grundlage der LOGI-Methode ist die einfache Tatsache, dass Fett nur gespeichert wird, wenn Insulin vorhanden ist. Habe ich weniger Kohlenhydrate, habe ich weniger Insulin und kann also meine fehlende Kohlenhydratenergie durch Fett ersetzen, das dann nicht gespeichert, sondern eher abgebaut wird. Aber so einfach ist es denn doch nicht. Schauen wir uns die verschiedenen Low-Carb-Diäten an, die dem Verbraucher angeboten werden:

Moderate Kohlenhydrataufnahme: 26–45 Prozent der täglichen Kalorien sind Kohlenhydrate, dann verbleiben noch 55–74 Prozent für Fett und Eiweiß. Um das zu erreichen, muss man auf vieles verzichten. Morgens ein Brötchen oder ein Müsli, aber dann muss man die Nudeln, den Reis, die Kartoffeln, aber auch Nüsse und Hülsenfrüchte im Verlauf des Tages weitgehend reduzieren. Und Kuchen ist natürlich auch nicht mehr drin.

Geringe Kohlenhydrataufnahme: unter 26 Prozent der täglichen Energie oder weniger als 130 Gramm Kohlenhydrate am Tag. Von der Umsetzung her schwierig, weil Kohlenhydrate in vielen Lebensmitteln lauern und wir in Konflikte kommen, wenn es um Obst und verschiedene Wurzelgemüse geht.

Extrem geringe Kohlenhydrataufnahme: unter 10 Prozent der täglichen Kalorien oder weniger als 20–50 Gramm Kohlenhydrate pro Tag. Diese Form wird auch als »ketogene Diät« bezeichnet, da die großen Mengen an Fett, die verzehrt werden, dazu führen, dass die bereits erwähnten speziellen Fette, die Ketonkörper gebildet werden. Bei manchen Krebserkrankungen oder speziellen Formen der Epilepsie wird diese ketogene Diät mit unterschiedlichem Erfolg eingesetzt. Für eine Langzeitanwendung scheint eine solche extrem fettreiche Ernährung selbst bei Schwerkranken ungeeignet.

Die eigentliche Low-Carb-Kost ist die hier als »geringe Kohlenhydrataufnahme« bezeichnete Variante. Auch bei dieser nimmt die Menge an Fett und Eiweiß nicht unerheblich zu. Das mehr an Fett wird von den Vertretern dieser Ernährungsform mit dem Argument vom Tisch gewischt, dass diese Ernährung, da ja weniger Insulin gebraucht werde, auch besser sättige und daher weniger Hunger auslöse mit der Folge einer insgesamt geringeren Kalorienzufuhr. Und tatsächlich: Wird weniger Insulin ausgeschüttet, weil weniger Glukose entsteht, dann ist auch der Abbau der Glukose nicht so ausgeprägt, das heißt, die typische, zwei bis drei Stunden nach einer Mahlzeit auftretende sogenannte *Hypoglykämie* (Unterzuckerung), die Hunger auslöst, tritt später oder schwächer ein. Manchen(!) hilft es tatsächlich, wenn sie z. B. zum Frühstück Rührei mit Speck statt Toast mit Marmelade essen. Ob man dazugehört, ist eine Frage der Insulinregulation und ihrer individuellen Unterschiede.

Eine Low-Carb-Zielgruppe wird immer wieder genannt: Typ-2-Diabetiker. Aber gerade auf diese kann die Diät sich auch negativ auswirken. Diabetiker, von denen viele übergewichtig sind, haben ein höheres Risiko für Herzinfarkt. Eine Ernährung, die 50 Prozent und mehr der täglichen Kalorien als Fett enthält, kann das Risiko weiter erhöhen. Nun wird man entgegnen, dass eine Low-Carb-Ernährung zu Gewichtsverlust führt und schon deshalb das Risiko senkt. Tatsächlich gibt es eine Reihe von Studien, die einen Gewichtsverlust gezeigt haben – andere allerdings auch nicht. Der längste Beobachtungszeitraum lag bei einem Jahr, und es ist nicht gesichert, wie der Gewichtsverlauf nach diesem Jahr war. Aber Low Carb wäre die erste Diät mit zunächst erfolgreicher Gewichtsreduktion, bei der nicht nach einer gewissen Zeit wieder das Ausgangsgewicht erreicht würde.

Manchem mag eine Reduktion von Kohlenhydraten helfen; 130 Gramm pro Tag sollten jedoch nicht unterschritten werden, so die Fachgesellschaften. Denn Low Carb birgt gerade für Diabetiker, aber auch für ältere Menschen ohne Diabetes ein weiteres Risiko: die hohe Eiweißmenge. Diabetiker haben häufiger eine eingeschränkte Nierenfunktion, die sie lange Zeit nicht bemerken. Gleiches gilt für ältere Menschen – auch bei ihnen ist eine langsame und weitgehend unbemerkte Einschränkung der Nierenfunktion häufiger als bei Jungen zu beobachten. Eine Eiweißzufuhr, die die Empfehlung (0,8–1,0 Gramm pro Kilo Körpergewicht) längere Zeit übersteigt, kann die Niere weiter schädigen. Nicht umsonst empfehlen Nieren-Fachärzte bei eingeschränkter Nierenfunktion, die Eiweißzufuhr auf 0,7 Gramm pro Kilo Körpergewicht zu beschränken. Eine Low-Carb-Diät kommt spielend auf ein Vielfaches. Gleiches gilt für die in der Low-Carb-Ernährung immer wieder empfohlenen verschiedenen Käsesorten, die hohe Phosphatanteile haben und bei eingeschränkter Nierenfunktion ebenfalls sehr ungünstig sind.

Zurück zum hoffentlich gesunden Leser. Low Carb liegt im Trend und bedient auch den Genussmenschen mit vielem, was mit Blick auf das Gewicht bisher eher verpönt war: fetter Käse, viel gutes Öl, Avocado, Nüsse, Fleisch jeder Art mit und ohne Fett – ein wohltuender Gegenentwurf zu den ständigen Rufen nach fettarmer Ernährung. Etwas weniger Kohlenhydrate schaden sicher nicht, und man kann durchaus versuchen, bei bestimmten Mahlzeiten auf Kohlenhydrate zu verzichten. Wenn man auf die Kartoffeln verzichtet, kann das Steak dann etwas größer sein und etwas mehr Spinat als Beilage haben. Wirklich sparen lassen sich Kohlenhydrate, wenn man Zucker, soweit es geht, weglässt und vollständig auf gezuckerte Getränke und auch auf Fertiggerichte wie 5-Minuten-Reis oder -Nudeln verzichtet, bei denen durch Erhitzen die Stärke bereits gut zu Glukose gespalten worden ist. Und wenn mal eine Ofenkartoffel (den Low-Carb-Predigern stockt der Atem) serviert werden soll, dann immer mit Schmand, denn Fett verzögert die Aufnahme der Glukose, die die Kartoffel in der mit 180 Grad höheren Ofenhitze bereits aus Stärke freigesetzt hat, im Gegensatz zur Pellkartoffel, die bei nur in 100 Grad gekocht wird.

Während die Low-Carb-Kost im Stoffwechselmäntelchen daherkommt und so ein wissenschaftlich scheinbar gesichertes Konzept für sich in Anspruch nimmt, setzen andere Kostformen auf das gewichtige Argument der Evolution.

Paleo – eine Mogelpackung?

Für manche Verbraucher besonders nachvollziehbar ist die Aussage, wir hätten die Gene unserer Vorfahren, die sich so schnell nicht verändern, ergo hätten wir auch den Stoffwechsel unserer frühen Vorfahren. Alles, was in den letzten 10 000 Jahren dazukam, ist demnach »unnatürlich« und nicht gesund, da wir die Gene dafür nicht haben. Über Epigenetik wird in diesem Zusammenhang nicht nachgedacht. Diese Argumentation gilt neben der bereits behandelten *LOGI*-Methode (die den eigentlichen Feind in den Kohlenhydraten entdeckt hat, den es, soweit es um Getreide geht, erst seit 10 000 Jahren gibt) auch für die *Paleo-Ernährung*, die sich auf unsere Jäger-und-Sammler-Vorfahren beruft.

»Paleo«, abgeleitet vom Zeitalter des Paläolithikums (2,5 Mio. Jahre bis 8000 Jahre v. Chr.), leitet sich aus der Überlegung ab, dass genetische Veränderungen, die unsere Ernährung betreffen, so langsam ablaufen, dass wir im Wesentlichen noch mit den Füßen in der Steinzeit stehen und nur mit dem Kopf in der Neuzeit sind. Nun, diese Erkenntnis betrifft nach allgemeiner Erfahrung nicht nur die Ernährung. Aber gerade bei Letzterer ist der Ansatz durchaus fragwürdig, weil der »Paleo-Erfinder« Stanley Boyd Eaton, übrigens ein Radiologe, die Ernährung der Jäger und Sammler unzulässigerweise durch die Brille unseres heutigen Nahrungsangebots betrachtet hat. Typisch für die damalige Ernährung waren aber die unglaubliche Vielfalt der Nahrungsmittel sowie deren stark schwankende Verfügbarkeit – und natürlich die Tatsache, dass die Sammler und Jäger des Paläolithikums die meiste Zeit in Bewegung gewesen sein durften: um zu jagen, zu sammeln und um schützende Waldareale zu erreichen, in denen sie die gefundene oder erjagte Nahrung verzehren konnten. Ruhepausen, von den Nächten abgesehen, dürften eher selten gewesen sein. Dieses Bewegungsmuster hat sich zwar bis in heutige Jäger-und-Sammler-Populationen erhalten, aber von dem der modernen, wohlhabenden Großstadtmenschen (denn nur diese können sich den Luxus einer Paläo-Diät leisten) unterscheidet es sich massiv.

Hinter die Aussagen der Vertreter dieser Ernährungsform, die grundlegenden biochemischen und physiologischen Prozesse des Stoffwechsels hätten sich seit dem Paläolithikum nicht wesentlich verändert, und die typische Ernährung, die körperliche Aktivität und die Körperzusammensetzung der späten paläolithischen Menschen seien bis heute unverändert geblieben, sodass sie als Modell für eine gesunde Lebensweise und Krankheitsvorbeugung gelten können, muss man also ein kräftiges Fragezeichen setzen.

Schauen wir uns zunächst die Speisekarte der Menschen vor dem Beginn der Sesshaftigkeit an. Unsere Vorfahren (*Homo erectus*) fanden ein weit reichhaltigeres Nahrungsangebot vor, als dies heute der Fall ist. Dazu gehörten neben größeren Säugetieren wie Antilopen und anderen Spezies viele Arten von Insekten einschließlich Bienen und Termiten, Vögel, Vogeleier, verschiedene Reptilien sowie eine Vielzahl von Wasserbewohnern wie Fische, aber auch Muscheln und Schildkröten. Und der Verzehr von Tieren beschränkte sich keinesfalls – wie heute – auf das Muskelfleisch: Die Tiere, die auf der Speisekarte des Frühmenschen standen, wurden vielmehr mit hoher Wahrscheinlichkeit vollständig verzehrt. Das heißt, auch Innereien, einschließlich des Gehirns und der Augen, dürften den Speisezettel bereichert haben. Beispielsweise war das Gehirn eine ideale Quelle für die wichtigen ungesättigten Fettsäuren, die Leber als wichtiger Mikronährstoffspeicher (Vitamin A, E, B_{12}, Folsäure, Eisen, Zink u. a.) ein hervorragender Vitaminlieferant und die Linse des Auges eine optimale Vitamin-C-Quelle. Es waren vor allem die Innereien, die nicht nur Eiweiß, sondern die vielen Mikronährstoffe lieferten, auf die der Mensch angewiesen ist.

Das pflanzliche Nahrungsspektrum war ebenfalls sehr breit und unterschied sich deutlich vom heutigen. Neben verschiedenen Wasserpflanzen und ihren speichernden meist süßen Wurzeln (heute noch als Erdmandel angeboten) waren es die unterschiedlichsten Früchte, zu denen neben Feigen die Früchte des Affenbrotbaums und die verschiedener Kakteenarten gehörten. Hinzu kamen verschiedene Arten von stärkehaltigen Wurzeln und Knollen, die nach Ansicht verschiedener Wissenschaftler besonders dann verzehrt wurden, wenn andere Nahrung nicht verfügbar war. Deshalb wird sie auch als »Notfallnahrung« (englisch *fallback food*) bezeichnet. Diese Wurzeln sind reich an Kohlenhydraten und je nach Reifungszustand wegen der großen Menge an Glukose auch süß.

Das Nahrungsangebot war also qualitativ und selbst quantitativ wesentlich breiter als das heutige, auch wenn uns das überraschen mag. Wir haben heute zwar mehr als 200 000 verschiedene Lebensmittel, aber diese gehen auf weitaus weniger Quellen zurück, als unsere Urahnen nutzten. Und deshalb ist eine »Paleo-Diät«, die sich auf die wenigen heute verfügbaren Fleischsorten beschränkt, meilenweit von dem entfernt, was die Menschen des Paläolithikums vorfanden und das sie möglicherweise vor Erkrankungen schützte – selbst wenn man die moderne Steinzeit-Diät durch möglichst wild wachsende Kräuter, Nüsse und Obst anreichert. Auch der immer wieder romantisch angerufene »Urgeschmack« kann mit heutigen Lebensmitteln kaum hergestellt werden. Es handelt sich nicht um die paläolithische Ernährung, sondern um einen modernen Lifestyle, der mit dem Wörtchen »Paleo« aufgemotzt worden ist. Dies sollte jedem bewusst sein, der sich für die angebliche Ernährungsweise unserer

Urahnen entscheidet. Zwar lesen sich die Empfehlungen der Paleo-Diät teilweise wie die Beschreibung einer als gesund empfohlenen Ernährung, allerdings enthält sie auch Anteile, wie Fett, die gerade für Menschen mit Gewichtsproblemen eher ungünstig sind.

Die Empfehlungen der Paleo-Ernährung und die Kritik daran

Ernährung	Begründung	Kritik
Fleisch, einschließlich innerer Organe und Fett	hohe Nährstoffdichte, hochwertiges Protein	eine hohe Nährstoffdichte wird nur erreicht, wenn auch Leber verzehrt wird, der Fettgehalt kann sehr hoch sein
kein Industriezucker, keine gesüßten Lebensmittel	Vermeidung einer Insulinresistenz und eines Diabetes	Insulinresistenz und Diabetes können sich ganz ohne Zucker, z. B. bei hoher Energiezufuhr durch Fett entwickeln (Das ist eine Frage der Energiebilanz)
weniger Omega-6-Fette (viele Pflanzenöle)	Vermeidung chronischer Entzündung	ist nicht sicher belegt
weniger industriell hergestellte Lebensmittel	Zusatzstoffe, geringe Nährstoffdichte	kein wirkliches Risiko, Nährstoffdichte muss nicht schlechter sein
biologisch und regional erzeugte Lebensmittel	bessere Nährstoffdichte, Schonung von Ressourcen und Umwelt	gegenüber konventionell hergestellten Produkten keine bessere Nährstoffdichte
Blattgemüse, Nüsse, Kräuter, Pilze	Verbesserung der Versorgung mit Vitaminen und Ballaststoffen	keine
möglichst kein Getreide	grundsätzlich ungesund und mit Schadstoffen belastet, geringe Nährstoffdichte	Nährstoffdichte in der Tat gering, Schadstoffhypothese wissenschaftlich nicht belegt

Und auch die Vorstellung, die Jäger und Sammler der »Vor-Weizen-Zeit« seien pumperlgesund gewesen, ist außerordentlich fragwürdig. Die Vertreter der Paleo-Diät orientieren sich an heute noch lebenden Jäger-und-Sammler-Populationen und stellen fest, dass diese trotz einer hohen Fettzufuhr seltener an Erkrankungen des Herz-Kreislauf-Systems leiden. Und nicht nur Herz-Kreislauf-Erkrankungen würden durch diese Diät verhindert, sondern auch eine Vielzahl weiterer Erkrankungen, die es erst seit der Einführung der Landwirtschaft, also von Lebensmitteln auf Getreidebasis gebe. »Back to the roots« also – früher war bekanntlich schon immer alles besser.

Aber das von den Begründern der Paleo-Diät versprochene lange und gesunde Leben, das genetisch tief in uns verankert sei, ist ganz offensichtlich eine romantische Wunschvorstellung, die nichts mit der Realität zu tun hat. Unter heutigen Jägern und Sammlern ist die Kindersterblichkeit um das 50- bis 100-Fache höher als in den USA, und im Mittel sterben nahezu 40 Prozent der Angehörigen von Jäger-und-Sammler-Populationen vor Erreichen des 15. Lebensjahrs. Die Wahrscheinlichkeit, das 45. Lebensjahr zu erreichen, liegt je nach Population zwischen 19 und 54 Prozent. Und wer das 45. Lebensjahr erreicht hat, hat im Durchschnitt nur noch 12–24 Jahre Lebenszeit. Zweifellos liegt dies nicht nur an der Ernährung, aber diese hat ihren Anteil daran. Das immer wieder gebrauchte Argument der Paleo-Vertreter, die heutigen Jäger und Sammler hätten wegen ihrer »gesunden« Ernährung keine Gefäßerkrankungen oder gar Diabetes, übersieht völlig, dass sie sich erstens viel bewegen und zweitens kaum je alt genug werden, um besagte Krankheiten zu entwickeln.

Mikronährstoffe
Gerne wird auch immer wieder auf die besonders gute Versorgung mit Mikronährstoffen durch die Paleo-Diät hingewiesen. Allerdings übersehen die paleolithischen Protagonisten eine ganze Reihe von Mikronährstoffen. Bisher konnten wir nur lesen, dass die Steinzeit-Ernährung vor allem viel Vitamin C, B_{12}, B_6 und Eisen enthält, und

eine weitere Studie erklärt stolz, dass immerhin neun Mikronährstoffe (von mindestens 26) vorhanden sind, drei davon allerdings unterhalb der Empfehlungen. Wollte ein Paleo-Anhänger tatsächlich dieselbe Mikronährstoffversorgung haben wie unsere Vorfahren, müsste er Tiere vollständig kaufen oder erjagen und sie mitsamt allen Innereien verzehren.

Ein wirklicher paläolithischer Lebensstil bestünde, kurz zusammengefasst, in ständiger Bewegung mit hoher Aufmerksamkeit, kurzen Ruhephasen nach Stress, verbunden mit einer sehr abwechslungsreichen Ernährung, unterbrochen von Phasen des mehr oder weniger ausgeprägten Hungerns. Wenn wir also unseren Jäger- und Sammler-Genen gerecht werden und gleichzeitig unsere Ernährungsbiografie im Auge haben wollen, dann böte sich eine Paläo-Diät dieser Art an: Wir erlaufen uns jedes Lebensmittel – durch Jagen oder Joggen. Dabei sollten wir uns jede Mahlzeit getrennt erlaufen. Also morgens das Paleo-Brötchen (aus Maronenmehl und Haselnüssen) beim Bäcker holen; mittags statt Kantine eine Runde drehen und ein paar Insekten erjagen und verspeisen; abends zu Fuß zum Metzger für ein dickes Steak – oder an den See, um einen Fisch zu angeln oder ein paar Muscheln und Schnecken aufzusammeln und zu verputzen. Auf dem Heimweg könnte man noch die eine oder andere Wurzel ausgraben. Danach drei bis vier Stunden schlafen, wenn man ein sicheres Plätzchen findet. Und im Morgengrauen wieder lospurten, um eine Ratte zu fangen und roh zu verspeisen. Viel Spaß!

Alles in allem ist die Zusammenstellung der Paleo-Diät nicht primär ungesund – jedenfalls, wenn der Anteil an tierischen Produkten und damit der Fettgehalt nicht zu hoch ist. Allerdings dürfte die konsequente Umsetzung eine teure Angelegenheit sein, die sich nur wenige wirklich leisten können: alles biologisch produziert und nur von artgerecht gehaltenen Tieren.

Der Gegenentwurf zu Paleo: Veggie!
Welche Motive haben Vegetarier für ihre Entscheidung, auf Fleisch (bzw. im Falle der Veganer, auf alle tierischen Produkte) zu verzichten? Neben dem Tierwohl wird am häufigsten das Motiv »gesunde Ernährung« genannt. Dazu passt, dass Vegetarier generell einen gesünderen Lebensstil pflegen als Fleischesser: Sie sind seltener Raucher, trinken weniger Alkohol und bewegen sich mehr. Umso verblüffender waren die Ergebnisse einer kürzlich veröffentlichten Studie, die diverse gesundheitliche Indikatoren bei verschiedenen Gruppen verglich, deren Ernährung sich im Wesentlichen durch die Menge täglich verzehrten Fleisches unterschied. Erwartungsgemäß hatten die Vegetarier den niedrigsten BMI. Erstaunlicherweise war aber der Gesundheitszustand der Vegetarier teilweise deutlich schlechter als der der Fleischesser. So war die Zahl der Vegetarier, die über Allergien berichteten, nahezu doppelt so hoch wie in der Gruppe der Fleischesser (30,6 Prozent vs. 16,7 Prozent). Krebserkrankungen wurden bei 4,8 Prozent der Vegetarier und bei 1,8 Prozent der Fleischesser, Angststörungen oder Depressionen bei 9,4 Prozent der Vegetarier gegenüber 4,5 Prozent der Fleischesser ermittelt. Vegetarier und die Gruppe derer, die wenig Fleisch, dafür aber viel Obst und Gemüse verzehren, suchten ihren Arzt häufiger auf als diejenigen, die viel Fleisch aßen. Auch interessant war, dass Vegetarier häufiger angaben, über weniger soziale Kontakte zu verfügen, als Fleischesser. Die Autoren der Studie schlussfolgern, dass die Entscheidung, eine vegetarische Diät zu wählen, möglicherweise oft aus der Überlegung heraus erfolgt, eine bereits bestehende Erkrankung durch eine als gesund betrachtete Ernährung zu behandeln bzw. zu verlangsamen.

Aber gehen wir noch mal zurück zu unseren Urahnen, bei denen es ja durchaus strenge Veganer gab.

»Als Veganer säßen wir heute noch auf den Bäumen« ...

... so titelte der FOCUS im April 2015 und beschrieb einen Zeitgenossen, der noch in Afrika zu finden war, als *Homo erectus* bereits Werkzeug benutzte und sich zum modernen Menschen hin entwickelte: Der *Paranthropus boisei*, der sogenannte Nussknacker-Mensch. Während die *Australopithecinen* scharfe Schneidezähne und auch besondere Eckzähne hatten, um vor allen Dingen zähe Fleischstücke zu zerschneiden und zu zerreißen, hatte *P. boisei* das sogenannte Nussknackergebiss: mächtige Kaumuskeln, sehr breite Zähne und eher schwächere Schneidezähne. Wahrscheinlich hat er seine Zähne noch nicht einmal zum Nüsseknacken gebraucht, sondern wie ein Rind als Mahlwerk – weil er sich nämlich, so ergab die Isotopen-Analyse seiner Zähne, ausschließlich pflanzlich ernährte. Mit solchen Zähnen war eine Ernährung, wie sie die *Australopithecinen* hatten, ganz offensichtlich nicht möglich. Mit dem vor 2 Millionen Jahren einsetzenden Klimawandel, der zur verstärken Savannenbildung führte, gingen die Seerandwälder zurück, der Weg vom Wald an den See wurde länger und damit gefährlicher (Raubtiere!), und *Paranthropus* beschloss, in seinem Wald zu bleiben. Früchte, Blätter und vielleicht ab und zu ein paar Vogeleier waren lange Zeit in ausreichender Menge vorhanden, sodass er erst vor etwa 1,2 Millionen Jahren verschwand, als *Homo erectus* den Planeten bereits mehr als eine halbe Million Jahre besiedelte. *Homo erectus* (und damit auch wir, der *Homo sapiens*) ist ganz offensichtlich aus den omnivoren *Australopithecinen* hervorgegangen. *Paranthropus boisei* jedoch scheint aufgrund seiner Geschmackspräferenzen in eine »vegane« Falle gelaufen zu sein, denn als der Klimawandel sich weiter fortsetzte, verschwanden auch die Wälder, was ihm eine ausreichende Ernährung und ein Überleben in seinem Habitat unmöglich machte.

Was aber hat dazu beigetragen, dass sein fleischfressender Cousin sich zu dem entwickelte, was wir heute als *Homo sapiens* bezeichnen? Verdeutlichen wir uns noch einmal die Situation vor 2,5 Millionen Jahren. Verschiedene *Australopithecinen* besiedelten Afrika;

Überreste dieser Vormenschen wurden vorwiegend im sogenannten Turkana-Becken gefunden. Das Turkana-Becken, das zum ostafrikanischen Grabenbruch gehört, ist erdgeschichtlich durch eine Verschiebung tektonischer Platten entstanden und hat teilweise zur Entwicklung sehr tiefer Seen geführt, an denen sich die Überreste unserer Vorfahren bis heute finden lassen. Bekanntestes Beispiel ist die berühmte Lucy, deren nahezu vollständiges Skelett auf ein Alter von etwa 3 Millionen Jahren geschätzt wird. Lucy konnte wie ihre Vorfahren bereits aufrecht gehen und hat sich – ganz ähnlich wie bereits 4 Millionen Jahre vorher Sahelanthropus – im Bereich von Seen und Waldgebieten aufgehalten. Wie sich kürzlich gezeigt hat, ist Lucy offensichtlich bei einem Sturz vom Baum ums Leben gekommen. Sie hat demnach einen Teil des Tages oder der Nacht auf Bäumen verbracht.

Die Verhaltensforscherin Karline Janmaat hat mit ihren Kollegen vom Max-Planck-Institut für evolutionäre Anthropologie über lange Zeit Schimpansen beobachtet. Dabei fiel ihr auf, dass die Tiere offensichtlich eine besondere Fähigkeit entwickelt hatten, Feigen zu finden und rasch große Mengen davon zu verzehren; dafür ließen sie andere Früchte liegen. Feigen gehören wegen ihrer hohen Nährstoffdichte zu den sogenannten *Schlüssellebensmitteln*. Sie enthalten nicht nur das Provitamin A als wichtige Substanz, sondern auch Eisen, Folsäure und andere für die Entwicklung wichtige essentielle Nährstoffe. Und Feigen sind nur kurze Zeit reif und verfügbar, während die sonstigen Früchte weniger rar sind. Die »Jagd« auf reife Feigen ist erfolgreich, weil die Weibchen in Zeiten, in denen die Feigen reifen, ihre Nester nicht nur in der Nähe der Feigenbäume aufbauen, sondern sich bereits früh am Morgen, noch bei vollständiger Dunkelheit, auf den Weg zur Feigenernte machen. Sie suchen Nahrung also nicht scheinbar wahllos, sondern scheinen genau zu wissen, wann etwas wo wächst. Die Schimpansen zeigen ein Verhalten, das darauf schließen lässt, dass sie Zeit und Ort ihres »Frühstücks« planen können. Sie verfügen über eine gute räumliche Orientierung und ein darauf basierendes gutes Gedächtnis und können daher bestimmen, wann und wo sie die Nahrung aufnehmen, die nur selten oder an speziellen Orten zu finden ist. Genau das war aber eine Herausforderung, die auch an den *Homo erectus* gestellt wurde. Die Fähigkeit hierzu hat die Hirnentwicklung und die damit einhergehende Zunahme der kognitiven Leistungen ganz wesentlich angestoßen.

Dazu passt ein Ausspruch des Philosophen Ludwig Feuerbach (1804–1872): »Wollt ihr das Volk bessern, so gebt ihm statt Deklamationen gegen die Sünde bessere Speisen. Wer nur Pflanzenkost genießt, ist auch nur ein vegetierendes Wesen, hat keine Tatkraft.«

Nach den Zahlen des Vegetarierbundes Deutschland bezeichnen sich zurzeit etwa 1 Million Deutsche als Veganer – mit steigender Tendenz. Und es gibt ja durchaus eine ganze Reihe von Gründen, die für eine vegetarische oder sogar vegane Ernährung sprechen, wie der Umgang mit Tieren und der hohe Anteil der Fleischproduktion an der Bildung von Treibhausgasen. Eine Reduktion des Fleischverzehrs auf 300 Gramm pro Woche, wie von der Deutschen Gesellschaft für Ernährung gefordert, wäre in Deutschland vor allem für Männer zu empfehlen. Deren Konsum (einschließlich Wurst) liegt im Mittel bei 600 Gramm pro Woche, der von Frauen bei 300 Gramm. Das immer wieder behauptete höhere Risiko für Fleischesser, an Herz-Kreislauf-Erkrankungen und Dickdarmkrebs zu erkranken, wird allerdings kontrovers diskutiert, und es zeichnet sich ab, dass auch hier wieder der Lebensstil ein beträchtliches Wörtchen mitzureden hat. Wer sich ausreichend bewegt, seine Fleischmahlzeit mit Gemüse kombiniert und ansonsten auch nicht zu sehr über die Stränge schlägt, scheint trotz des höheren Fleischverzehrs kein höheres Risiko für Krebs und Herz-Kreislauf-Erkrankungen zu haben, wie Studien an großen Kollektiven ergaben.

Was ist kritisch?

Der völlige Verzicht auf Fleisch und tierische Produkte jeder Art birgt das nicht zu vernachlässigende Risiko einer Unterversorgung mit verschiedenen Mikronährstoffen. Wenngleich Menschen, die eine vegane Diät bevorzugen, immer wieder darauf hinweisen, dass ihnen außer dem Vitamin B_{12} nichts fehle, so gibt es doch hinreichend Daten, dass auch eine Reihe anderer Mikronährstoffe in der Versorgung kritisch sind. Die weltweit größte Veganer-/Vegetarier-Studie vergleicht 33 883 Fleischesser mit 10 110 Fisch-Essern, 18 840 Lacto-Ovo-Vegetariern und 2596 Veganern. Fleischesser haben im Mittel eine um 10–11 Prozent höhere Energiezufuhr. Veganer haben in ihrer Ernährung den höchsten Gehalt an Ballaststoffen, Vitamin B_1, Folsäure, Vitamin C, Vitamin E, Magnesium und Eisen, wobei bei der Folsäure die geringe Bioverfügbarkeit berücksichtigt werden muss. Dagegen stand der niedrigste Gehalt an präformiertem Vitamin A, an Vitamin B_{12}, Vitamin D, Kalzium und Zink. Eine schwedische Studie vergleicht die Ernährung und den Ernährungsstatus bei jungen Veganern (30) mit der bzw. dem von Omnivoren (30). Veganer hatten hier eine Versorgung unterhalb des Bedarfs bei den Vitaminen B_2, B_{12} und D sowie bei Kalzium und Selen.

Wird auf jede Form tierischer Lebensmittel verzichtet, so kann es je nach Lebenssituation (z. B. Erkrankungen, Schwangerschaft, Stillzeit) zu klinisch relevanten Defiziten kommen. Zweifellos hat die vegane Ernährung auch ihre Vorteile. So haben Veganer im Vergleich zu Omnivoren im Schnitt ein niedrigeres Körpergewicht, sie sind sehr viel seltener übergewichtig und haben folglich auch ein geringeres Risiko für Herzkranzgefäß-Verkalkung, Diabetes Typ 2, metabolisches Syndrom und einige Formen von Krebs. Allerdings hängt dies wohl eher mit dem allgemein gesünderen Lebensstil der Veganer zusammen, sodass auch Fleischesser diese Vorteile genießen können, sofern ihre Ernährung ausgewogen ist, das Körpergewicht in vernünftigen Grenzen (BMI 20–30) liegt und sie sich regelmäßig bewegen.

Während Omnivoren kaum auf eine ausreichende Mikronährstoffzufuhr achten müssen, sind Veganer gehalten, immer wieder die Versorgung mit einigen kritischen Mikronährstoffen im Auge zu haben. Dies gilt ganz besonders für die Mikronährstoffe, die in manchen Nahrungspflanzen zwar scheinbar ausreichend vorhanden sind, bei denen aber die Bioverfügbarkeit schlechter ist als bei tierischen Lebensmitteln. Zu beachten ist auch, dass Inhaltsstoffe von Nahrungsmitteln, die Veganer besonders bevorzugen, die Aufnahme mancher Mikronährstoffe blockieren.

Mikronährstoff	Pflanzliche Quelle und Vergleich der mittleren Bioverfügbarkeit mit tierischer Nahrungsquelle (pflanzlich: tierisch)	Was verringert die Aufnahme und warum?
Eisen	Cerealien, Blattgemüse 1:5 bis 1:10	Phytinsäure*, Polyphenole (Kaffee, Tee), Soja-Protein (alle binden Eisen)
Zink	Cerealien 1:3	Phytinsäure bindet Zink
Kalzium	Cerealien, Blattgemüse 1:3	Phytinsäure bindet Kalzium
*Enthalten in Hülsenfrüchten, Getreide und Ölsaaten		

Wenn die Versorgung von Veganern mit essentiellen Mikronährstoffen geprüft wird bzw. Empfehlungen zur bedarfsdeckenden Ernährung dieser Gruppe gegeben werden, so wird immer nur das Lebensmittel betrachtet, in dem die verschiedenen Mikronährstoffe vorliegen. Und genau hier liegt der Trugschluss. Ein Lebensmittel kann zwar reich an einzelnen Vitaminen sein, das heißt aber noch lange nicht, dass der ganze Reichtum auch vom Körper aufgenommen werden kann. Man kriegt nicht alles raus, was drin ist.

Mögliche Versorgungsprobleme bei veganer Ernährung

Mikronährstoff	Warum vegane Kost eine weniger effektive Mikronährstoff-Versorgung gewährleistet
Vitamin B_{12}	in Pflanzen nicht vorhanden; das in Algen vorkommende B_{12} entspricht nicht dem durch Bakterien gebildeten und hat kaum B_{12}-Wirksamkeit
Vitamin A	Provitamin A aus Karotten, Mango und anderen orangefarbenen Pflanzen: Aus 12 mg Provitamin A kann 1 mg Vitamin A gebildet werden, was der Empfehlung entspricht. Das bedeutet, es müssen täglich nicht unerhebliche Mengen an Provitamin A aufgenommen werden (mindestens 200 ml Karottensaft).
Vitamin D	in Pflanzen (Ausnahme sonnengetrocknete Pilze) nicht vorhanden. Die pflanzlichen Vorstufen, die in einigen Lebensmitteln (z. B. Avocado) enthalten sind, können nach Verzehr nicht zum wirksamen Vitamin D_2 verstoffwechselt werden. Sonnenlicht alleine genügt vor allem in den Wintermonaten nicht.
Folsäure	liegt in Pflanzen anders vor als in tierischen Lebensmitteln. Die pflanzliche Folsäure muss (im Gegensatz zur tierischen oder synthetischen) vor der Aufnahme im Darm erst aus einer komplexen Verbindung freigesetzt werden. Der Vorgang der Freisetzung im Darm dauert eine Weile, der Speisebrei wird aber währenddessen weitertransportiert. Die Bioverfügbarkeit aus Pflanzen ist daher deutlich schlechter (10–30 Prozent) als aus tierischen Lebensmitteln (50–70 Prozent).
Vitamin B_2	in nur wenigen pflanzlichen Lebensmitteln (z. B. Roggenkeimlinge) in größerer Menge enthalten; Bioverfügbarkeit um den Faktor 3–5 niedriger als in tierischen
Kalzium	allgemein niedrige Zufuhr (unter 500 mg), da in pflanzlichen Lebensmitteln nur sehr begrenzt vorhanden
Jod	wenige Quellen, u. a. marine Algen; problematisch sind sogenannte »kropfbildende« Substanzen in Soja, Kreuzblütlern (Kohlsorten) und Süßkartoffeln, die die Aufnahme von Jod oder die Verbindung von Jod mit den Schilddrüsenhormonen hemmen.

Mikronährstoff	Warum vegane Kost eine weniger effektive Mikronährstoff-Versorgung gewährleistet
Eisen	schlechtere Bioverfügbarkeit aus pflanzlichen Quellen (5–8 Prozent) gegenüber Eisen aus tierischen Produkten (10 25 Prozent). Hier liegt Eisen gebunden an den Blutfarbstoff Häm in einer anderen Form vor, die leichter durch einen speziellen Transporter aufgenommen wird. Pflanzliches Eisen muss zunächst chemisch verändert (»reduziert«) werden, damit es aufnehmbar ist. Vitamin C kann die Aufnahme von Eisen aus pflanzlichen Quellen verbessern, da es diese Reaktion unterstützt.
Zink	Blattgemüse, Getreide und Fleisch sind gute Quellen; die Bioverfügbarkeit hängt bei pflanzlichen Lebensmitteln vom Gehalt an Phytinsäure ab. Je höher der ist, desto schlechter ist die Bioverfügbarkeit. Dies gilt auch für Eisen.

Auch wenn der Anteil an pflanzlicher Kost bei Veganern deutlich über dem von Omnivoren liegt, sollte dies nicht darüber hinwegtäuschen, dass die Besonderheiten der Bioverfügbarkeit und die in Pflanzen vorliegenden Verbindungen wie Phytinsäure oder Sojaproteine die Versorgung mit diversen Mikronährstoffen gefährden kann. Deshalb müssen Veganer bestens informiert sein und ihre Nahrung sehr bewusst zusammenstellen. »Nichts von Tieren« allein genügt nicht als Devise, wenn man gesund bleiben will. Kritisch wird dies vor allem im Falle einer Schwangerschaft, da sich hier der Bedarf, je nach Mikronährstoff, verdoppeln und eine Unterversorgung zu Entwicklungsstörungen des Kindes führen kann. Die Entscheidung für eine vegane Ernährung kann jeder für sich selbst fällen, im Falle einer Schwangerschaft fällt diese Entscheidung aber auch für einen Menschen, der nicht gefragt wird!

Fazit: Eine gut geplante vegetarische Ernährung kann bei Gesunden eine ausreichende Versorgung mit allen Mikronährstoffen sichern. Ausnahme ist das Vitamin D, kritisch können Eisen und Zink werden. Eine strenge vegane Ernährungsweise ist dagegen immer mit dem

Risiko mehr oder weniger starker Mikronährstoffdefizite (Vitamine B_{12}, B_2, A, D und Folsäure sowie Eisen, Zink und Kalzium) verbunden. Wird nur die Zufuhrseite betrachtet, so mag die Versorgung ausreichend scheinen. Berücksichtigt man aber die geringe Bioverfügbarkeit verschiedener Mikronährstoffe aus pflanzlichen Lebensmitteln, so kommt man zu realistischeren Resultaten. Regelmäßige Kontrollen sind erforderlich. Eine Supplementierung, so auch das Votum verschiedener nationaler wie internationaler Fachgesellschaften, ist besonders während der Schwangerschaft und in der Stillzeit unumgänglich – ganz besonders für Veganerinnen, möglicherweise aber in der Phase der Familienplanung auch für die männlichen Veganer! Denn Mikronährstoffdefizite können durchaus einen Eintrag in die Ernährungsbiografie hinterlassen.

Letztlich ist auch die vegane Welle, wie die meisten Ernährungsmoden, ein Geschäftsmodell, an dem die großen Lebensmittelkonzerne hervorragend verdienen. Der Umsatz mit veganen Produkten ist 2015 um 25 Prozent auf 450 Millionen Euro gestiegen. Interessanterweise machen gerade die großen Wursthersteller und Fleischvermarkter ein gutes Geschäft. »Veggie-Wurst« und »Veggie-Schnitzel« kommen genauso aus ihren Fabriken wie die ganz normalen tierischen Produkte. Dabei können die vegetarischen Fleischimitate durchaus auch tierische Komponenten, z. B. in Form von Hühnereiweiß, enthalten. Wer sich um seine Gesundheit sorgt und daher die Zutatenliste von Lebensmitteln im Auge hat, sollte die von Veggie-Produkten jedenfalls besonders aufmerksam lesen.

Noch mal: Was ist gesunde Ernährung?

Im Hinblick auf eine gesunde Ernährung – also eine, die uns nicht krank macht und vielleicht auch noch einen positiven Einfluss auf unsere Ernährungsbiografie hat – scheinen Ernährungsformen, die das Angebot an Makronährstoffen einseitig verändern, ungünstig zu sein. Dies betrifft weniger die Energiezufuhr selbst als vielmehr die unsichere Versorgung mit Mikronährstoffen, die mit einer starken Veränderung der Makronährstoffzufuhr zwangläufig einhergeht. Eine gesunde Ernährung entsteht nicht dadurch, dass ich Bestandteile weglasse (von Ausnahmen abgesehen) oder variiere bzw. im Glauben an eine Wunderwirkung bestimmte Teile zusetze. Zwar scheinen die geschilderten unterschiedlichen Verhältnisse der Makronährstoffe zueinander zunächst keine Probleme zu bereiten (wenn ich denn in der Lage bin, dies auch langfristig durchzuhalten), aber durch die Einseitigkeit (z. B. von Low Carb, Paleo oder veganer Ernährung) kann meine Mikronährstoffversorgung gefährdet werden. Eine unzureichende Versorgung mit einem oder mehreren Mikronährstoffen macht mich schleichend krank – und dies ist nicht gesund! Daraus folgt:

Gesunde Ernährung ist eine Ernährung, die mich nicht krank macht!

Oder anders ausgedrückt: Gesunde Ernährung ist eine Ernährung, die alles enthält, was ich für mich und meine Lebenssituation (körperliche Belastung, Sport, Schwangerschaft etc.) brauche. Das Problem bei einer nicht adäquaten Versorgung mit Mikronährstoffen: Wir merken das eigentlich nicht, daher der bereits erwähnte Begriff »verborgener Hunger«, auf den wir weiter unten näher eingehen. Ein klar als solcher erkennbarer Mangel wird nicht auftreten, und auch sonst machen sich die durch eine nicht ausreichende Versorgung betroffenen Stoffwechselwege oder Organfunktionen lange Zeit eher an unspezifischen Symptomen (Müdigkeit, Infektanfälligkeit, Haut- und Schleimhautveränderungen) bemerkbar. All diese »Beschwerden« wird man kaum mit der Mikronährstoffversorgung in Verbindung bringen. Ausreichende Versorgung, wie sie sich aus den Referenzwerten ergibt, ist ausreichend für die gesunde Normalbevölkerung. Was aber, wenn wir durch besonders starke körperliche Belastungen oder Krankheiten einen höheren Bedarf haben, oder eben auch als Gesunde zu wenig bekommen? Hat das Folgen? Für den verborgenen Hunger gibt es Beispiele, die auch uns in Deutschland betreffen, wie die folgende Tabelle zeigt.

»Verborgener Hunger«

Mikronährstoff	Schlechte Versorgung häufig bei ...	Sichtbare Zeichen	Folgen
Kalzium	jungen Frauen unter 25: in Deutschland sind ca. 75 Prozent betroffen; alle anderen Altersgruppen 50–65 Prozent	keine	geringere Knochendichte und damit höheres Risiko für Osteoporose mit steigendem Alter, vor allem bei Frauen über 50
Eisen	Frauen bis zur Menopause: in Deutschland sind 58 Prozent betroffen	je nach Defizit tritt eine oft unbemerkte Eisenmangelanämie auf	gesteigerte Infektanfälligkeit; kritisch besonders in der Schwangerschaft
Vitamin D	bis zu 60 Prozent der Bevölkerung; vor allem alte Menschen, besonders in den Wintermonaten	lange keine; diffuse Schmerzen von Knochen und Muskulatur	gesteigerte Infektanfälligkeit, Störung der Beweglichkeit mit Sturzrisiko im Alter
Folsäure	bis zu 80 Prozent in allen Altersgruppen	keine	kritisch in der Schwangerschaft
Vitamin B_{12}	bis zu 30 Prozent in allen Altersgruppen; besonders alte Menschen	keine	Müdigkeit, psychische Verstimmungen
Jod	nahezu 100 Prozent unter der Empfehlung (ohne Jodsalz); mit Jodsalz sind immer noch 28 Prozent der Männer und 53 Prozent der Frauen unterversorgt	keine	kritisch in Schwangerschaft und Kindheit (Entwicklungsstörungen)

Aus Beobachtungsstudien geht zudem hervor, dass Defizite bei einigen der Mikronährstoffe (Vitamine D und E, Folsäure) langfristig die Entwicklung von nicht übertragbaren Erkrankungen (Herzkranzgefäß-Verkalkung, Diabetes) begünstigen. Exemplarisch sei dies an einer Studie dokumentiert, die viel Aufsehen erregt hat. Über einen Zeitraum von knapp fünf Jahren wurden bei 7447 Personen im Alter zwischen 55 und 80 Jahren (57 Prozent davon waren Frauen) die Auswirkungen einer mediterranen Ernährung, die entweder mit Nüssen (30 Gramm/Tag – Diät I) oder mit zusätzlichem Olivenöl (1 Liter/Woche – Diät II) angereichert war, verglichen mit einer fettarmen Ernährung (Diät III). Als »Endpunkte« wurden schwere kardiovaskuläre Ereignisse, also Herzinfarkt, Schlaganfall oder der Tod durch solche Ereignisse, gewählt. Bei der mit Nüssen angereicherten mediterranen Ernährung waren dies 89 Fälle, bei der mit Olivenöl angereicherten 96 Fälle und bei der fettarmen Kost 109 Fälle. Fazit der Autoren: Eine mediterrane Ernährung, die entweder Nüsse oder Olivenöl enthält, reduziert das Risiko für Herzinfarkt und Schlaganfall. Sicher das gewünschte Ergebnis für die Sponsoren der Studie, nämlich Nuss- und Olivenölhersteller.

Allerdings hat man die Vergleichsgruppe mit der fettarmen Kost gezielt ungesund ernährt und nicht etwa nur die Nüsse und das Olivenöl aus der mediterranen Diät weggelassen! Kein Ernährungswissenschaftler würde eine Kost mit extrem wenig Nüssen und pflanzlichen Ölen empfehlen, weil diese wichtige Vitamin-E-Lieferanten sind. Und eine schlechte Versorgung mit Vitamin-E-haltigen Lebensmitteln scheint nun einmal den Herzinfarkt zu begünstigen, wenn man großen Bevölkerungsstudien glaubt. Die beiden mediterranen Diäten waren so konstruiert, dass sie deutlich reicher an Vitamin D, Jod, Vitamin A, Eisen und ungesättigten essentiellen Fettsäuren waren als die fettarme Diät – alles Verbindungen, auf deren gesundheitliche Bedeutung immer wieder hingewiesen wird. Was zeigt uns das? Ist die Ernährung nicht ausgewogen, so kann das Fehlen einzelner Mikronährstoffe krank machen. Sie ist also nicht gesund!

Halten wir fest: Eine unzureichende Versorgung mit einem oder mehreren Mikronährstoffen kann gesundheitliche Folgen haben. Der Nachweis einer solchen schlechten Versorgung ist schwierig, da keine Indikatoren (z. B. Laborwerte oder klinische Zeichen) erfasst werden können. Eine gesunde Ernährung, also eine, die mich nicht krank macht, ist demnach eine Ernährung, die mich ausreichend mit allen Makro- und Mikronährstoffen versorgt.

Für einige Mikronährstoffe ist auch bereits ein Zusammenhang mit dem Epigenom gezeigt worden, wie z. B. für Vitamin D, welches so Einfluss auf den Glukosestoffwechsel und damit auf das Risiko für das metabolische Syndrom nehmen kann. Fehlt es, so ist das Risiko erhöht, wird es dagegen ausreichend gebildet bzw. mit der Ernährung zugeführt, so scheint das Risiko zu sinken. Vitamin C dagegen scheint eine Rolle in der epigenetischen Regulation des Zellwachstums zu spielen. In einer kürzlich durchgeführten Studie wurden je 8 Veganer, Vegetarier und Omnivoren verglichen. Bei den Vegetariern und mehr noch bei den Veganern war ein epigenetischer Effekt zu beobachten, für den ein Bezug zur Entwicklung des Dickdarmkrebses diskutiert wird. Vielleicht erklärt dies einen früheren Befund, der zu einer gewissen Verwirrung geführt hat: Die Deutsche Vegetarier-Studie, die über einen Zeitraum von 21 Jahren Erkrankungen und Sterblichkeit bei 1225 Vegetariern und 679 gesunden Nicht-Vegetariern untersucht hat, kommt zu dem Ergebnis, dass sich Vegetarier weder in Bezug auf die Gesamt- noch auf die Krebssterblichkeit von der nicht-vegetarischen Kontrollgruppe unterscheiden. Als ein wesentliches Kennzeichen der Vegetarier ergab sich ein gesunder Lebensstil (wenig Alkohol, wenig Raucher, viel körperliche Aktivität). Damit, und nicht ausschließlich mit dem fehlenden Fleischverzehr, erklärt sich die geringere Häufigkeit von Herz-Kreislauf-Erkrankungen bei Vegetariern. Was Krebserkrankungen allgemein betrifft, zeigte sich zwar in einer britischen Studie bei Vegetariern eine geringere Neigung, aber beim Darmkrebs lag deren Risiko höher als bei Fleischessern.

Nun enthält eine gesunde Ernährung mehr als nur Energie und Mikronährstoffe. In ihr befinden sich auch sogenannte bioaktive Verbindungen – und damit sind wir wieder ganz nah an unserer Ernährungsbiografie.

Was in unserer Nahrung noch so alles drinsteckt

Die Wissenschaft untersucht nicht nur, wie unsere Ernährung und unser Lebensstil das Epigenom beeinflussen, sie versucht auch immer herauszufinden, was genau in unserer Nahrung steckt und wie man diesen Einfluss erklären könnte. Warum scheinen gerade Gemüse und Obst so gesund zu sein? Wir haben gesehen, dass es an den Vitaminen alleine nicht liegen kann. Aber in den pflanzlichen Lebensmitteln sind sogenannte bioaktive Wirkstoffe besonders vielfältig vertreten. Die folgende Tabelle nennt nur eine kleine Auswahl aus den Hunderten von verschiedenen Wirkstoffen und deren experimentell beobachteten Einfluss auf das Epigenom.

Bioaktive Wirkstoffe

Verbindung	Quellen	Angenommener positiver Effekt auf:
Epikatechine und Epikatechingallate	grüner Tee	Übergewicht, Insulinresistenz, Fettleber
Resveratrol	Rotwein, Cranberries, Erdnüsse, Blaubeeren	Übergewicht, Fettleber
Curcumin	Gelbwurz, Currypulver (Gewürzmischung mit Gelbwurz)	chronische Entzündung, Übergewicht
Genistein	Sojabohnen	Übergewicht
Procyanidine	Grapefruitkern-Extrakt	Fettstoffwechsel
Isothiocyanate	Brokkoli, Salat, Kresse	Übergewicht
organische Schwefelverbindungen	Knoblauch	Fettzellentwicklung
Selen	Nüsse, Fleisch	Übergewicht

Die Wirkungen auf das Epigenom und die daraus resultierenden Veränderungen des Stoffwechsels sind bei einer Substanz, dem *Resveratrol*, besonders gut untersucht. Sechs Studien zeigten einen Effekt im Sinne einer Verbesserung der Glukosetoleranz (oder umgekehrt: einer Reduktion der Insulinresistenz). Drei Studien zeigten dies nicht. Der positive Effekt von Rotwein auf die Funktion der Herzkranzgefäße, nicht jedoch der von Riesling oder reinem Ethanol, könnte zu der geringeren Herz-Kreislauf-Sterblichkeit von Rotweintrinkern beitragen. Es kann also gut sein, dass das Glas Rotwein zu einem entspannten Abendessen einen günstigen Einfluss auf unsere Ernährungsbiografie entfaltet. Selbst wenn immer wieder über die wundersame Wirkung einzelner dieser Verbindungen in der Presse zu lesen ist, steht der wirkliche Beweis, dass solche Effekte den Menschen vor Krankheit und Altern schützen, noch aus. Daher ist es besser, diese Einzelsubstanzen nicht in Pillenform, sondern über das zugehörige Lebensmittel zu verzehren.

Fazit: Eine Ernährung, die alle essentiellen Mikronährstoffe in ausreichender Menge enthält, also eine möglichst bunte Mischkost, macht nicht krank und kann positiven Einfluss auf unsere Ernährungsbiografie haben. Nichts ist verboten – auch das verpönte Fast Food darf immer wieder mal sein. Die Versorgung mit Mikronährstoffen an wichtigen Schaltstellen des Energiestoffwechsels stellt sicher, dass dort alles geregelt abläuft. Eine Unterversorgung muss sich nicht an typischen Zeichen bemerkbar machen. Sie kann jedoch dazu beitragen, dass sich die entsprechenden Einträge in unsere Ernährungsbiografie eher ungünstig auswirken.

»Mischen« bedeutet, dass wir auch die Reihenfolge immer wieder ändern: mal Fisch, mal Fleisch, mal keins von beiden. So schlecht ist die Idee mit dem Veggieday also gar nicht. Oder wie wäre es mit einem Paleo- oder immer wieder mal mit einem Low-Fat- oder einem Low-Carb-Tag? Dabei lernt man diese Diätformen kennen, und vielleicht lassen sie sich ja auch untereinander mischen?

So oft es geht, sollten die Mahlzeiten Gemüse enthalten – und zwischendurch Obst essen. Denken wir an unsere Urahnen oder an die heute lebenden Schimpansen: Warum sollten sie jagen, wenn es genug Süßes gab? Außerdem mal ein Ei, mal einen Joghurt, mal Schokolade, und auch mal einen guten Cognac im Wechsel mit einem Obstsaft. Und wenn wir ein wahres Multivitamin- und Multimineral-Lebensmittel haben wollen, dann muss zweimal im Monat eine Scheibe Leber auf den Teller! Fetter (See-)Fisch darf bzw. muss sogar sein, denn er enthält viel Vitamin D, Jod und wichtige Fettsäuren. Die gute Versorgung mit Mikronährstoffen und auch mit den erwähnten bioaktiven Pflanzenstoffen ist nicht nur eine Ernährung, die nicht krank macht, sondern auch eine, die in unserer Ernährungsbiografie ein paar Korrekturen anbringen kann.

Es gibt nicht *das eine* Rezept für gesunde Ernährung. Ebenso wenig gibt es ungesunde Lebensmittel – es gibt nur einen ungesunden, weil einseitigen Umgang damit. Ungesunde Ernährung lässt sich auch mit Vitamintabletten nicht kompensieren – diese wiegen uns nur in falscher Sicherheit. Denn welche Mikronährstoffe wir gerade besonders brauchen oder nicht ausreichend zuführen, wissen wir nicht. Es kann durchaus sein, dass das Präparat, welches wir gekauft haben, gerade die benötigten Mikronährstoffe nicht oder nur in geringer Menge enthält. Und wir können auch nicht erwarten, dass höhere Dosierungen einzelner Mikronährstoffe uns vor den Krankheiten schützen, die wir durch unseren Lebensstil (Rauchen, Alkohol, Bewegungsmangel) begünstigen. Es gibt allerdings Gruppen, deren Versorgung kritisch ist und die, wenn die Ernährung allein nicht reicht, durchaus von Supplementen profitieren. Daher heißen solche Supplemente richtigerweise auch Nahrungs*ergänzungs*mittel und nicht Nahrungs*ersatz*mittel.

Mit gesundem Lebensstil die Ernährungsbiografie beeinflussen
Die Untersuchungen des Epigenoms und seiner Auswirkungen auf die Gesundheit rücken immer mehr in den Fokus der Ernährungswissenschaften. Nicht nur das 1000-Tage-Fenster und seine Folgen

werden untersucht, sondern ganz besonders auch die positiven wie negativen Einflüsse des Lebensstils auf dieses »Regulationssystem« unserer Gene. Einige Studien mit kleinen Gruppen kommen zu Ergebnissen, die die experimentellen Befunde für den Menschen bestätigen und in der Zukunft neue Ansätze in der Behandlung und Vorbeugung von Diabetes und metabolischem Syndrom geben können.

Eine Studie, die junge Männer untersuchte, die entweder ein niedriges oder ein normales Geburtsgewicht gehabt hatten, ergab, dass eine fettreiche Diät bei ihnen epigenetische Veränderungen und eine Insulinresistenz zur Folge hatte. Während bei den normalgewichtig Geborenen diese epigenetischen Veränderungen und damit die Insulinresistenz nach der Rückkehr zu normaler Kost wieder verschwand, brachte die fettreiche Nahrung bei den Männern mit niedrigem Geburtsgewicht eine Insulinresistenz ans Tageslicht, die Teil ihrer Ernährungsbiografie, also dauerhaft war, auch wenn sie bis dahin nicht sichtbar gewesen war. Die Studie zeigt, wie rasch das Epigenom einerseits auf Umweltveränderungen reagieren und wie stabil es auf der anderen Seite aber sein kann – wodurch ein Risiko aus dem 1000-Tage-Fenster in das ganze Leben übertragen werden kann.

Wir haben also durchaus eine Chance, durch unser Verhalten den schicksalhaften Prozess unserer Ernährungsbiografie zu beeinflussen. Dies gilt nicht nur für die Energieaufnahme (Ernährung) und den Stoffwechsel, sondern auch für die Energieabgabe (Bewegung).

Welche Rolle spielt die Fitness?

Was passiert eigentlich, wenn ich beschließe, mein Leben lieber sitzend und liegend zu verbringen? Macht mich das zwingend krank? Sicherlich nicht, aber es könnte Entwicklungen begünstigen, die mich krankheitsanfälliger machen. Und es könnte vorhandene Einträge in meine Ernährungsbiografie verstärken oder abschwächen.

Ohne Zweifel steht fest, dass unser genetisches Erbe unseren Körper darauf trimmt, sich zu bewegen. Die gute Botschaft allerdings lautet: Wir müssen uns nicht quälen, um etwas zu erreichen. Weder Marathontraining noch stundenlanges Gewichtheben sind nötig. Eine große europäische Studie mit 334 161 Teilnehmern hat gezeigt, dass bei Übergewichtigen und Adipösen aller BMI-Klassen die stärkste Verringerung der Sterblichkeit bereits beim Übergang von völliger Inaktivität (»Couch-Potato«) zu moderater körperlicher Aktivität mit ca. 100–150 Kalorien Energieverbrauch pro Tag durch Bewegung zu beobachten war. Bei einem Körpergewicht von 75 Kilo erreicht man 150 Kalorien z. B., wenn man 30 Minuten lang mit 2 Stundenkilometern schwimmt oder mit 5 Stundenkilometern geht oder mit 10 Stundenkilometern radfährt (E-Bike zählt nicht!), oder die Straße fegt oder Laub harkt oder sonstige Gartenarbeit verrichtet. »Ein bisschen fit« scheint also schon zu reichen. Es kommt auf die Regelmäßigkeit an!

Was ist Fitness?

Wir erinnern uns, dass das Risiko von Menschen mit starkem Übergewicht und metabolischem Syndrom, an einem Herzinfarkt zu versterben, zwar in einer Reihe von Studien größer war als das von Schlanken, dass es aber auch eine Reihe von Untersuchungen gab, die eine solche Beziehung nicht direkt herstellen konnten. Hat das etwas mit der Fitness zu tun? Kann also die Verbesserung der Fitness das Risiko für kardiovaskuläre Erkrankungen senken – und zwar unabhängig vom Gewicht?

Um Fitness wissenschaftlich untersuchen und Fitte von Unfitten unterscheiden zu können, gibt es verschiedene Verfahren. In den meisten Fällen wird die sogenannte kardiorespiratorische Fitness als Vergleichsgröße verwendet, also die Belastbarkeit von Herz und Lunge. Um die zu ermitteln, lässt man die Probanden meistens einen Fahrrad-Ergometer-Test machen. Dabei wird die Leistung an den Pulsschwellen von 130 und 150 Schlägen/Minute gemessen und mit entsprechenden Normalwerten verglichen.

Die amerikanische wissenschaftliche Gesellschaft der Herzspezialisten kommt zu dem Ergebnis, dass dringend etwas getan werden muss, um die Fitness gerade der Übergewichtigen und Adipösen zu verbessern, weil eine Vielzahl von Studien zeigt, dass starkes Übergewicht und eine geringe Fitness mit einem deutlich gesteigerten Risiko für kardiovaskuläre Erkrankungen verbunden sind. Ja, die Fitness scheint sogar wichtiger zu sein als das Gewicht, denn das Sterberisiko ist für unfitte Personen doppelt so hoch wie für fitte, unabhängig von ihrem BMI. Und umgekehrt scheint eine gute Fitness dafür zu sorgen, dass Übergewichtige und Adipöse trotz ihres Übergewichts dieselbe Sterblichkeit haben wie Fitte mit Normalgewicht.

Haben wir eine Chance, durch Bewegung in unsere Ernährungsbiografie einzugreifen? Nach den bisher bekannten wissenschaftlichen Befunden (deren genaue biochemische Erläuterung hier zu weit führen würde) scheint das möglich zu sein. Körperliche Aktivität scheint Einfluss auf die Regelmechanismen der Energiehomöostase bzw. der Hormonachse (besonders Adiponektin, Insulin und Leptin) zu haben, was sich an einem Rückgang der Symptome des kranken Fettgewebes bei Menschen zeigt, die ihre körperliche Aktivität steigern.

Blicken wir noch einmal in die Evolution zurück. Der Mensch von vor 2 Millionen Jahren, der von seinen Bäumen herunterstieg, war einer für ihn äußerst feindlichen Umwelt ausgesetzt. Er stand keinesfalls, wie heute, am oberen Ende der Nahrungskette, sondern allenfalls irgendwo im oberen Drittel, umgeben von Raubkatzen, Hyänen, Bären etc. Er musste also nicht nur aufmerksam sein und das Terrain erkunden, sondern im Zweifelsfall auch sehr schnell sein. Die Umwelt, die ihn prägte, wurde ihm bereits im 1000-Tage-Fenster in seine Biografie geschrieben. Abgesehen von Abenteuerurlauben sind wir heute nicht mehr gezwungen, plötzlich loszurennen und auf Bäume zu klettern. Und dennoch sollten wir es tun, da es unseren genetischen und damit auch epigenetischen Dispositionen entspricht, dass wir nicht nur sitzen und essen, sondern uns auch möglichst viel bewegen. Unser »Sieg« im Kampf um Platz 1 in der Nahrungskette hat uns die Bequemlichkeit gebracht – den Kühlschrank und die passive Lebensweise. Letztere sollten wir durch gezielte körperliche Aktivität kompensieren. Gerade wer auf viel Essen programmiert war, musste sich damals auch viel bewegen, um eben dieses Essen aufzuspüren.

Bewegung und das kranke Fettgewebe
Wir haben gesehen, dass unser Körpergewicht und damit auch unsere Gesundheit weniger durch den BMI alleine als vielmehr durch das Verhältnis von Muskelmasse zu Fett und durch das selbstsüchtige Gehirn bestimmt wird. Ob wir ein metabolisches Syndrom entwickeln oder nicht, wird offenbar vor allem durch die Verteilung des Fettgewebes (viszeral oder subkutan) und durch die Fähigkeit der Muskulatur, Glukose aus dem Blut aufzunehmen, bestimmt. Die Konkurrenz zwischen Gehirn und Muskel um die Glukose ist dabei ein wesentlicher Aspekt. Der Muskel muss Energie haben, wenn das Wild gejagt wird, und gleichzeitig muss das Gehirn hellwach sein. Durch die Verringerung der Glukoseaufnahme in die Muskulatur über die insulinabhängigen Transporter (GLUT4) erreicht das Gehirn sein Ziel – und als Nebeneffekt bleiben die Fettpolster unangetastet. Aber auch da gibt es noch ein Hintertürchen. Wenn die Muskulatur stark beansprucht wird, so kann sie einen Teil der Glukose aus dem Blut auch über andere Glukosetransporter (GLUT1) aufnehmen, die dafür kein Insulin brauchen. Dann muss das Gehirn auf das gespeicherte Fett zurückgreifen. Aber das funktioniert nur, wenn wir uns bewegen.

Vergleichende Untersuchungen an jungen gesunden Männern mit einem mittleren BMI von 27,5, bei denen ein Verwandter ersten Grades einen Typ-2-Diabetes hatte, wiesen eine Reihe von epigenetischen Veränderungen auf, die das Diabetesrisiko steigerten und die man bei der Gruppe ohne Verwandte mit Typ-2-Diabetes nicht vorfand. Dabei waren vor allen Dingen solche Gene betroffen, die für die Energiehomöostase in der Muskulatur und für die Insulin- und

Kalziumwirkung im Muskel zuständig waren. Das heißt die mögliche Diabetesentwicklung war Teil ihrer Ernährungsbiografie. Die große Frage war nun, ob sich das durch körperliche Aktivität ändern lässt? Nach einem 6-monatigen Ausdauertraining wurden bei den Teilnehmern erneut Muskelbiopsien genommen, um Veränderungen an den Genen zu erfassen. Und in der Tat waren die vorher nachgewiesenen epigenetischen Markierungen an einigen Genen verändert, wodurch das Diabetesrisiko gesunken war.

Zusammengenommen führt, wie diese aufwändigen Studien zeigen, eine regelmäßige und moderate sportliche Betätigung zur positiven Veränderung von Genen, die einen Bezug zu den Begleiterscheinungen des kranken Fettgewebes haben. Dreht man den Spieß um und unterzieht freiwillige Probanden einer neuntägigen Bettruhe, so passiert genau das Gegenteil: Ein sitzender oder gar liegender, also überwiegend inaktiver Lebensstil leitet epigenetische Modifikationen ein, die die Entwicklung von Diabetes begünstigen.

Fazit: Wir haben gesehen, dass wir durch körperliche Aktivität tatsächlich unsere Ernährungsbiografie beeinflussen und die unschönen Begleiterscheinungen des kranken Fettgewebes reduzieren oder verhindern können. Das scheint gar nicht so schwierig zu sein. 30 Minuten täglich moderate körperlich Aktivität, so die Empfehlungen verschiedener Fachgesellschaften, verringern das Risiko für Herzkranzgefäß-Verkalkung bereits deutlich. Dabei müssen wir uns, wenn es um die Ernährung geht, nicht kasteien. Etwas weniger Fett darf durchaus sein – nicht, weil Fett krank macht, sondern weil sich unser bereits vorhandenes Fettgewebe über Nachschub freut und dieser, wenn er im Bauchfett landet, Ärger machen kann. Auch die Kohlenhydrate, besonders die mit dem hohen glykämischen Index wie Zucker, Softdrinks oder andere Süßigkeiten, können ruhig etwas eingeschränkt werden. Weniger Glukose im Blut bedeutet weniger Insulin, und wir dürfen nicht vergessen: Insulin ist das Hormon, das die Speicher füllt. Ohne Insulin keine Fettspeicherung. Das sieht man bei den jungen (meist schlanken) Typ-1-Diabetikern, denen das Insulin fehlt, während die (in der Regel dicken) Typ-2-Diabetiker meist zu viel davon haben (Insulinresistenz). Aber all diese Einschränkungen sollten **maßvoll** sein – ein Radikalverzicht auf bestimmte Lebensmittel oder Lebensmittelgruppen ist immer schädlich und unsinnig.

Dass schwangere Frauen ein noch größeres Augenmerk auf ihre Ernährung und vor allem auf eine ausreichende Versorgung mit allen Mikronährstoffen haben müssen, wurde bereits mehrfach erwähnt. Im folgenden Abschnitt werden die wichtigsten Erkenntnisse zum Thema Nährstoffversorgung in der Schwangerschaft zusammengefasst.

Schwangerschaft

Ein Hinweis zu Beginn: Allen Schwangeren sei empfohlen, sich zusätzlich mit einer Fachbroschüre oder einem entsprechenden Ratgeber zu informieren. Manche Risiken für das Ungeborene kann aber nur der Arzt abklären: Eine Störung der Plazentafunktion kann die Versorgung des sich entwickelnden Kindes einschränken; ein plötzlich auftretender Schwangerschaftsdiabetes kann umgekehrt zu dessen Überversorgung führen.

Hier soll nur – passend zum Thema unseres Buchs und ergänzend zu den Informationen im Kapitel 3 – kurz dargestellt werden, worauf in Bezug auf Makro- und Mikronährstoffe besonders zu achten ist. Und hier kann die Mutter durchaus Einfluss nehmen, denn es geht um ihren Lebensstil und ihre Ernährung. Während es sich inzwischen herumgesprochen hat, dass Alkohol und Rauchen das Kind schädigen, sind die Folgen von Fehlernährung in der Schwangerschaft nur in Ansätzen bekannt. Mehr noch als sonst sollte in der Schwangerschaft auf eine ausgewogene Mischkost geachtet werden. Ernährungsexperimente mit besonderen Diäten oder Modetrends sollten vermieden werden. Man kann mit wenig Mühe die Versorgung des Kindes so regeln, dass es alles hat, was es für sein Wachstum und seine Entwicklung benötigt.

Makronährstoffe
Wenn die notwendigen energieliefernden Makronährstoffe fehlen, wird zunächst einmal das Wachstum des Ungeborenen gehemmt, um auf diese Weise die Energie für diejenigen Organe zu sichern, die besonders viel davon benötigen, also Herz und Gehirn. Das geht natürlich auf Kosten der Entwicklung anderer Organe, und auch das Gesamtkörperwachstum ist eingeschränkt, sodass ein geringes Geburtsgewicht die Folge ist. Deutlich leichter sind Kinder vor allem dann, wenn die Unterversorgung sehr ausgeprägt war und im letzten Schwangerschaftsdrittel zum Tragen kam, in dem das Wachstum am stärksten ist.

Eiweiß mit essentiellen Aminosäuren
Von wenigen Ausnahmen abgesehen, kann der menschliche Organismus alle benötigten Eiweißbausteine (Aminosäuren) selbst herstellen. Die Ausnahmen werden als »essentielle Aminosäuren« bezeichnet: Sie müssen aus dem Nahrungseiweiß übernommen werden. Fehlen diese Aminosäuren, die während der Schwangerschaft von der Mutter zum Kind geliefert werden, so kann dies Konsequenzen für die Entwicklung von Geweben und Organen haben. Besonders gut ist dies für eine Aminosäure untersucht, die der Erwachsene nicht braucht, wohl aber das Kind im 1000-Tage-Fenster: das *Taurin*. Taurin kommt ausschließlich in tierischem Eiweiß vor. Die besten Quellen sind fette Fische;, aber auch andere tierische Lebensmittel wie Fleisch, Milch und Milchprodukte enthalten Taurin.

Der Fötus erhält das Taurin aus dem mütterlichen Blut (über die Plazenta), das Neugeborene nimmt es mit der Muttermilch auf. Bei Mäusen hat Taurin unter anderem Einfluss auf die Entwicklung der Nervenzellen der Netzhaut (Retina), die Reifung von Nervenzellen im sich entwickelnden Gehirn sowie auf das Wachstum von Vorläuferzellen der Neuronen. Auch bei menschlichen Feten ist ein stimulierender Effekt von Taurin auf das Wachstum und die Entwicklung von Neuronen, die letztlich einen wesentlichen Teil der Hirnmasse ausmachen, sehr wahrscheinlich. Muttermilch enthält in den ersten fünf Tagen nach der

Geburt große Mengen Taurin, aber bereits nach 30 Tagen nimmt die Konzentration deutlich ab. Die Tatsache, dass die Taurinkonzentration in der Muttermilch rasch sinkt, ist ein Hinweis darauf, dass die Leber des Neugeborenen nun in der Lage ist, selbst Taurin zu bilden, oder dass es nicht mehr in so großen Mengen gebraucht wird.

Gesättigt, ungesättigt: Fett und Fettsäuren
Besondere Bedeutung kommt den Omega-3-Fettsäuren zu. Die wichtigste Quelle ist auch hier fetter Fisch, aber auch Pflanzenöle, Keimlinge und Nüsse liefern sie. Die bereits weiter vorne erwähnte *Linolensäure* beispielsweise wird in Pflanzen aus Ölsäure gebildet. Tierische Zellen können diese chemische Reaktion nicht bewerkstelligen, daher ist Linolensäure für den Menschen essentiell. Sie wird in der Leber, aber auch in Muskulatur und Gehirn weiter umgebaut; das Ergebnis dieses komplizierten Prozesses scheint für die Hirnentwicklung eine besondere Rolle zu spielen – dafür muss allerdings zusätzlich ausreichend Vitamin A zur Verfügung stehen.

Frauen, die während der Schwangerschaft viel Fisch essen, haben seltener Frühgeburten oder Kinder, die bei der Geburt zu klein sind. Das zeigen zum einen Beobachtungen bei Inuit oder anderen Bevölkerungsgruppen, die zum großen Teil von Fisch leben, und zum anderen gezielte Beobachtungsstudien. Allerdings ist Fischverzehr häufiger als dreimal in der Woche nicht uneingeschränkt positiv, da Seefisch oft mit Quecksilber belastet ist, das im Verdacht steht, die geistige Entwicklung des Kindes zu beeinträchtigen. Da die Aufnahme der speziellen in Fisch vorkommenden Fettsäuren aber wiederum die geistige Entwicklung fördert, wird empfohlen, in der Schwangerschaft ein- bis zweimal pro Woche Fisch (möglichst unterschiedliche Arten) zu verzehren. Und da nicht jeder Fisch mag: Fischölkapseln tun es auch.

Mikronährstoffe – die Helferlein, ohne die (fast) nichts läuft
Versorgungsdefizite des Kindes mit einzelnen Mikronährstoffen können zu Entwicklungsstörungen verschiedener Organe führen, die sich zunächst nicht zeigen, später aber sehr wohl zu verschiedenen Erkrankungen beitragen. Diese Entwicklungsstörungen und Stoffwechselprogrammierungen, die spätere Krankheiten begünstigen, treten besonders dann auf, wenn der Mangel im ersten Schwangerschaftsdrittel vorlag.

Eine neuseeländische Studie hat den Zusammenhang zwischen mütterlicher Ernährung, Mikronährstoffversorgung und Wachstumsstörung beim Kind untersucht. Dafür wurden die Mütter von 844 Neugeborenen mit geringem und die Mütter von 870 Babys mit normalem Geburtsgewicht zu ihren Essgewohnheiten während der Schwangerschaft interviewt. Die Forscher erhofften sich Hinweise, ob bestimmte Nahrungsmittel bzw. der Verzicht darauf der Grund für die zu kleinen Babys sein könnten. Wie sich zeigte, gaben Mütter mit normalgewichtigen Neugeborenen deutlich häufiger zu Protokoll, dass sie in den ersten Monaten der Schwangerschaft Obst und Fisch verzehrt sowie Folsäure als Nahrungsergänzung eingenommen hatten. Außerdem hatten viele während der letzten drei Monate Eisenpräparate genommen. Die Ergebnisse stützen also die Vermutung, dass eine vielseitige, (mikro)nährstoffreiche Ernährung die Wahrscheinlichkeit für eine intrauterine Wachstumsstörung verringert. Andere Studien deuten darauf hin, dass eine schlechte Eisen- und/oder Folsäureversorgung zu einem erhöhten Risiko für eine Wachstumsstörung beiträgt.

Die wichtigsten Mikronährstoffe, ihre Funktion und die Folgen einer Unterversorgung im 1000-Tage-Fenster sind in der folgenden Tabelle zusammengefasst.

Die Bedeutung von Mikronährstoffen für eine gesunde Entwicklung des ungeborenen Kindes

Mikronährstoff	wird gebraucht für	mögliche Folgen einer Unterversorgung
Kalzium	Einnistung des befruchteten Eis, Plazentabildung	Frühgeburt
Kupfer	fötaler Energiestoffwechsel in Mitochondrien, fötales Wachstum	gestörte körperliche Entwicklung
Jod	Entwicklung des embryonalen/fötalen zentralen Nervensystems	Kretinismus, angeborene Taubheit, Störung der Hirnentwicklung
Eisen	fötale Blutbildung	Frühgeburt
Magnesium	fötale Energiebildung in roten Blutkörperchen (Erythrocyten)	Frühgeburt
Zink	embryonale Organentwicklung und fötales Wachstum	Wachstumsstörung, Störung der Immunfunktion
Kalium	fötales Wachstum und Organfunktionen	Wachstumsstörung, Frühgeburt
Natrium	fötales Wachstum und Organfunktionen	Wachstumsstörung, Frühgeburt
Vitamin A	embryonale Organbildung und fötales Wachstum, Hirnentwicklung	gestörte Immunfunktion, Missbildungen, gestörte Lungenreife
Folsäure	embryonale Bildung des Neuralrohrs, fötale Blutbildung	Neuralrohrdefekt, Spaltbildungen
Vitamin B_1	embryonaler sowie fötaler Energiestoffwechsel, Nervensystem	neurologische Entwicklungsstörung, Wachstumsstörung
Vitamin B_2	fötales Wachstum	Wachstumsstörung
Niacin	fötales Wachstum	Wachstumsstörung
Pantothensäure	fötales Wachstum	Wachstumsstörung
Vitamin C	fötale Bindegewebebildung, fötales Immunsystem	Bindegewebsschwäche, Störung des Immunsystems

Mikronährstoff	wird gebraucht für	mögliche Folgen einer Unterversorgung
Vitamin D	fötales Wachstum, fötale Hirnentwicklung	Wachstumsstörung
Vitamin E	Einnisten des befruchteten Eis, Stabilität der fötalen roten Blutkörperchen (Erythrocyten)	Blutarmut (Anämie) beim Fötus

Eine gute Versorgung, die den gesteigerten Bedarf während der Schwangerschaft deckt, lässt sich nur mit einer ausgewogenen Mischkost erreichen. Enthält diese Ernährung zwei- bis dreimal in der Woche Fisch, gerne auch fetten, so ist auch die Zufuhr von Vitamin D und den für die Entwicklung des Nervensystems wichtigen Omega-3-Fettsäuren sichergestellt. Eine Sonderrolle nehmen Folsäure, Vitamin A sowie die Elemente Jod und Eisen ein – hier kann die Versorgung in der Schwangerschaft selbst bei normaler Ernährung kritisch sein kann. Nicht umsonst wird Frauen mit Kinderwunsch seit Langem geraten, Folsäure und Eisen zusätzlich einzunehmen. Frauen aus ärmeren Ländern wird zusätzlich die Supplementierung mit Vitamin A und Jod empfohlen.

Folsäure regelt

Die Schwangerschaft ist eine Zeit besonders hohen Folsäurebedarfs – manche Wissenschaftler schätzen ihn auf das 5- bis 10-Fache dessen, was vor der Schwangerschaft benötigt wurde. Folsäure wird für viele Vorgänge wie die DNA-Synthese, die Zellteilung, die Zellspezialisierung, das Wachstum und die Entwicklung von Plazenta und Fötus sowie ganz besonders als Überträger von Methylgruppen benötigt. Trotzdem ist eine schlechte Versorgung mit Folsäure keine Seltenheit. So nehmen in Deutschland beispielsweise nur wenige Menschen die empfohlenen Mengen zu sich, vor allem junge Frauen liegen deutlich unter den Werten, die im Falle einer Schwangerschaft für die gesunde Entwicklung des Kindes notwendig wären. Eine Ursache der unzureichenden Versorgung liegt in der Besonderheit, dass die Aufnahme aus pflanzlichen Lebensmitteln deutlich schlechter ist als die aus tierischen. Selbst bei regelmäßigem Verzehr pflanzlicher Lebensmittel in größeren Mengen kann die erforderliche Folsäuremenge für eine Schwangere nicht erreicht werden; dies gilt ganz besonders für vegetarische und vegane Ernährung.

Dass die Unterversorgung mit Folsäure das Risiko für Neuralrohrdefekte wie Spina bifida (»offener Rücken«) deutlich erhöht, weiß man seit mehr als 20 Jahren. Es hat allerdings lange gedauert, bis entsprechende Empfehlungen für Frauen – zumindest in einigen Ländern – umgesetzt wurden. Eine wesentliche Ursache für die bei Folsäuremangel auftretenden Missbildungen ist vermutlich die geringere Methylierung bestimmter DNA-Abschnitte – mit der Folge eines verstärkten Wachstums der Zellen des Neuralrohrs. Als Konsequenz können sich die beiden Enden nicht mehr problemlos zusammenschließen. Um dies zu verhindern, wird Frauen mit Kinderwunsch empfohlen, täglich 400 Mikrogramm Folsäure als Supplement einzunehmen.

Vitamin A gestaltet
Im mittleren Himalaya, in abgeschiedenen, ländlichen Gebieten Nepals, gibt es eine seltsame Tradition: Schwangere werden von den im Dorf lebenden älteren Frauen untersucht, ob sie an Nachtblindheit leiden. Nachtblindheit bedeutet, dass eine Orientierung in dunklen Räumen schwer oder gar nicht möglich ist – sie ist Zeichen eines beginnenden Vitamin-A-Mangels. Wenn sie nicht nachtblind sind, werden die Schwangeren auf eine Reiswasser-Diät gesetzt, die so gut wie keine Nährstoffe und vor allem kein Vitamin A enthält, und zwar so lange, bis Nachtblindheit eintritt bzw. bis zur Geburt des Kindes. Was verbirgt sich hinter diesem merkwürdigen Brauch? Dahinter steckt wohl die Erfahrung, dass Neugeborene von Müttern mit Nachtblindheit deutlich kleiner sind und damit der Geburtsvorgang erleichtert wird. Auf diese Weise wird die Mutter vor den

Risiken einer schweren Geburt geschützt. Was für die Mutter wie eine raffinierte Problemlösung aussieht, kann für das Kind zum echten Problem werden, wenn seine Entwicklung dadurch in einem frühen Stadium gestört wird. Vitamin-A-Mangel ruft nämlich ebenfalls Wachstumsstörungen und Missbildungen hervor.

Vitamin-A-Mangel ist ein weltweites Problem und betrifft 200–250 Millionen Menschen, vor allem Kinder und Frauen, und insbesondere Schwangere in Afrika und Asien. Allerdings ist der Vitamin-A-Stoffwechsel in den Zellen extrem empfindlich, sodass Schwangere davor gewarnt werden, während der ersten vier Wochen Vitamin A in Tablettenform einzunehmen. Gegen Ende des ersten Schwangerschaftsdrittels hingegen ist Vitamin A für die Lungenreifung des Kindes besonders wichtig. Daher sollte gerade in dieser Zeit auf eine ausreichende Zufuhr geachtet werden.

Jod macht schlau
Jodmangel ist, wie Eisenmangel, auch in den entwickelten Ländern stark verbreitet. Die Weltgesundheitsorganisation WHO geht davon aus, dass in Mitteleuropa 44 Prozent der Bevölkerung nicht ausreichend versorgt sind. Dies betrifft, wie erwähnt, vor allem junge Frauen. Als Ursache gilt die Jodarmut von Böden, sodass darauf angebaute landwirtschaftliche Produkte ebenfalls kein Jod enthalten. Seit 1970 wird Verbrauchern die Verwendung von jodiertem Speisesalz nahegelegt. Dieses trägt mittlerweile zu fast 50 Prozent zur Versorgung mit Jod bei. Hier ergibt sich allerdings ein Dilemma: Die Empfehlung zur Salzreduktion als Maßnahme zur Blutdrucksenkung lässt die Unterversorgung, wie Studien in der Schweiz zeigen, wieder zunehmen. Auch die derzeitige Mode, alle Arten von Himalaya- oder sonstigen Wundersalzen zu verwenden, ist kontraproduktiv, da diese Salze weder von Natur aus noch via Anreicherung Jod enthalten.

Mehrere Studien, die die Intelligenzentwicklung von Kindern untersuchten, deren Mütter in der Schwangerschaft eine Unterversorgung mit Jod hatten, kommen zu dem Ergebnis, dass die Kinder im Vergleich zu Kindern von Müttern mit normaler Jodversorgung häufiger unter Sprachentwicklungs- und Verständigungsstörungen litten.

Eine chinesische Studie beschreibt auf eindrucksvolle Weise, wie sich die Verbesserung der Jodversorgung auf Gesundheit und Wohlstand der Einwohner einer Kleinstadt auswirkte. Jixian wurde als die »Stadt der Idioten« bezeichnet, da von den 1243 Menschen, die dort lebten, 850 einen Kropf hatten und 115 »Kretins« waren. Niemand wollte in diese Stadt einheiraten, weshalb die Produktivität niedrig und die Bevölkerung sehr arm war. Es herrschte große Hoffnungslosigkeit. Manche glaubten, die Ursache für das Elend sei ein Felsen oberhalb der Stadt, der die Gestalt eines Affen hatte. Die Entfernung dieses Felsen war jedoch nicht von Erfolg gekrönt. Dahingegen brachte die Verbesserung der Jodversorgung ab 1978 durch Anreicherung von Salz und Trinkwasser mit Jod rasch erstaunliche Fortschritte.

Aufnahme der Jodversorgung in Jixian – vorher und nachher

	vor 1978	nach 1986
Kropfhäufigkeit	80 %	4,5 %
Häufigkeit von Kretinismus	14 %	0
Platz der Schule im Schulvergleich (Distriktebene)	14 von 14	3 von 14
Fehlzeiten in der Schule	> 50 %	2 %
Wert der Agrarproduktion (Yuan) pro Jahr	19 000	180 000
Pro-Kopf-Einkommen (Yuan) pro Monat	43	550

Bereits während der Embryogenese lassen sich Rezeptoren für die Schilddrüsenhormone nachweisen, obwohl der Embryo noch gar keine eigene Schilddrüse besitzt. Er ist ganz auf die Versorgung durch die Mutter angewiesen. Schilddrüsenhormone und Vitamin A wirken bei der Entwicklung und der Spezialisierung neuronaler Zellen zusammen, in der frühen, aber auch in der späten Hirnentwicklung. Ein ausgeprägter Mangel an diesen Mikronährstoffen könnte Fehlentwicklungen des Gehirns bereits in der embryonalen, besonders aber in der fötalen Phase erklären.

Eisen gibt Luft
Ein moderater Eisenmangel wird oft übersehen. Wer nicht gezielt danach sucht, wird ihn kaum entdecken, denn »vornehme« Blässe und leichte Müdigkeit werden als Symptome oft nicht ernst genommen. Eisen ist das Zentralelement im Hämoglobinmolekül; es bindet den lebenswichtigen Sauerstoff an den »Blutfarbstoff«, der mit den roten Blutkörperchen (Erythrozyten) zu seinen Bestimmungsorten im Körper gebracht wird. Eisen ist zwar in den meisten Lebensmitteln enthalten, oft aber nur in geringen Mengen. Die besten Eisenquellen sind Innereien (insbesondere Leber), die heutzutage aber nur noch selten auf den Tisch kommen. Ein weiteres Problem stellt die Resorption dar, die Aufnahme aus dem Darm in den Körper: Ballaststoffe (aus Vollkorngetreide) und Gerbstoffe (z. B. Tannine aus Tee oder Rotwein) binden Eisen und verschlechtern so seine Verfügbarkeit. Vitamin C dagegen kann sie verbessern.

Von Eisenmangel sind, so die jüngsten Zahlen der WHO, weltweit mehr als zwei Milliarden Menschen betroffen. Die Häufigkeit von Eisenmangel und Eisenmangelanämie als Zeichen einer deutlichen Unterversorgung bei Schwangeren wird weltweit auf 43 Prozent geschätzt und ist keinesfalls nur ein Problem von Entwicklungsländern. Ein Eisenmangel während der Schwangerschaft birgt die Gefahr einer intrauterinen Wachstumsstörung. Eisenmangel führt zu einer verringerten Gefäßbildung in der Plazenta, was eine Mangelversorgung des Fötus nach sich zieht. Dies äußert sich unter anderem darin, dass ein wichtiger Wachstumsfaktor nur in geringerer Menge gebildet und damit das Wachstum eingeschränkt wird. Aus physiologischer Sicht handelt es sich dabei um eine Antwort auf die Mangelernährung und ist daher durchaus nachvollziehbar. Gleichzeitig aber bewirkt der Eisenmangel erhöhten Stress, der zur Aktivierung der Stressachse (siehe Kapitel 5) führt und das ungeborene Kind so einer erhöhten Menge des Stresshormons Cortisol aussetzt. Zusammenfassend sei festgehalten: Gerade während der Schwangerschaft sollte die Versorgung mit *allen* Mikronährstoffen (und nicht nur den hier besprochenen besonders kritischen) gewährleistet sein. Dies gelingt am einfachsten durch eine vielseitige Ernährung.

Schlusswort

Was können Sie mitnehmen aus den Erkenntnissen der Forschung, die in diesem Buch dargestellt wurden? Was bedeuten die Erkenntnisse der Ernährungsmediziner für Ihren Alltag?

Erste Botschaft: **Entspannen Sie sich!** Unsere Nahrung ist sicher und enthält sehr wenig Schadstoffe. Wir haben Zugang zu ausreichend Energie und zu praktisch allen benötigten Mikronährstoffen. Und das ist auch gut so, denn viele Stoffwechselvorgänge finden nur statt, wenn die richtigen Mikronährstoffe zur rechten Zeit in ausreichender Menge vorhanden sind. Die Botschaft unseres Geschmacksinns lautet: Iss genügend und abwechslungsreich von allen Makronährstoffen – und du bekommst automatisch alle Mikronährstoffe, die du brauchst.

Bestandteile unserer Nahrung wie Gluten, Zucker, Fett, Salz oder Laktose sind nur für wenige Menschen eine gesundheitliche Bedrohung. Wenn Sie ausgewogene Mischkost essen, also von allem etwas, und kein Grundnahrungsmittel gezielt meiden, müssen Sie sich keine weiteren Gedanken über Ihre Ernährung machen, solange Ihr Arzt Ihnen nicht ausdrücklich eine echte Unverträglichkeit bescheinigt. Unser Essen mag nicht mehr so naturnah erzeugt werden wie einst – aber unter Gesundheitsaspekten hat diese Entwicklung viel mehr Vor- als Nachteile. Und mit manchen Vermeidungsstrategien schaden Menschen sich ganz direkt. So wissen viele nicht, dass glutenfreie Ernährung gesundheitlich keineswegs unproblematisch ist. Der als Ersatz für das angeblich giftige Weizenmehl verwendete Ersatzstoff **Reismehl** enthält hohe Mengen an Arsen und Quecksilber, die die Reispflanzen in den Herkunftsländern über das Wasser aufnehmen. Arsen ist krebserregend, und Quecksilber schädigt die Nerven – was insbesondere während der Schwangerschaft fatal ist, wenn sich das Nervensystem des Kindes entwickelt. Wer sich glutenfrei ernährt, hat laut neuesten Studien im Schnitt 50 Prozent mehr Arsen und 60 Prozent mehr Quecksilber im Blut als Normalesser. Zöliakiepatienten (die dem Weizen ausweichen *müssen*) bezahlen sogar mit der vierfachen Quecksilbermenge gegenüber Gesunden für ihr unverschuldetes Schicksal. Also: Finger weg von glutenfreier Ernährung, wenn nicht eine Zöliakie vorliegt! Glutenfreie Produkte ersetzen ein eingebildetes Gift durch zwei echte.

Wenn Sie – aus durchaus ehrenwerten Motiven – auf Fleisch oder gar auf alle tierischen Produkte verzichten wollen, müssen Sie Ihre Versorgung mit Mikronährstoffen im Auge behalten. Dabei spielt auch die Bioverfügbarkeit eine große Rolle. Unser Organismus ist dem eines Tiers nun einmal viel ähnlicher als dem einer Pflanze – deshalb kommt er beispielsweise an die Vitamine, die in einem Stück Rindsleber stecken, viel besser heran als an das Betacarotin, das gut verpackt in einer rohen Möhre steckt.

Insbesondere während der Schwangerschaft und Stillzeit sollten Frauen auf eine ausgewogene Ernährung achten und keine Experimente wie eine streng vegane Ernährung riskieren. Das heranwachsende Menschlein braucht viele Mikronährstoffe – und diese kommen nun mal zum Teil aus tierischer Nahrung.

Die zweite Botschaft lautet: **Bewegen Sie sich regelmäßig!** Es geht nicht um Leistungssport, sondern um eine halbe Stunde Spazierengehen, Schwimmen oder Radfahren am Tag. Damit schützen Sie sich effektiv gegen Herz-Kreislauf-Erkrankungen – und zwar auch, wenn Sie (angeblich) übergewichtig sind.

Die dritte Botschaft: **Übergewicht und Fettleibigkeit sind nicht dasselbe.** Wenn Sie sich ausgewogen ernähren und sich regelmäßig bewegen, ist ein sogenanntes »Übergewicht«, also ein BMI bis 30, für Erwachsene kein Problem. Dies gilt jedenfalls, soweit es um die organische Gesundheit geht – und solange Sie nicht an einer Stoffwechselkrankheit wie Diabetes oder Bluthochdruck leiden. Es gibt viele stoffwechselgesunde Menschen, die laut BMI Übergewicht haben. Wenn Sie dazugehören: Freuen Sie sich, genießen Sie das Essen und die Bewegung und stressen Sie sich nicht, um Ihren BMI von 28 auf 25 zu drücken. Dafür gibt es keinen Grund. Insbesondere Frauen vor der Menopause sollten sich nicht verrückt machen – ihre Fettreserven sind besonders häufig gesundheitlich unbedenklich. Und wenn Sie bereits im Rentenalter sind: Lassen Sie sich keine Diät aufschwatzen. Der BMI hat bei Ihnen eine noch geringere Aussagekraft als ohnehin schon. Und unser aller Instinkt ist schon richtig: Wenn wir einen älteren Menschen wiedersehen, der seit der letzten Begegnung stark an Gewicht verloren hat, beglückwünschen wir ihn ja keineswegs zu seinem tollen Erfolg, sondern fragen uns erschrocken, ob er schwer krank ist.

Und noch drei Tipps, wenn Sie Ihr Gewicht im Auge behalten wollen oder müssen.

1.) **Frühstücken Sie!** Aufs Frühstück zu verzichten ist ein entscheidender Fehler, wenn es um Gewichtsreduktion geht. Ein solcher Verzicht führt vielmehr zu einer weiteren Gewichtszunahme. Das gilt allgemein auch für die anderen Mahlzeiten. Eine Mahlzeit weglassen verzeiht uns das Gehirn nicht, der Hunger bei der nächsten Mahlzeit ist umso größer.

2.) **Verbannen Sie süß-fette Verführer wie Chips, Eis etc. aus Ihrer Wohnung!** Was in schwachen Momenten nicht verfügbar ist, wird auch nicht verzehrt. Ein trockener Alkoholiker hat schließlich auch keine Hausbar. Und dieser Vergleich ist ganz bewusst gewählt – das egoistische Gehirn arbeitet mit Suchtmechanismen, um an möglichst viel Glukose zu kommen. Wie gut wir unseren Appetit steuern können, ist also keine Frage des Willens, sondern eine Frage der Hormone.

3.) **Vermeiden Sie dauerhaften Stress!** Die untrennbare Verbindung zwischen Hunger, Stress und Bewegung wird für uns immer dann zum Nachteil, wenn wir vom Stress zu viel und von der Bewegung zu wenig haben.

Wenn Sie diese Botschaften und Tipps beherzigen, können Sie den Weichenstellungen im 1000-Tage-Fenster sowie den Tricks des Gehirns entgegenarbeiten, die Ihr Essverhalten steuern. Denn mit der Geburt sind keineswegs alle Weichen gestellt. Unser Epigenom kann durchaus noch weiter auf Umweltbedingungen reagieren. Das, was wir üblicherweise als »Lebensstil« bezeichnen, sind genau genommen »aktiv und selbst gestaltete Umweltbedingungen«, die ebenfalls epigenetische Veränderungen hervorrufen können – zum Besseren oder zum Schlechteren.

Gewichtsreduktion durch eine energiereduzierte Ernährung alleine genügt nicht – und moderate Bewegung alleine macht noch lange keine Gewichtsreduktion. Erst wenn beides zusammenkommt, sind wir im Einklang mit unserer Evolution. Wir haben also vieles selbst in der Hand und können die möglicherweise ungünstigen Weichenstellungen in unserer Ernährungsbiografie ohne übermäßigen Aufwand korrigieren.

Anhang

Quellen

Dieser Anhang nennt lediglich die Literatur zu besonders wichtigen oder markanten Passagen sowie zu Studien und Autoren, die im Text ausdrücklich erwähnt werden. Detallierte Literaturnachweise zu einzelnen Stellen können beim Autor unter der Mailadresse biesal@uni-hohenheim.de angefordert werden.
Ein kleiner Hinweis sprachlicher Art: »Diet« bedeutet im Englischen nicht »Diät«, sondern meint ganz allgemein die Art der Ernährung.

Kapitel 1:

Hungerstudie Leningrad: Stanner SA, et al (1997) Does malnutrition in utero determine diabetes and coronary heart disease in adulthood? Results from the Leningrad siege study, a cross-sectional study. BMJ 315:1342–1348.

Folgen der Mangel- und Überernährung beim Fötus: Heindel JJ et al (2015) Developmental origins of health and disease: Integrating environmental influences. Endocrinol 156:3416–3421

Insulinwirkung im kindlichen Organismus: Dabelea D (2007) The predisposition to obesity and diabetes in offspring of diabetic mothers. Diabetes care 30:169–174

Abbildung zu Einflüssen auf den Fötus nach: Langley Evans 2009 Nutritional programming of disease: unreveiling the mechanism. J Anat 215:36–51

Wasserfloh Daphnia: Agrawal AA et al (1999) Transgenerational induction of defences in animals and plants Nature 401:60–63

UN-Generalversammlung: UN 66. Sitzung Agenda 117 (2012)

Robert Fogel zu Körpergröße und Sterblichkeit: Fogel RW. The escape from hunger and premature death. Cambridge University Press 2010

Norwegen: Waaler HT Height, weight and mortality: The Norwegian experience. Acta medica scandinavica 679:1–51, 1984

Kinderarmut und Ernährung: Baten J, Böhm A (2010) Childrens height and parental unemployment: a large-scale anthropometric study on eastern Germany, 1994–2006. German Economic Review 11:1–24 / Alexy U et al (2012) Diet costs and energy density in the diet of German children and adolescents. Eur J Clin Nutr 66:1362–1363 / www.bertelsmann-stiftung.de

Entwicklungsstörungen durch Armut: Kuhn G et al (2003) Arme Kinder kranke Kinder. ISS / Noble et al 2015 Family income, parental education and brain structure in children and adolescents. nature Neurosci 18:773–778

Schnelles Wachstum und Übergewicht: Ong KK et al (2000) Association between postnatal catch up growth and obesity in childhood: prospective cohort study. BMJ 320: 967–971

Formulamilch und Übergewicht: Harder T et al (2005) Duration of breastfeeding and risk of overweight: A meta-analysis. Am J Epidemiol 162:397–403

Mikronährstoffe und geistige Reifung: Lutter CK, Rivera JA (2003) Nutritional status of infants and young children and characteristics of their diet. J Nutr 133:294–303

Kapitel 2:

Feldmäuse: Lee T, Zucker I (1988) Vole infant development is influenced by maternal photoperiodic history. Am J Physiol 255:831–838

Mikro-RNA: Sayed D, Abdellatif M (2011) Micrornas in development and disease. Physiol Rev 91:827 887

Överkalix: Kaati et al. (2002): Cardiovascular and diabetes mortality determined by nutrition during parents' and grandparents' slow growth period. European Journal of Human Genetics 10, 682–688

Kapitel 3:

Vitamin C und E bei Rauchern: Hilbert J, Mohsenin V. Adaptation of lung antioxidants to cigarette smoking in humans. Chest. 1996 Oct;110(4):916–20

Kapitel 4:

Energieverbrauch des Gehirns: Kuzawa CW et al (2014) Metabolic costs and evolutionary implications of human brain development. PNAS 111: 13010–13015 – Friston KJ, Stephan KE (2007) Free-energy and the brain Synthese. 159:417–458

Leptinpegel beim Fötus: Forehead A, Fowden AL (2009) The hungry Fötus? Role of leptin as a nutritional signal before birth. J Physiol 587.61145–1152

Energiehaushalt des Fötus: Plagemann A (2004) Fetal programming and functional teratogenesis: on epigenetic mechanisms and prevention of prenatally acquired lasting health risks. J Perinat Med 32:297–305

Leptinpegel und Hunger beim Säugling: Singhal A et al (2002) Early nutrition and leptin concentration in later life. Am J Clin Nutr 75:993–999 – Bouret SG (2012) Nutritional programming of hypothalamic development: critical windows and periods of opportunity. Int J Obes 2:S19-S24

Fettspeicherung beim Neugeborenen: Desai M et al (2008) Programmed upregulation of adipogenic transcription factors in intra-uterine growth restricted offsprings Reprod Sci 15:785–796

»Thrifty genes«: »Diabetes Mellitus: A ›Thrifty‹ Genotype Rendered Detrimental by ›Progress‹?« (Diabetes mellitus: Machte der Fortschritt aus einem ›sparsamen‹ einen ›schädlichen‹ Genotyp?) – Alberti K et al (2006) Metabolic syndrome: a new world wide definition. A consensus statement from the international diabetes federation. Diabetic medicine 23:469–480

Samoa: Minster RL et al (2016) A thrifty variant in CREBRF strongly influences body mass index in Samoans. Nature Genetics doi 10.1038

Braunes Fettgewebe: Lidell ME, Enerbäck S. (2010) Brown adipose tissue – a new role in humans. Nat Rev Endocrinol 6:319–235

Mütterliche und väterliche Gene: Peters J (2014) The role of genomic imprinting in biology and disease: an expanding view. Nat Rev Gen 15: 517–529

Stressdämpfungs-Gen: Turecki G, Meaney MJ (2016) Effect of social environment and stress on glucocorticoid receptor methylation: a systematic review. Biol Psychiatry 79:87–96

Stresstest: Hitze B et al (2010) How the selfish brain organizes its supply and demand. Front Neurosci 2: doi 10.339 – Kubera B et al (2012) The brains supply and demand in obesity. Front. Neuroenergetics 4: doi 10.3389

Erdhörnchen: Mateo JM (2007) Ecological and hormonal correlates of antipredator behaviour in adult Belding's ground squirrels (*Spermophilus Beldingi*) Behav Ecol Sociobiol 62:37–49

Belohnungssystem: Goldstone AP et al. Fasting biasis brain reward system towards high-calorie foods. Europe J Neuroscience. 2009; 30:1625–1635

Frühstücken: Wyatt HR et al (2002) Long term weight loss and breakfast in subjects in the national weight control registry Obes Res 10: 78–83 – Timlin MT et al. Breakfast eating and weight change in a 5-year prospective analysis of adolescents: Project EAT (Eating Among Teens). Pediatrics. 2008; 121:638–645

Belohnungssystem und Leptin: Rosenbaum et al. Leptin reverses weight loss-induced changes in regional neuronal activities responses to visual food stimuli. J Clin. Invest. 2008; 118:2583–2591

Übergewicht und Dopaminrezeptoren: Chen PS et al (2008) Correlation between body mass index and striatal dopamine transporter availabilityin healthy volunteers – a SPECT study. Neuroimage 40:275–279 – Chen PS et al. Correlation between body mass index and striatal dopamine transporter availability in healthy volonteers – A SPECT study. Neuroimage 2008; 40:275–279

»Kakao-Milkshake«: Ng J et al. An fMRI study of obesity, food reward, and perceive caloric density. Does a low-fat label make food less appealing?. Appetite. 2011; 57:65–72

Dopamin im Hypothalamus und im Belohnungszentrum: Vuketic Z et al. Epigenetic dysregulation of a dopamine system in diet induced obesity. J Neurochem. 2012; 120:891–898

Beruhigung durch Süßes: Stevens B, Yamada J, Ohlsson A. (2010) Sucrose for analgesia in newborn infants undergoing painful procedures. Cochrane Database Syst Rev. CD001069.

Karottensaft: Menella JA et al (2001) Prenatal and postnatal flavour learning by human infants. Pediatrics 107: e88

Alkoholgeschmack: Bachmanov AA et al (2003) Chemosensory factors influencing alcohol perception, preferences and consumption. Alholism Clin Exp Res 27:220–231

PROP-Kinder: Goldstein G, Daun H, Tepper B. Influence of PROP taster status and maternal variables on energy intake and body weight of pre-adolescents. Physiol Behav 2007; 90:809–817.

Genkopien: Lazardidis I et al (2014) Ancient human genomes suggest three ancestral populations for present day Europeans. Nature 513:409–413

Vitamine und Appetit: Major GC et al (2008) Multivitamin and dietary supplements, body weight and appetite: results from a cross-sectional and a randomised double-blind placebo-controlled study. BJN 99:1157–1167 – Blundell JE et al (2001) Regulation of appetite: role of leptin in signaling systems for drive and satiety. Int J Obes Relat Metab Disord 25:29–34

Mikronährstoffe und Energiehomöostase: Kibili M, Afolayan M (2015) The Biochemical Role of Macro and Micro-Minerals in the Management of Diabetes Mellitus and its Associated Complications: A Review. Int J Vita Nutr Res 85:88–103

Zink: Chen MD, Song YM & Lin PY (2000) Zinc may be a mediator of leptin production in humans. Life Sci 66, 2143–2149 – Kelishadi R, Hashemipour M, Adeli K et al. (2010) Effect of zinc supplementation on markers of insulin resistance, oxidative stress, and inflammation among prepubescent children with metabolic syndrome. Metab Syndr Relat Disord 8, 505–510 – Gunanti IR et al (2016) The effect of zinc supplementation on body composition and hormone levels related to adiposity among children: a systematic review. Public Health Nutrition 19:2924–2939

Kalzium: Zemel MB et al (2000) Regulation of adiposity by dietary calcium. FASEB J 14: 1132–1138 – Gonzales J et al (2012) Effect of calcium intake on fat oxidation of adults: A meta-analysis of randomized controlled trials. Obes Rev 13: 848–857

Vitamin D: Soares M. et al (2011) Vitamin D and parathyroid hormone in insulin resistance of abdominal obesity: Cause or effect? Eur J Clin Nutr 65:1348–1352 – Trinko JR et al (2016) Vitamin D3: a role in dopamine circuit regulation, diet-induced obesity, and drug consumption. eNeuro 3: e0122–15

Kapitel 5:

Zahlen zu Übergewicht und Adipositas in Deutschland: Ng M et al (2014) Global, regional and national prevalence of overweigth and obesity in children and adults during 1980–2013: a systematic analysis for the global burden of disease study. Lancet 384:766–781

Sterblichkeit und BMI: Kuczmarski RJ, Flegal KM (2000) Criteria for definition of overweight in transition: background and recommendations for the United States. Am J Clin Nutr 72:1074–1081

Paviane auf Müllkippen: Altmann et al (1993) Body size and fatness of free living baboons reflect food availability and activity levels. Am J Primatol 30:149–161

Niedrigere Sterblichkeit Übergewichtiger: Flegal KM et al (2013) Association of all cause mortality with overweight and obesity using standard body mass categories. JAM 309: 71–82 – Höhere Sterblichkeit Übergewichtiger: The Global BMI Mortality Collaboration. Body Mass Index and all-cause mortality: individual-participant-data meta-analysis of 239 prospective studies in four continents. The Lancet. 2016; doi: 10.1016

Krankes Fettgewebe: Bays H. Adiposopathy, »sick fat«, ockham's razor, and resolution of the obesity paradox. Curr Atheroscler Rep. 2014; 16:409

Gesundes Fett: Karelis et al (2004) Metabolic and body composition factors in subgroup of obesity: what do we know? J Endocrinol Metab 89:2569–2575

Gesunde Adipöse: Pajunen P et al (2011) Metabollicaly healthy and unhealthy obesity phenotypes in the general population: the FIN-D2D-Survey BMV Pub Health 11:754–763 – Bluher M (2010) The distinction of metabolically healthy from unhealthy obese individuals. Curr Opinion Lipidol 21:38–43 – Wildman RP et al (2008) The obese without cardiometabolic risk factor clustering and the normal weight with cardiometabolic risk factor clustering. Arch Int Med 168: 1617–1624

Kranke Normalgewichtige: Karelis A et al (2004) Clinical markers for the identification of metabolically healthy but obese individuals. Diabetes, Obesity Metabolism 6:456–457

Prognose Adipositas: Westphal C, Doblhammer G (2014) Projections of Trends in overweight in the elderly population of Germany until 2030 and international comparison. Obes Facts 7:57–68

Überlebenschancen übergewichtiger Intensivpatienten: Robinson MK et al (2015) The relationship among obesity, nutritional status and mortality in critically ill. Crit Care Med 43:87–100 – Morgensen KM et al (2015) Nutritional status and mortality in critically ill. Crit Care Med 43:2605–2615

Prognose Übergewicht bei Älteren in Deutschland: Westphal C, Doblhammer G (2014) Projections of trend in overweight in the elderly population in Germany until 2030 and international comparison. Obesity Facts 7:57–68

Sterblichkeit Übergewichtiger: Flicker L et al (2010) Body mass index and survival in men and women aged 70 to 75. JAGS 58:234–241 – Cao B (2015)b Estimating the effects of obesity and weight change on mortality using a dynamic causal model. PLOSone doi 10.1371

Gewichtsreduktionsprogramm und Hormonspiegel: Sumithran P et al (2016) Long term persistence of hormonal adaptations to weight loss. NEJM 365:1597–1604

Kapitel 6:

Zusammenhang gesättigte Fette und Krankheitsrisiko: de Souza RJ et al (2015) Intake of saturated and trans unsaturated fatty acids and risk of all cause mortality, cardiovascular disease, and type 2 diabetes: systematic review and meta-analysis of observational studies. BMJ 351:h3987

Gliadin und opiumähnliche Wirkung: Trivedi M et al (2014) Food-derived opioid peptides inhibits cystein uptake with redox and epigenetic consequences. J Nutr Biochem 25:1011–1018

Opiumähnliche Wirkung anderer Lebensmittel: Teschemacher H (2003) Opioid receptor ligands derived from food proteins. Curr Pharm Des 9:1331–1344

Salzempfehlung der Amerikanischen Gesellschaft für Ernährung: Frank AP et al (2016) Dietary Guidelines for Americans – Eat less Salt. JAMA 316

Studien zu Blutdruckerhöhung und Salzkonsum: Mente A et al (2014) Association of urinary sodium and potassium excretion with blood pressure. NEJM 371: 601–611 – O'Donell M et al (2014) Urinary sodium and potassium excretion, mortality and cardiovascular events. NEJM 371: 612–623

Jodmangel in Europa: Trumpff C et al. Mild iodine indeficiency in pregnancy in Europe and its consequences or cognitive and psychomotor development of children: A Review. J Trace Elem Med Biol. 2013; 27:174–183

FTO-Gen: Klausnitzer M et al. *FTO* Obesity Variant Circuitry Adipocyte Browning in Humans. *NEJM*. 2015; 373:895–907

Braunes Fettgewebe und Energieabgabe: Symonds ME et al. Adipose tissue development– impact of the early life environment. Prog Biophys Mol Biol. 2011; doi 10.1016

Inuits: Rode A, Shephard RJ. Basal Metabolic Rate of Inuit. Am J Hum Biol. 1995; 7:723–729

Muskelabbau bei Ernährung mit niedrigem GI: Schwingshackl L, Hoffmann G (2013) Long-term effects of low glycemic index/load vs. high glycemic index/load diets on parameters of obesity and obesity-associated risks: a systematic review and meta-analysis. Nutr Metab Cardiovasc Dis 23:699–706

Nahrungsangebot des Homo erectus: Biesalski HK (2015) Mikronährstoffe als Motor der Evolution. Springer Heidelberg

Kindersterblichkeit bei heutigen Jäger-und-Sammler-Populationen: Gurven M., Kaplan

H. (2007) Longevity Among Hunter-Gatherers: A Cross-Cultural Examination – www.anth.ucsb.edu/faculty/gurven/papers/GurvenKaplan2007pdr.pdf

Mikronährstoffe in Paleo-Diät: Metzgar M et al (2011) The feasability of a paleolithic diet for low-income consumers. Nutr Res 31:444–451

Fleischverzehr und Gesundheitszustand: Burkert NT, et al. (2014) Nutrition and health – The association between eating behavior and various health parameters: A matched sample study. PloS One. 2014;9(2):e88278 – Kappeler R et al (2013) Meat consumption and diet quality and mortality in NHANES III. Eur J Clin Nutr. 67(6):598–606.

Studie mediterrane vs. fettarme Ernährung: Estruch R et al (2013) Primary prevention of cardiovascular disease with a mediterranean diet. NEJM 368:1279–1291

Vitamin D und Epigenom: Ju S et al (2014) Blood vitamin D status and metabolic syndrome in the general adult population: a dose-response meta-analysis. J Clin Endocrinol Metab.99:1053–63.

Vitamin C und Epigenom: Kim Y et al (2010) MicroRNA expression profiles are altered by gonadotropines and vitamin C status in vitro follicular growth. Reprod Sci 17:1081–1089

Dickdarmkrebs und Ernährungsweise: Tarallo S et al (2014) MicroRNA expression in relation to different dietary habits: a comparison in stool and plasma samples. Mutagenesis 29:385–391 – Key TJ, et al. Cancer incidence in vegetarians: results from the European Prospective Investigation into Cancer and Nutrition. Am J Clin Nutr. 2009;89(4):1620S-1626S

(Krebs-)Sterblichkeit und Ernährungsweise: Chang-Claude J, et al. (2005) Lifestyle determinants and mortality in German vegetarians and health-conscious persons: results of a 21 year follow up. Cancer Epidemiol Biomarkers Prev. 2005;14(4):963–968

Rotwein: Böhm M et al (2003) Alcohol and red wine: impact on cardiovascular risk. Nephrol Dial Transplant 19:11–16

Europäische Studie Bewegungseffekte: Ekelund U et al (2015) Physical activity and all cause mortality across levels of overall and abdominal adiposity in European men and women: the European Prospective Investigation into Cancer and Nutrition Study (EPIC) Am J Clin Nutr doi 10.3945

Bedeutung der Fitness für Krankheitsrisiko: Kaminsky LA et al. The importance of cardiorespiratory fitness in the United States: A need for a national registry: a policy statement from the American Heart Association. Circulation. 2013; 127:652–662 – Barry VW et al. Fitness vs. fatness on all-cause mortality: A meta-analysis. Prog Cardiovasc Dis. 2014; 56:382–391 – Blair SN et al (2004) The evolution of physical activity recommendations: how much is enough? Am J Clin Nutr 798:913–920

Vergleichsstudie Fitness und Diabetesrisiko: Nitert MD et al. Impact of an excercise intervention on DNA methylation in skeletal muscle from first-degree relatives of patients with type 2 diabetes. a. 2012; 61:3322–3332

Taurin: Hernandez-Benitez et al. (2012) Taurine stimulates proliferation and promotes neurogenesis of mouse adult cultured neural stem/progenitor cells. Stem Cell Res 9:24–34

Fischverzehr und Fehlgeburtsrisiko: van Eijsden M et al (2008) Maternaln-3, n-6 and trans fatty acid profielearly in pregnancy and term birth weight: a prospective study Am J Clin Nutr87: 887–895

Quecksilber: Oken E et al (2008) Maternal fish intake during pregnancy, blood mercury, and child cognition at age 3 years in a US cohort Am J Epidemiol 167: 1171–1181

Empfehlung Fischverzehr für Mütter: Mozzafarian D, Rimm EB (2006) Fish intake, contaminants and human health: evaluating the risks and the benefits. JAMA 296: 1885–1899

Neuseeländische Mütterstudie: Mitchell EA et al (2004) Maternal nutritional risk factors for small for gestational age babies in a developed country: a case-control study. Arch Dis Child Fetal Neonatal 89:431–435

Folsäure-Empfehlung: Rima Obeid, et al (2015). Folate status and health: challenges and opportunities. J. Perinat. Med. 2015;

Jodmangel und Intelligenz: Zimmermann M (2013) Are mild maternal iodine deficiency and child IQ linked? Nature Review Endcrinology doi 10.1038

Schlusswort:

Gluten: Bulka CM et al (2017) The unintended consequences of a gluten-free diet. Epidemiology doi 10.1097 – Elli L et al (2015) Increased mercury levels in patients with celiac disease following a gluten free regimen. Gastroenterol Res Pract 2015:953042

Weiterführende Fachliteratur des Autors:

Vitamine und Minerale: Indikation, Diagnostik, Therapie
Hans Konrad Biesalski
2016 Stuttgart: Thieme

Mikronährstoffe als Motor der Evolution
Hans Konrad Biesalski
2015 Berlin/Heidelberg: Springer Spektrum

Taschenatlas der Ernährung
Hans Konrad Biesalski, Peter Grimm, Susanne Nowitzki-Grimm
6. Auflage 2015 Stuttgart: Thieme

Der verborgene Hunger: Satt sein ist nicht genug
Hans Konrad Biesalski
2012 Berlin/Heidelberg: Springer Spektrum

Ernährungsmedizin: Nach dem Curriculum Ernährungsmedizin der Bundesärztekammer und der DGE
Hans Konrad Biesalski, Stephan C. Bischoff, Christoph Puchstein
4. Auflage 2010 Stuttgart: Thieme

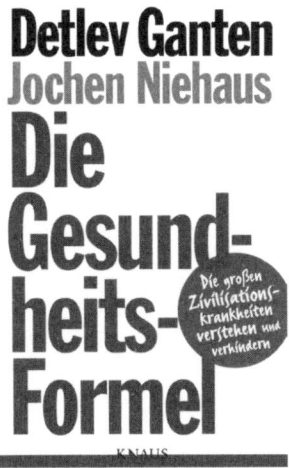

Detlev Ganten, Jochen Niehaus
Die Gesundheitsformel
Die großen Zivilisationskrankheiten
verstehen und verhindern
480 Seiten, geb. mit Schutzumschlag
ISBN 978-3-8135-0648-8

»Detlev Ganten ist einer der
einflussreichsten Mediziner in Deutschland.«
Stefan Klein, *Die Zeit*

Unser Wissen über den Menschen ist immens, unser Gesundheitssystem ist trotzdem in der Krise, der Ruf nach Prävention wird immer lauter. Wer verstehen will, wie »Gesundheit« wirklich funktioniert, muss die Fakten kennen: aus der Entwicklungsgeschichte unseres Körpers, aus der Molekularbiologie, aus der Genetik. Dieses Buch der medizinischen Bildung klärt darüber auf. Denn nur wer die Zusammenhänge versteht, weiß, wie er gesund bleiben und sich vor den großen Zivilisationskrankheiten schützen kann.